跟马淑然教授学养生

中年女人食疗养生与穴位按摩

◎ 陈玉萍 王乐鹏 主编

化学工业出版社

·北京·

内容简介

本书以藏象学说为理论基础，从中年女性常见的身心问题出发，介绍了中年女性的生理及易患病的病理特点，并介绍了中年女性常见疾病及其自我诊断和防治方法。能够让女性朋友更加了解自己身心变化的特点，并从饮食、精神保健、运动、穴位按摩及艾灸等方面解决自身的健康问题。本书实用性强，不仅适用于中年女性，对青年及老年女性也有借鉴作用。

图书在版编目（CIP）数据

中年女人食疗养生与穴位按摩／陈玉萍，王乐鹏主编. —北京：化学工业出版社，2021.9（2023.8重印）
（跟马淑然教授学养生）
ISBN 978-7-122-39306-7

Ⅰ.①中… Ⅱ.①陈… ②王… Ⅲ.①女性–中年人–食物疗法 ②女性–中年人–穴位按压疗法 Ⅳ.①R247.1②R245.9

中国版本图书馆CIP数据核字（2021）第113624号

责任编辑：李　丽　戴小玲　　　　　　文字编辑：张晓锦　陈小滔
责任校对：边　涛　　　　　　　　　　装帧设计：韩　飞

出版发行：化学工业出版社（北京市东城区青年湖南街13号　邮政编码100011）
印　　装：北京天宇星印刷厂
710mm×1000mm　1/16　印张19　字数305千字　2023年8月北京第1版第2次印刷

购书咨询：010-64518888　　　　　　　　售后服务：010-64518899
网　　址：http：//www.cip.com.cn
凡购买本书，如有缺损质量问题，本社销售中心负责调换。

定　　价：69.00元　　　　　　　　　　　　　　　版权所有　违者必究

丛书编委会

主任

马淑然　肖延龄

副主任

王乐鹏　陈玉萍　秦子舒　覃骊兰
张玉苹　杨　宇　韩　琦　刘雷蕾

委员（排名不分先后）

万小辉　王丽涛　王育纯　太景伟
邓雯琦　李　华　杨舒涵　张孝胜
尉　捷　畅苏瑞　都国文　谈　博
潘文静　马淑然　肖延龄　王乐鹏
陈玉萍　秦子舒　覃骊兰　张玉苹
杨　宇　韩　琦　刘雷蕾

本书编写人员

主编

陈玉萍　王乐鹏

副主编

尉　捷　王丽涛　畅苏瑞

参编

杜丽娟　关俊英　孙冬升　靳羽含
孔　兰　李　雪　李佩佩　申梦岚
魏　然　杨　冬　杨　凤　燕雪花
张　利

丛书前言

随着人们物质文化、生活水平的提高，健康长寿的渴望越来越强烈。然而现代人工作生活压力越来越大，生活节奏越来越快，这无形中与健康长寿的渴望相去甚远。

在人生的不同阶段，其面临的压力不尽相同，中年是人生的"多事之秋"，因其承受"上有老、下有小"的同时，还逃不脱社会及工作压力的困扰。

如何为现代人开具良方，减压增寿，如何为中年男人、女人提供精准健康指导，成为本套丛书的编写宗旨。

本丛书由多次做客中央电视台《健康之路》及北京卫视《养生堂》的主讲嘉宾——北京中医药大学马淑然教授团队，根据现代人养生保健需求，撰写了《四时养生与穴位按摩》《常见病家庭食疗与穴位按摩》《运动养生良方——让您动静结合、形神兼养》《中年女人食疗养生与穴位按摩》《中年男人食疗养生与穴位按摩》丛书，其目的在于为现代人，特别是中年人提供可资借鉴的健康长寿知识与方法。

本丛书主要特点是：图文并茂、视频丰富、语言通俗易懂、方法简便易行、效果确实可靠。因此，适合民众阅读，特别是渴望健康长寿的人群，尤其是中年男人、中年女人更为需要的枕边必备读物。

汽车坏了要去4S店维修，人体病了也需要治疗。为了不得病和少得病，我们必须建立自己的"人体健康保养4S店"——四季保健、疾病保健、运动保健、性别保健。如果您不学习相关的养生保健知识，不注意保养身体，就会使身体亮起黄灯（亚健康态），或红灯（疾病态）。只要您认真学习养生方法和理论，相信您一定会开启人体健康的绿灯！

不积跬步，无以至千里；不积小流，无以成江海。任何养生方法和知识必须通过坚持不懈的努力和一以贯之的践行才能达到预期的效果。同样，本丛书的编写也是马淑然教授团队经过几十年的打磨奉献给大家的健康大餐。其功细，其理明，其法灵，其效著。百年老店北京同仁堂有句堂训"炮制虽繁必不敢省人工，品位虽贵必不敢减物力"，这也是本团队一直信奉的严谨求实的座右铭。相信本套丛书的出版会惠及您的健康与生命！

中医养生理论与方法博大精深，尽管本团队力图打造品质康养大餐，但由于时间精力有限，不妥之处在所难免，希望读者批评指正！

马淑然

2020年12月于北京中医药大学

前言

　　《中年女人食疗养生与穴位按摩》主要是针对中年女性朋友编写的一本保健参考书。本书以中医藏象学说为基础，从中年女性常见身心问题出发，介绍了中年女性的生理特点以及常见妇科疾病与其他疾病的病理特点，并对饮食、精神保健、穴位按摩以及艾灸等简便易行的保健方法进行了介绍。希望本书能够让女性朋友更加了解自己的身心变化特点，帮助中年女性朋友解决遇到的常见健康问题。同时通过书中对中医养生、保健文化知识的介绍，帮助更多人从中收获中医健康保健知识。

　　目前市面有多种中年女性保健书籍，但大多数或医学专业性很强，不太适合大众阅读；或不太系统全面，片面强调女性功能保健。而本书系统地讲述了中年女性食疗与保健，对市面上关于女性保健的书起到了补充、总结的作用。本书语言通俗易懂，实用性强，不仅适用于中年女性，对于因生活、工作压力较大的亚健康人群，以及青年或老年女性也有很强的借鉴作用。

　　本书的编者多为中医院校在校教师以及临床医师，本书在一定程度上可以说是教学与临床合作的结晶。尽管编写者为此书的编写付出了辛苦的劳动，但由于水平有限，疏漏之处在所难免，敬请各位读者见谅，并欢迎对不妥之处提出宝贵意见。

编者

2021年8月

目录

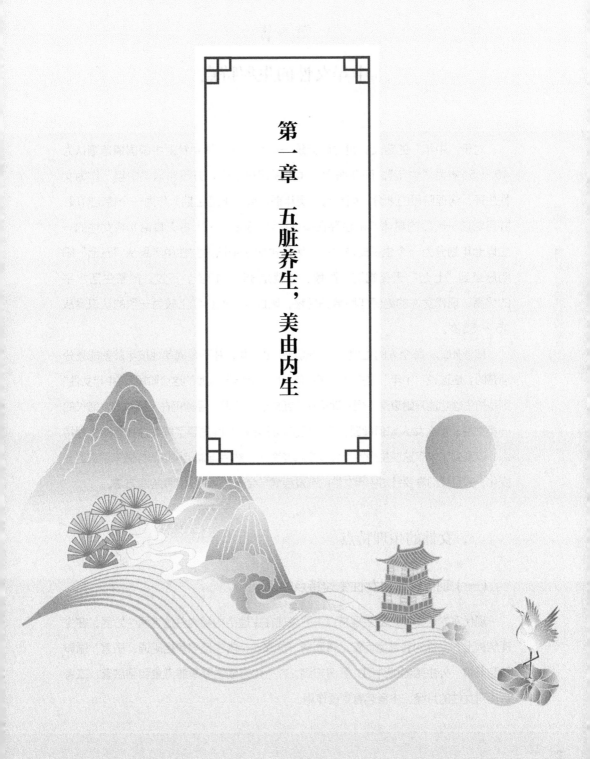

第一章 五脏养生，美由内生

中年女性的生理特点

对于"中年"的定义，世界尚无统一标准，社会学中针对中国国情普遍认为40～55岁为"中年"。而在医学，尤其是妇科学中，并不常以"中年"作为女性生理、病理阶段的划分，而是将"更年期"或"围绝经期"作为一个特定阶段，并且对这一阶段的具体年龄也存在多种说法。《素问·上古天真论》将女性的一生以七年划分为一个生长成熟阶段，因此中医学中认为女性中年是从"五七"阳明脉衰到"七七"天癸竭这一阶段，也就是35～49岁。不过，随着生活水平的提高，现代女性的绝经年龄普遍后移，因此目前妇科学上较为一致的认识是从45～55岁。

即便如此，每个人的生理、心理成熟快慢不同，并不是简单地按年龄就能划分清楚的，应该说"中年"是指从"青壮年"向"老年"过渡的这个阶段，"中年女性"则是指生理功能开始衰退，但心理仍在不断成熟，知识、经验仍在不断积累、增长的一类女性。那么女人如何健康、自然地度过中年呢？首先要了解女性独有的生理特点，以及到了中年这些生理特点会发生哪些变化，然后再确定可以怎样做来适应这些变化，并且我们需要针对中年女性的高发疾病学会一些简单的自我检查方法。

一、女性的生理特点

（一）现代医学对女性生理特点的认识

现代医学认为女性的生理特点主要表现在生理结构和内分泌这两个方面。在生理结构上，女性的骨盆宽而扁、骨质薄、盆底浅，内生殖器包括阴道、子宫、输卵管和卵巢，外生殖器即外阴，乳房丰满。内分泌方面主要是雌激素和孕激素，二者协同对女性的月经、生育起着重要作用。

（二）中医学对女性生理特点的认识

女性的生理特点中医学概括为经、带、胎、产四个方面，而这四个方面都围绕两种物质、四个脏腑、两条经脉展开，两种物质即天癸和血，四个脏腑即肾、肝、脾、胃，两条经脉即冲脉和任脉。

1. 天癸

天癸并不是女性独有的，男人也有天癸，它来源于父母所给的先天之精，与肾关系密切。随着人体不断成熟，当肾中精气充盈到一定程度时就会产生天癸，它是一种促进人体生殖器官成熟，并维持生殖功能的物质，它的作用体现在女性身上就是使月经按时来潮，使女性保持在一个可以受孕的状态。

2. 血

当谈到女性养生保健时经常会强调"女人要补血"，这里说的"血"并不单纯指人体内流淌的血液，而是与精、气相同的一种维持人体生命活动的营养物质。血的作用是濡养全身，气血充足并且能够流畅地运行周身才能面色红润、皮肤光滑、四肢灵活。然而女性由于月经、生产、哺乳（乳汁也是气血所化）等生理活动经常失血，很容易造成血虚，中医认为"男子以精为本，女子以血为源"，强调了"血"对于女性的重要性。肝主藏血、脾胃主化生血液、脾主统血，因此肝、脾、胃对于女性月经按时、按量来潮起着重要作用。

3. 冲任二脉

这两条经脉都起于子宫，因此与女性生殖功能关系密切，任脉主子宫和卵巢，冲脉则掌管月经和孕育，经络学说认为如果这两条经脉的功能出现障碍，就会导致妇科疾病的产生。

二、中年女性的生理变化

女性步入中年后，从外部身体状态到内部生理结构和生理功能上都会发生变化。

（一）现代医学对这些变化的认识

现代医学认为中年女性产生这些变化是因为子宫和卵巢开始萎缩，功能不断衰退，卵巢分泌雌激素的能力下降，造成体内激素水平发生波动。而女性雌激素受体分布在几乎所有的组织和器官，受雌激素的控制和支配，一旦雌激素减少，神经内分泌系统的平衡被破坏，就会引发器官和组织的退行性变化。这些导致了女性更年期常见的问题，如月经改变、血管舒缩功能异常、内分泌失调和由此引发的自主神经功能紊乱。这些问题在不同的人身上可能表现为不同的变化。

1. 月经改变

子宫和卵巢功能衰退首先表现在对月经的影响，中年女性月经情况的改变一般是提示进入更年期的早期症状，常见的月经变化有3种：月经周期延长，经量减少，直至最后绝经；月经周期不规则，如先后不定，经期延长，经量增多，甚至大出血或出血淋漓不断，然后逐渐减少至停止；月经突然停止。最后一种情况比较少见，此外由于这一时期卵巢逐渐停止排卵，雌激素水平波动，容易发生子宫内膜病变，因此对于异常出血的情况要谨慎对待，必要时要前往医院进行妇科检查，排除病变。

2. 血管舒缩功能异常

血管舒缩功能异常是更年期最突出的特征，临床表现为潮热、出汗。一般是自觉皮肤潮热，热感起自前胸，涌向头颈部，然后波及全身，少数女性仅局限在头、颈和乳房，而后皮肤发红，紧接着暴发性出汗。发作频率或多或少，夜间或应激状态更易促发。此种血管功能不稳定可历时1年，有时会更长。

3. 内分泌失调

卵巢萎缩导致雌性激素分泌减少，使皮肤润泽度降低，油脂分泌增加，体毛加重，因此一些中年女性会感觉自己的皮肤开始变得粗糙。雌性激素减少还会导致白带量的减少，而白带对阴道起着湿润和保护的作用，白带减少会使阴道的抗病能力下降，导致多种阴道炎症甚至阴道和宫颈的恶性病变。同时阴道湿润度下降也会引起性交疼痛，因此中年女性常出现性能力减退、性欲低下的情况。中年后基础代谢率下降使黑色素和脂肪的代谢变得困难，因此面部可能出现色斑和暗沉，腰腹部尤其是小腹部脂肪易于堆积，形成俗称的"游泳圈"。此外，人的情绪也受激素调节，因此中年女性常出现比较剧烈的情绪变化，如焦虑、烦躁、抑郁，无故悲伤、恼怒，或出现攀比、善妒的心理。

4. 自主神经功能紊乱

中年女性出现一些内分泌失调的表现时机体会调动各器官去适应这种变化，但少部分人的身体不能很好地进行自我调节，或者一些女性不能接受自己开始衰老的现实，对这些现象的产生感到惊慌和恐惧，长期精神紧张就会引起自主神经功能紊乱，常表现为：头晕、头痛、失眠、记忆力减退等大脑功能紊乱的症状；心悸、胸闷、憋气、血压波动等心血管系统的症状；食欲减退、胃胀等胃部不适、便秘等消化系统的症状；以及自觉忽冷忽热、出汗增多、阵发性面部潮红、四肢发麻等。如果出现了这些自主神经功能紊乱的症状一般就需要到医院就医了。

但是这里还有很重要的一点，就是要学会区分自己的症状是更年期引起的正常不适反应还是机体某些系统发生了病变。因为女性在更年期高血压、冠心病、肿瘤等疾病时有发生。那么当我们的身体出现一些症状时，怎样判断是由于更年期神经功能紊乱还是患上了某些疾病呢？最简单的方法就是去医院进行相关的检查，更年期症状多数是功能性的，临床检查结果往往正常，一般缓和心态或度过更年期后症状就会消失，如果症状持续存在或检查结果显示有异常，就要当心是器质性疾病了，需要及时治疗。

（二）中医学对这些变化的认识

中医学认为这些变化和症状产生的原因是女子在"五七"即35岁后肾精开始逐渐亏虚，天癸逐渐减少，因此月经不能按时来潮，直至天癸逐渐枯竭而完全绝经。同时，肾精不足使中年女性普遍处于阴虚、血虚的状态，因此常出现某些脏腑功能阴虚阳亢的表现，也就是人们常说的"上火"，这是由于亏虚的阴液不能制约阳气。但需要注意的是"上火"是一个很笼统的概念，很多脏腑都可能"上火"，不同脏腑"上火"会有不同的表现，如果做一最简单的解释，那么"上火"就是某一脏腑的阳气过多，或阴和血过少导致的，其中阳气盛导致的叫实火，阴、血亏导致的叫虚火。此外，肾的气、阴不足还会影响心、肝、脾等脏腑的正常功能，导致一系列伴随症状的出现。下面就分脏腑来做一简单说明。

1. 心

心在五行属火，肾在五行属水，健康状态下心火温煦肾水，使肾水蒸腾气化能够向上滋养、制约心火。而中年女性肾水亏虚，不能滋养心火，心火失去制约就会出现一系列亢盛的表现，中医学中称此为"心肾不交"，也就是前面讲到的"上火"，心火上炎可能出现的症状有：口舌生疮、胸闷、心悸、失眠多梦、烦躁不安。

2. 肝

肝在五行属木，也就是肝在人体中像树木般生长发散，肾在五行中属水，五行中水可以生木，我们就说水为木之母，水可以给木以营养并保持木的正常平衡状态。中年女性肾精亏虚，肾水不能维持肝木的正常状态，中医学中就称此为"水不涵木"，这种情况下肝木就会像没人修剪的树木般胡乱生长，人体就会出现一系列肝阳过亢的症状，如头晕目眩，耳鸣健忘，咽干口燥，手足心热，胁肋疼痛，腰膝酸软，失眠多梦，颧红盗汗。

3. 脾胃

中医基础理论中，脾主肌肉，因此女性到了中年肌肉逐渐松弛与脾运化、充养肢体功能减弱有关。此外，与心、肝不同的是，脾易虚而不易实，因此脾不出现所谓"上火"的情况，但胃家常实，故中年女性常见胃火盛而脾气虚的病症，临床表现为口干口苦，口渴喜饮，牙龈肿痛，多食易饥但食后难以消化，胃中嘈杂，脘腹胀满，甚则恶心呕吐，吐出酸水，面色萎黄，少气懒言，肢体倦怠，或便秘或腹泻或二者交替。

三、如何适应这些变化

中年后的生理变化是一个不可避免且不可逆的过程。因此我们必须学会如何去适应它，如何健康地度过这一阶段，而不是抗拒它的到来，或者不愿面对、不愿承认自己步入中年的事实。下面就给大家介绍一些可以帮助我们尽快适应自己身体变化的方法。

（一）保持健康的心态

女性进入围绝经期后，由于激素水平的改变常会出现较大的情绪波动，如焦虑、烦躁、抑郁，无故悲伤或生气，或出现厌恶、嫉妒等负面情绪。一些女性意识不到自己的情绪问题或者意识到了但认为自己正处于特殊阶段，身边人应该理解所以不想改变；另一些女性意识到了自己的问题并且想要控制自己的负面情绪，但有时并不成功，就会为此烦恼甚至开始讨厌自己、自我否定。这两种极端的心态都是不可取的。作为女性，我们要关注自己的身体变化，但不必过分紧张，当进入中年后我们首先要正视这一事实，以平常心接受它，可以把自己的变化告诉伴侣或者子女，学会调节自己的情绪。

1. 科学地安排生活

保持生活规律化，有规律地忙碌和有规律地放松，比如工作日上班或是学习自己感兴趣的新事物，周末与朋友约个下午茶，每过一段时间可以安排一次家庭出游。坚持力所能及的体育锻炼，避免饮食无节，忌烟酒。

2. 充实生活，适量运动

除日常工作生活以外，可以参与旅游，学习烹饪、种花、编织、跳舞等，以获得集体生活的友爱，使精神上有所寄托。同时坚持劳动可以防止肌肉、组织、关节发生"废用性萎缩"现象。不间断地学习和思考，可以学习科学文化新知识，使心胸开阔。

3. 注意性格的陶冶

更年期易出现急躁、焦虑、抑郁等情绪，要善于疏解，重视沟通与交流，切忌每日独自在家。遇到情绪暴发的时候，首先告诉自己这是我们的身体还不能适应新变化的正常现象，并不是一种可怕的异常行为，可以独处一段时间听听音乐或者看部电影，尝试让自己平静下来，好转后可以向伴侣或者朋友描述自己刚才的感受，用倾诉排解剩余的情绪。要努力培养开朗、乐观的性格，用宽容对待不称心的人和事，以保持心情舒畅及心理、精神上的平静状态。

（二）搭配合理的饮食

进入中年后，女性的基础代谢率下降，如果还按照青年时的饮食习惯很容易出现消化不良和肥胖的问题，因此在饮食方面，针对不同营养物质的摄取量和摄取方式，我们建议如下。

1. 能量

每日摄入的能量应少于青年时期，在1600～2200千卡❶之间较为合适，如果经常饥饿的话，可以采取少食多餐的饮食方式。我们倡导中年女性定期测量体重，短时间内大幅度的体重变化要引起关注。一方面因为肥胖是许多高发疾病如高血压、冠心病、高脂血症的危险因素；另一方面，突然的肥胖或消瘦可能提示某些疾病，如短时间内体重明显减轻可能是糖尿病或某些恶性肿瘤的早期症状。

2. 蛋白质

更年期应该保证每日优质蛋白的摄入，优质蛋白来源于鱼虾、畜禽肉类、蛋类、奶类、大豆及其制品，摄入量大约在每千克体重1克即可，摄入过量会加重肾脏负担，并且增加尿钙的排出量，从而加速钙的流失。

3. 碳水化合物

碳水化合物为人体供给热能和糖分，因此是必不可少的，健康人群每日碳水化合物的摄入量应达到总能量的55%，米、面、甘薯、玉米等淀粉类食品属于复合碳水化合物，是摄入的较好选择，纯糖类食品的摄入量需要严格控制。

4. 脂肪

很多中年女性因为担心发胖不食用脂肪，但脂肪摄入过少会影响脂溶性维生素如维生素A、维生素D、维生素E的吸收，不利于身体健康，因此我们不能拒绝脂肪，而是应该提高摄入脂肪的质量，一般来说动物性海产品中所含的脂肪较优质，

❶ 1千卡 = 4.18千焦。

可以适当地多吃，此外应少食动物油，适量食用植物油。

5. 维生素

比如维生素D对更年期女性钙、磷的代谢起着非常重要的作用，参与体内钙和矿物质平衡的调节，是维持高等动物生命所必需的营养素。维生素D可以通过食物摄入，也可在皮肤内自身合成，因此中年女性适当地进行户外活动，晒晒太阳是非常必要的。

6. 矿物质

矿物质包括钙、镁、钾、钠、磷、硫、氯等常量元素和铁、铜、碘、锌、锰、钼、钴、铬、锡、钒、硅、镍、氟、硒等微量元素。常量元素如钾缺乏会出现心动过速且心律不齐、肌肉无力、手脚发麻、易怒、腹泻、腹胀等症状，钾钠比失衡则会导致低血压、思维混乱、精神冷漠；微量元素如锌不足会出现味觉和嗅觉不灵敏、易感染、皮肤伸张纹、痤疮或皮肤分泌油脂多、肤色苍白、抑郁倾向等症状。这些元素不能在体内自行合成，因此必须通过食物摄取。常见含钾的食物有芹菜、小黄瓜、萝卜、白菜花、南瓜；含锌的食物有牡蛎、羔羊肉、小虾、豌豆、蛋黄、燕麦、花生、杏仁等。

7. 膳食纤维

膳食纤维本身有一定的吸水作用，可使肠道中粪便的体积增大，加快其转运速度，还可改善大肠功能，调节肠道的菌群。肠内菌群的增加以及肠内容物的液体增加必然稀释肠内容物和增加粪便量，使肠内黏膜接触有毒物质的机会减少，能够有效改善中年女性便秘的问题。膳食纤维主要存在于蔬菜、水果及一些全谷类食物中。

（三）坚持适量的锻炼

中年女性肾精不足、阴血亏虚，因而不适宜高强度的体育锻炼。因为血、汗同源，大量出汗会加重阴液的亏虚。所以中年女性适合低强度的有氧运动。下面向大家推荐一些锻炼方式。

1. 瑜伽

瑜伽是一种起源于印度的健身运动，它是一种较静态的非竞争性活动。瑜伽不受年龄与个体体能以及环境条件的限制，能有效地增强练习者对其本身健康的信心，使个体产生愉悦感和满足感。有实验表明瑜伽锻炼可以有效改善更年期女性的心理状态和睡眠质量。

2. 广场舞

广场舞是多人一起在美妙悦耳的音乐旋律中翩翩起舞，人们很容易沉浸到音乐优美的意境中，专注于舞蹈的美而忽略运动的疲劳，身心愉悦地参加健身。因为注意力的转移，使身体其他部位的功能获得歇息和调整，并且锻炼之余，女性们还可以一起相互交流，心中的无助和焦虑可以得到适当的宣泄，降低思想压力、放松心情。实验表明，广场舞锻炼可以有效缓解更年期女性的焦虑、抑郁情绪。

3. 健步走

健步走是在平地或缓坡上匀速或快慢交替步行的运动，每次大约步行30分钟，以微微出汗、无劳累感为度。临床研究表明，步行锻炼能显著改善更年期焦虑症患者的焦虑水平，提高患者的生活质量。

4. 八段锦

八段锦是中医学导引术中的一种，现在最为普及的立式八段锦最早记载于南

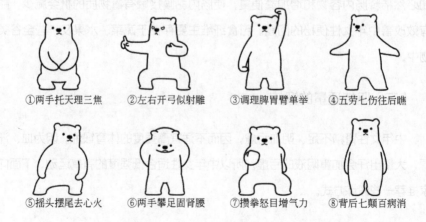

①两手托天理三焦　②左右开弓似射雕　③调理脾胃臂单举　④五劳七伤往后瞧

⑤摇头摆尾去心火　⑥两手攀足固肾腰　⑦攒拳怒目增气力　⑧背后七颠百病消

宋，共有八个动作，可以调理脏腑功能、调畅气机。实验表明，八段锦可以有效降低更年期女性的血脂水平，改善健康水平，预防多种相关疾病的发生。

5."三一二"经络锻炼法

"三一二"经络锻炼法是我国著名经络学家祝总骧创编的一套以经络理论为基础的保健方法。临床研究表明，"三一二"经络锻炼法对缓解更年期综合征和妇女围绝经期保健都有着显著效果。下面就向大家介绍这套锻炼法的具体内容。

"三"指按摩3个穴位，即内关、合谷、足三里。内关可以改善心悸、胸闷、失眠等症状；合谷可以治疗头痛、自汗、月经不调等症状；足三里可以强壮保健，同时缓解腹胀、腹泻、便秘、心悸、失眠等症状。按摩时以指代针，可以用点按法或按揉法。点按法即用拇指指腹靠近指尖处按压穴位，注意力度要由轻到重、由重到轻，不要突然用力或放松，频率为每2秒一次；按揉法是在点按的基础上在穴位处做水平环旋的移动，要注意不是指腹与穴位处皮肤摩擦，而是用拇指带动穴位处皮肤和皮下肌肉运动。每天早晚各按摩一次，每穴每次5～10分钟，以穴位有酸胀感为度。下面为大家详细介绍这三个穴位的位置和定位方法。

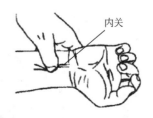

（1）内关　在前臂内侧，腕横纹上2寸，掌长肌腱与桡侧腕屈肌腱之间。取穴时，先在前臂内侧摸到两条明显的条索状筋，拇指间关节的横径为1寸，因此找到两条筋之间，再从腕横纹向上量2拇指宽，即为本穴。

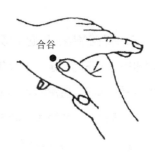

（2）合谷　在手背，第1、第2掌骨间，平第2掌骨中点处。取穴时，可以将一只手的拇指指间横纹放在另一只手的虎口处指蹼缘上，拇指弯曲，指尖所指处，即为本穴。

（3）足三里　在小腿外侧，膝盖下3寸，胫骨前缘外1横指。取穴时，先找到膝盖外下侧凹陷处，即外膝眼，除拇指外其余4指并拢的宽度

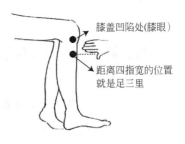

膝盖凹陷处(膝眼)

距离四指宽的位置就是足三里

即为3寸，因此再从外膝眼向下量4横指，即为本穴。

　　"一"指一种呼吸方法，即腹式呼吸。女性通常以胸式呼吸为主，但人体的小腹部有9条经脉经过。其中的胃经、脾经主司运化水谷，化精血；肾经是先天之本，主藏精；肝经可以调节情志；任脉总督一身之阴。通过加大呼吸深度，增大横膈膜上下升降的幅度，可以激发经脉的经气，使五脏六腑气血运行顺畅。从现代医学角度出发，腹式呼吸可以提高副交感神经的兴奋性，从而使心率减慢，血压下降，肠蠕动增强，长期锻炼可以使自主神经系统的功能年轻化。每天早晚各进行一次练习，每次5～10分钟。（第五章视频）

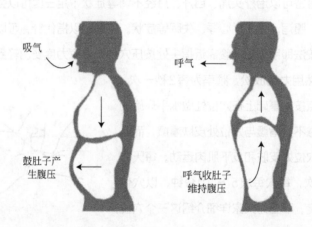

吸气

呼气

鼓肚子产
生腹压

呼气收肚子
维持腹压

　　"二"指两条腿，即腿部锻炼。俗话说："人老先从腿上老。"经络学说认为人的两腿各有足三阴、足三阳六条正经经过，因此两条腿的运动可以有效激发上述经络中经气的运行。日常的腿部锻炼推荐每天25分钟的行走或5分钟的下蹲运动，注意不要选择过于激烈的或力量型的锻炼，因其容易加重腿部负担。

　　此外，拍打心经对缓解中年女性健康问题也很有好处。（第一章视频）

四、简单有效的自我检查方法

第一章视频

　　中年女性面对疾病时，常出现两种极端的态度：或不予重视或过度担心。这两种面对疾病的态度都是不正确的。正确面对疾病的态度应该是保持健康的生活状态，以预防为主，并定期进行自我检查，以保证及时发现病变。出现疾病后首先对疾病的严重程度有一个初步的判断，需要就医的及时就医，并在就诊时能够向医生清晰准确地描述自己的症状。下面就简单介绍几种女性自我检查身体的方法。

（一）乳房自检

近年来乳腺肿瘤的发病率呈不断上升趋势，世界卫生组织倡导女性要定期进行乳房自检，以便及时发现病变，及早治疗。下面就向大家介绍如何进行乳房自检。

乳腺自检的最佳时间是在每次月经结束一周后。可以在洗澡前后进行。首先，面对镜子高举双手，观察双侧乳头水平是否一致，乳头有无溃烂，乳头皮肤是否凹陷，乳头有无回缩或高抬，乳头是否有溢液等。

然后，举起左侧上肢，用右手食指、中指、无名指指腹缓慢稳定、仔细地在左乳房做顺向或逆向的滑动触摸，从乳房外上向外下、内下、内上逐渐移动，接着触摸乳头，并用拇指和食指轻轻挤压乳头观察有无溢液，最后触摸腋下，之后以相同方法检查另一侧乳房。如果在乳房范围内触到坚硬的包块，边缘不清晰，推之不能移动，或乳头有混浊的、微黄或血性溢液，或腋下淋巴结明显肿大，则需就医。

（二）妇科肿瘤自查

妇科肿瘤主要以子宫和卵巢的肿瘤为多见，其中恶性肿瘤的发病高峰在50岁前后。这与女性在这一时期体内激素的变化有一定关系，一般恶性肿瘤早期都会表现出一些轻微的症状，只是有时没有引起我们足够的重视，因此中年女性要学会以下这些可能提示妇科肿瘤的自我观察法，早发现早治疗，才能提高治愈率和生存率。

1. 阴道出血

已经绝经的女性如果出现阴道出血需要高度怀疑妇科肿瘤的可能，尚未绝经的女性则要区分阴道出血与正常月经。正常月经通常有固定的周期，但围绝经期的女性月经可能不规律，那么我们可以通过颜色、血量、出血时间来判断，月经出血一般为深红色且有脱落的子宫内膜，出血时间为5～7天，血量较为固定而平均，异常阴道出血常为鲜红色，出血量大或连续十余天淋漓不尽，或极不规则，停止后再次出血。

2. 白带异常

正常的白带应该是白色糊状或蛋清样，清亮、无味、量少。当白带量明显增多，颜色发生改变，呈现脓样、血样、水样等，并有异味甚则臭秽时，应及早到医院进行检查。

3. 下腹部疼痛或出现肿块

可以在清晨，排空晨尿后，平躺于床上，双腿稍微弯曲使腹部肌肉放松，用四指指腹仔细地从小腹的一侧滑动触摸到另一侧，力度由轻到重，由浅及深。如果触摸到较硬的包块，边缘不清，推之不能移动，或有囊性感，则应前往医院检查。此外，女性下腹部疼痛多为妇科疾病引起，如果疼痛持续不解，也应及时就医。

4. 大、小便异常

因为子宫位于膀胱之后、直肠之前，因此妇科肿瘤常可能压迫或侵袭膀胱和直肠，引起尿频、尿闭、尿血，甚至尿瘘或便血，大便形状改变，如果压迫肛门则可能有持续的坠胀感。

在清楚地认识了我们身体的改变，了解了可以帮助我们进行调节的各种方法，并且学习了如何进行自我检查后，相信大家都能平稳地度过对女性非常特殊的这一段中年时期。本节最后要强调的是，中年女性健康的关键还是在于良好的心态和生活习惯，保养和调理是女性需要坚持一生的课题。

中年女性的"中年危机"及其应对

中年期对女性来说是人生中一个特殊的时期。这一时期女性凭借几十年的历练和经验，对社会做出了很多贡献，但同时，社会也向中年女人提出了更高的要求。

一、中年女性的"中年危机"

中年女性的理解力强，观察力准确，能够冷静地对事物进行客观分析。丰富的生活阅历使中年女性对人情世故能把握清楚，有自己独立的判断力，游刃有余。

在家庭中，将爱倾注给孩子和丈夫，并关怀老人，维持家庭的温暖和谐。她们乐于帮助困境中的人，善解人意，能够换位思考，理解别人的心情，提供情感支持。中年女性对生活充满信心和希望，积极地培育自己的孩子，努力认真地工作，与丈夫携手经营家庭，把孩子、丈夫的进步以及自己事业的发展看作自己的成功。

现代这个社会对女性的要求越来越高，不仅要求女性把孩子培养成乐观积极、健康向上的人，还要求女性把自己打扮得光鲜亮丽，不能丧失对老公的吸引力，同时还要在事业上有所成就。然而，有时努力平衡这一切，还不被家人、上司理解。面对这些令人头疼的问题，中年女性的心理难免出现失衡，特别是当更年期不可避免地到来时，有些女性就会表现出"今不如昔"的不安全感和自卑感，也缺乏对生活的满意感，出现了"中年危机"。

二、"中年危机"的应对

人到中年，女性的心理面临巨大挑战，自己也不可避免地产生一些疑惑，究竟应该怎样面对中年的自己以及与周围一切的关系？那么，让我们慢慢探讨这个问题。

（一）夫妻关系

我们常说，相恋容易相处难。相恋时，我们将自己心目中幻想的白马王子投射到对方身上，忽略对方真实的性格，相处时，我们才会逐渐看清真实的对方，有时会发现对方与自己所希望的人相差甚远，从而产生了巨大失望。或者在夫妻生活中忽略了对方的想法造成关系不和睦，或者缺乏安全感。遇到这些问题女性朋友该如何面对呢？

1. 倾听丈夫心声，给他空间

（1）给丈夫舒适的家庭

男人习惯将自己的家庭和爱人当作可以展露真实自己的地方，因此，他们希望在这里能卸下劳累。所以要包容他们的缺点、过失，不论什么时候，都要张开双臂，以轻松愉快的家庭氛围接纳他。如果只用自己的感受去看对方、要求对方，因为男女思维的不同，积累的委屈会引发冲突。婚姻的幸福需要妻子有大地母亲般的宽宏大量，以极大的耐心，接纳包容对方诸多的不完美，有底线、有智慧、有耐心地与对方沟通交流。

不只有女人渴望倾诉，男人有时候也希望发发牢骚，把内心的郁闷倾吐出来。丈夫不是需要妻子给予什么忠告，这时候他需要的是一个友善、能理解他的听众，从而可以释放自己压抑的情绪。

（2）给予对方独立空间

中年，不仅对女性是一个挑战，对男性，也意味着他们要承担更多的责任。男性遇到压力或懊恼倦怠时，有时会采取临时逃避的心理，我们过度追问，反而会适得其反。某种程度上丈夫和妻子距离太近，会让丈夫感觉失去空间。当爱人需要独自思考问题时，妻子要相信他安顿情绪和解决问题的能力，给他充分的空间和时间，告诉爱人不管他遇到什么事，你都会在旁边一直陪伴着他。当他调整自己时，给他一个拥抱，陪他出去散散心。在他解决问题后会感谢你的理解，也会更爱你。

2. 丈夫需要被崇拜，多鼓励对方

丈夫是一生中陪你时间最长的人，漫长的一生中，更多时候是丈夫和你携手度

过每一个挑战，打理家庭的琐事，共同养育孩子，理解你的喜怒哀乐。

当自己的丈夫遭遇到事业挫折时，请不要指责，更不能用"你真没出息"这样伤人自尊的话语去说他。丈夫实际上是一个大孩子，需要鼓励和安慰，你对他越是肯定，他就越有自信，他就越会朝好的方向发展。

3."女强人"在家庭里也要柔软

在我们如今的生存环境里，女强男弱的婚姻的确是最容易出现问题的。对很多中国男人来说，妻子事业发展得比自己好，家庭也由妻子来支撑，是一件很丢面子的事情。

在事业上，女人可以做女强人，可以做丈夫的顶头上司，但是在婚姻里，在丈夫面前逞强会让对方感觉你不需要他。因为男人理想中的妻子始终是温柔体贴、小鸟依人的。

（二）亲子关系

步入中年的妈妈们，面对孩子的成长，既会为孩子感到自豪，又会担忧自己和孩子的代沟越来越大，孩子的一些决定自己无法理解，亲子之间的冲突会日益增大。和谐的亲子关系会让中年女性有更多的精力投入到工作中，面对自己内心的诸多担忧，中年妈妈们要怎么调节自己的心态呢？

1.倾听孩子的内心风暴

母亲对孩子管得过严，孩子的表达力会变弱。对父母有畏惧感，在社会上与人交往时也表现出沉默，不敢表达出自己的真实想法。在独生子女家庭中，这种情况很常见。如过度关注孩子，其实也是过度控制。妈妈恨不得什么都替孩子做好了，恨不得把孩子一生中可能遭的问题都承担下来，其实这种生活反倒会给孩子的心灵造成沉重的负担。

孩子自己的空间完全被妈妈占据，比如妈妈对自己没有机会学特长深感遗憾，便会培养孩子学习，而不问孩子是否喜欢，将自己"内心的小孩"投射在孩子身上，表面上说什么都是为了孩子，实际上是为了满足自己未完成的愿望。

在人的一生中，再也没有一个时期像青少年时期那样，强烈渴望得到父母的理解与支持。妈妈在家庭中是主要照顾孩子的人，妈妈往往比爸爸心思细腻，更能感受到孩子心理的变化，认识到这一点，作为母亲要多去倾听自己孩子的心声，理解孩子内心的真实想法。

2. 父母对子女的爱是一场得体的退出

孩子对于父母的意义，不仅仅是种族的延续，他们既同父母有着无法割舍的亲情，又是传递父母品格并脱离父母的独立个体。

中年妈妈总希望子女不管到多大都能够听自己的话，等孩子到了成年，依然是拿儿时对待子女的方法对待他们，却忘了自己的孩子已经长大，在社会上已经独当一面了。

真正的爱是以孩子的成长为核心，与其教孩子人生道理，不如教他如何去认识这个世界，如何与这个世界相处。

（1）自我成长　很多父母其实是按照自己的想法塑造孩子，很多孩子背后的问题是父母的问题，如果父母一味地寻求如何解决孩子的问题，而忽略自身原因，那问题就很难解决。所以，父母与孩子一起成长，这是最好的办法。

（2）尊重子女独立个体地位　把子女看作是独立的个体，不要把子女看作是控制的对象。允许子女在探索的过程中犯错，让他们自己去认识什么是对，什么是错。允许子女有自己的选择，锻炼子女自主选择的能力，不要把你的遗憾交由子女去完成，这其实是一件很残酷的事。孩子应该有他自己的人生道路。

（3）鼓励引导子女发展　妈妈应该相信子女能处理好自己的事情，如果你经常说"你能行，我相信你的能力"，无疑会给子女更大的信心去尝试。成年的子女往往不喜欢父母过多干扰，肯定子女就是对他们最大的支持。但在尝试的过程中，中年妈妈要给子女提出合理的建议并加以指导，子女会很重视你的建议，也会感谢你对他们的理解。

（三）职场发展

中年职业女性是社会的支柱，一般也是单位的组织、业务、技术骨干。她们承受的各种压力较大，工作、生活节奏也较快。诸多的心理因素，常常使她们处于紧张焦虑之中，从而影响身体功能。那么如何应对在职场中出现的各种不良情绪呢？

1. 工作压力的调节

（1）分清自己的事与别人的事　有的女性不懂拒绝，别人一麻烦她，她就把别人的工作接过来替他们做，结果导致自己的工作完成不好，出了问题还受到埋怨。应先保证把上司交给自己的事情做好，有时间再去帮助别人。

（2）办公室才是工作的地方　家庭是休息放松的地方，不要把工作的紧张焦虑带回家庭，应尽量在工作时间就做好该做的事情。

（3）工作分清主次　上班前先想想今天有哪些工作需要完成，先做紧急的事情，再做重要的事情，这样面对繁杂的工作不至于忙得一团糟。

（4）下班路上学会放松　一天沉重的工作结束之后，回家的时候要给自己一些单独的空间，安放一天的疲惫。可以戴着耳机听一些舒缓的音乐，缓解工作的紧张情绪。

2. 平衡事业与家庭

这个时代对女性要求很高，如果你选择做一名职场女性，加之工作太忙，会有人说你不顾家庭，是个糟糕的妈妈。如果你选择成为一名全职妈妈，又会有人觉得生儿育女是女人应尽的本分，不算是一个职业。但事实却是正因为努力工作，才有了选择的权利；正因为有了孩子，才了解了生命的意义，才有勇气去面对生活的残酷。

中年女性的焦虑既有来自真实社会环境的压力，在这个对女性全面性要求越来越高的时代，她们是很难做到面面俱到的，但是社会对她们却不是那么宽容；也有来自她们内在的不安全感，她们对自己的接纳度也不高，容易苛责自己，也容易在全体焦虑的洪流中迷失自我。

那么，女性该如何选择才能活得独立、有尊严呢？中年女性该如何做才能最大可能地去保持这个平衡呢？

（1）真实面对自己　你必须好好考虑，你究竟重视什么，想要什么，在寻求并保持事业和家庭平衡这一过程中，你必须积极主动地负起责任。我们要正视一个简单的事实，事业和家庭的平衡是需要我们自己来经营的。

（2）设定边界　我们应提早设定工作和生活各自的边界。设定事情的优先级，我们要知道哪些事情是重要的，哪些事情是必须放弃的。不要患得患失，我们要做出抉择并至少在一段时间内持之以恒。

（3）与爱人一起携手　靠自己一个人很难取得事业和家庭的平衡，如果和家庭成员一起沟通协商，得到对方的理解和支持，你会有更大的把握取得平衡。中年女人的幸福感主要来自家庭。和谐的家庭、体贴的丈夫、优秀的孩子在后面坚定地支持着你，你才能安心发展自己的事业。要自己定义成功，别人眼中的成功只不过属于大众眼中的框架，而你的自我感觉、家庭成员的感觉、你的自我成长才是至关重要的。

（四）衰老恐惧

女性在更年期由于卵巢功能的下降，体内雌激素和孕激素的分泌也会逐渐减少，身体会出现发胖、乳房下垂、脱发、皮肤暗沉、面部皱纹增多、腹部松弛等生理上的衰退。而女为悦己者容，美人迟暮总是让人叹息，回想起年轻时的容颜，很多女性不能坦然接受自己的衰老，自哀自怜。而此时中年女性如何才能调整好自己的心态呢？

（1）保持心理的年轻　虽然中年女性生理上的青春已经过去了，但仍要保持心理上的年轻。心慈而貌美，你的心态反映于你的面相。不要人未老而心先老，造成未老先衰。乐观向上的心态是最好的化妆品。

（2）学会养生保健　瑜伽、太极拳能调节人的身心，使身体变得柔软，使女性能更加了解自己身体，心态逐步变得平和，坦然接受自己的衰老；或者平时泡点玫瑰花茶，疏肝理气，美容养颜；喜欢烹饪的女性还可以学做一些养颜美容佳肴；或看一本书，享受美好的时光。

（3）微笑的力量　微笑的女人让人有如沐春风的感觉，更平易近人，让人忍不住靠近。哪怕工作、生活压力再大，不要忘记微笑，爱笑的女人运气会更好。

（4）独立、自信使你永远具有魅力　中年时期，有时丈夫的事业处于上升期，作为妻子，需要将更多的精力分给家庭和孩子。有的女性可能会放弃工作，做一名全职太太，终日以丈夫和孩子为中心。当生活圈子变小，慢慢地一些女性会变得失去自我。作为女性，在婚姻中，不论有多爱对方，都要保留三分爱给自己，千万别变成一个依附于男人而缺乏自信的女人，做一个独立、自信的女人，你会发现更能抓住男人的心。

丈夫需要妻子的温柔，更需要妻子的智慧，激励自己不断成长进步。哪怕你是全职太太，也要有自己的兴趣圈和朋友圈。不断去学习成长，接触新鲜事物，充盈自己的内心。

（五）交际能力

一个人的成长、成功都是在与人交往的环境中完成的，甚至一个人的喜怒哀乐也和她的人际关系息息相关。现实中，一个没有良好人际关系的女人，即使有知识、有技能，恐怕也得不到施展的空间。

1. 中年女性在人际交往中存在的心理误区

（1）忽略重要性　很多女性将自己的精力全部投入到家庭中，认为丈夫将人际关系打理好了，自己安守家庭就可以，这样就断绝了自己与外界的交际。

（2）姿态太高　中年女性有着丰富的阅历，在很多事情上有自己独特的看法，与人交往时可能就会不自觉地指点他人。高高在上的姿态，令人很不舒服，会阻碍自己与人的交往。

2. 应对策略

（1）与人为善，帮助别人就是帮助自己　当你喜欢别人，主动关心别人的时候，别人也会喜欢你，愿意帮助你。对别人的关注越多，别人给你的回报也越多。中国人常说"和气生财"，这就是强调用一种宽容的态度牢牢抓住你周围的那些人。在任何情况下，当人们对你有好感时，就会大力支持你，在你的工作上给予你帮助。从另一个角度讲，你帮助了别人，也可以培养自己的实力。正所谓"赠人玫瑰，手有余香"，付出就会有回报。只顾着自己而吝啬去帮助别人的人在社会上很难立足，女性尤其如此。

（2）注重形象，赢得别人尊重　一个形象邋遢、语无伦次的女人，不可能给予他人较好的第一印象，这往往就会成为其拥有良好人际关系的阻碍。所以，给人们留下完美的第一印象，无疑将会有助于女人拥有一个好人缘。

"第一印象"是非常重要的，别人对你，或者你对别人都是一样。在人们对你不了解的时候，绝大部分人都会根据个人的第一感觉判断你。

中年女性就像一杯浸泡好的清茶，需要细细品味才可看到独到之处。这是一个不断改变着的社会，没有一劳永逸的方法可以让你安然度过中年乃至中年危机，每个正在阅读此书的中年女性，希望你任何时候都不要放弃成长，要学习如何调整自己的心理状态，让自己更能适应这个社会。相信你值得拥有美好的生活，拥有丈夫和孩子的爱，也要相信自己能平衡好自己的事业和家庭。

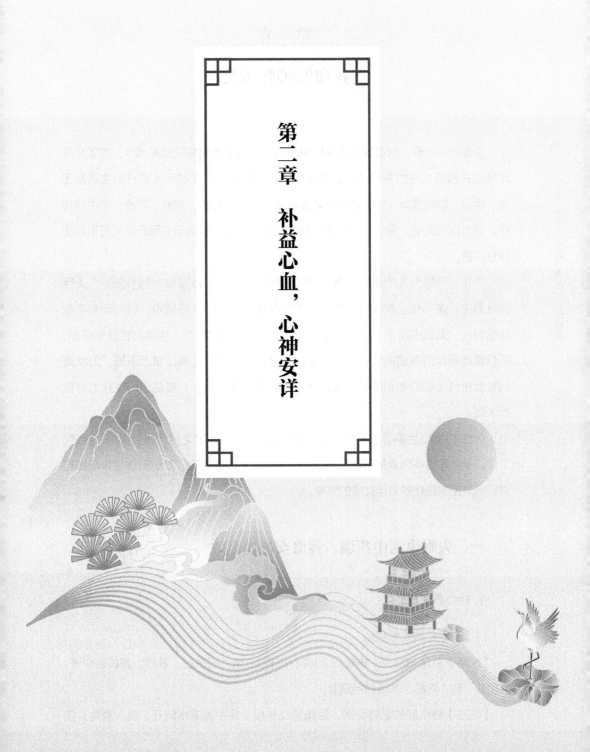

第二章　补益心血，心神安详

养血安神睡眠好

失眠亦称不寐，常表现为入睡困难、睡眠质量下降和睡眠时间减少。失眠是临床常见并备受关注的病症之一，虽不属于危重疾病，但常妨碍人们日间生活及工作、学习，影响健康，并能加重或诱发眩晕、头痛、心悸、胸痹、焦虑、卒中等病症。顽固性的失眠，会给患者带来长期的痛苦，并且长期服用安眠药物又可引起医源性疾病。

中年，被称为人的第二个黄金时代，现代社会，工作紧张、竞争激烈、人际交往复杂、多元化、快节奏，因此，中年女性在这样的大环境中，时时刻刻不敢放松自己，无论生理上，还是心理上，都承受着重大的压力。中年女性身兼多职，不仅要照顾年迈多病的老人，关心子女的健康和学业，还要正常上下班，为家庭和社会所付出的心血和智慧，往往比同龄的男人要多得多，难免因心理压力繁重而失眠。

女性40岁以后多心血不足。血不养心则心神不宁。加之经常遇到情感、经济、工作、子女等诸多因素的困扰，更易失眠。因此，把握病因，及时有效地采取措施进行病情控制是众多中年女性的渴望。

一、失眠也需中药调，养血安神显奇效

1. 补心养血药膳

（1）柏子仁核桃炒豆角

【配料】豆角300克，核桃仁30克，彩椒10克，柏子仁、姜片、葱段各少许，食用油、盐、鸡粉、水淀粉各适量。

【制法】将洗好的彩椒切条，豆角切成长段；锅中加清水烧开，放入豆角。加

入食用油、盐，煮至豆角呈深绿色。放入彩椒，拌匀，煮至断生。捞出焯煮好的食材，沥干水分，待用。用油起锅，倒入姜片、葱段，爆香。放入备好的柏子仁，倒入焯过水的食材，炒匀。放入核桃仁，加盐、鸡粉、水淀粉，翻炒匀，至食材熟软入味，关火后盛出即可。

【功效】柏子仁具有养心安神、润肠通便的作用，核桃仁中的油脂亦可润肠通便，此外柏子仁中还含有丰富的钙、铁、蛋白质及维生素等成分，使得柏子仁具有很好的养心安神、助睡眠的功效。

【注意事项】柏子仁与核桃均为富含油脂、润肠通便之品，故便溏及痰多者慎服。

（2）五圆全鸡

【配料】净母鸡1只，荔枝肉15克，莲子肉15克，枸杞子15克，龙眼肉15克，乌枣15克，冰糖30克，精盐、料酒、胡椒粉各适量，葱10克，姜5克。

【制法】将净母鸡腹部朝上放在大碗中，将龙眼肉、莲子肉、枸杞子、荔枝肉、乌枣放在碗的周围，再加上冰糖、精盐、料酒、葱、姜及清水少许。上笼蒸2小时，取出调好味，撒上胡椒粉即成。

【功效】本品色泽淡红，鲜嫩味香，咸甜适口，补血养心，益精明目，适用于心脏气血两虚所致的面色苍白、失眠多梦、心慌气短，或病后、产后体虚者，是理想的营养滋补佳品。中年女性食用更能增进食欲、补充营养。

【注意事项】鸡肉性温，助火，肝阳上亢及口腔糜烂、大便秘结、皮肤疖肿者不宜食用。

（3）灵芝心子

【配料】灵芝15克，猪心500克，葱、姜、花椒、盐、白糖、卤汁、味精、香油各适量。

【制法】将灵芝洗净，用水浸软，切成薄片，葱切成段，姜切片，备用；将猪心纵向剖开，洗去血水，放入锅内，加适量水，放入灵芝片，加入葱、姜、花椒，用武火烧开后，改用文火炖至猪心六成熟时，捞出猪心，拣出灵芝，洗去浮沫，留用；另起锅，注入卤汁，放入煮至六成熟的猪心，用文火煮至猪心熟烂，捞出后晾凉，横向切成薄片，按切片顺序整齐摆入盘中，将灵芝片摆在周围；取适量卤汁，加入白糖、盐、味精，加热收成浓汁浇在盘中，淋入香油即可。

【功效】养心安神。适用于心血不足之失眠、多梦、健忘、心悸者，中年女性常服可益智健脑。

【注意事项】本品不宜与松花蛋一起吃，因为灵芝中含有蛋白质，松花蛋中含铅等重金属元素，如果同吃不仅会丢失掉灵芝原有的营养价值，还可能产生副作用；有些灵芝含有微毒素，不可过量或长期服用。对灵芝过敏的人群，应停用本品。

（4）芝麻菠菜

【配料】菠菜200克，白芝麻50克，枸杞子10粒，糖、盐、香油各适量。

【制法】将菠菜洗干净，倒入加了少许盐的沸水中汆烫至熟（菠菜含有草酸，影响钙质的吸收，焯水后可以去除大部分的草酸，所以吃菠菜最好先焯水）；捞出过凉后，再用凉开水冲洗一遍；略挤去水分，放进大碗；白芝麻用小火慢慢煸炒至颜色金黄，冷却备用；枸杞子用温水略泡，冲洗干净；菠菜抖散，加入盐；加入糖、香油、芝麻、枸杞子，拌匀即可。

【功效】菠菜富含铁和胡萝卜素，对人体的健康非常有利；芝麻能够有效促进肝、肾、脾的功能；枸杞子补益肝肾，益精明目。诸品相合既有蔬菜的原汁原味，又鲜香可口，而且颇具养肝明目、益智健脑、补血益气的功效，有利于改善睡眠。

【注意事项】不宜与韭菜、丝瓜、黄鳝同吃，同食可能引起腹泻；不可与黄瓜同食，因菠菜中的营养素如维生素C会被黄瓜中的分解酶破坏；不宜与豆腐、黄豆、豌豆一起食用，因菠菜中的草酸会与其中的钙形成草酸钙，使人体的钙无法吸收；不可与蜂蜜同食，同食易引起心痛等不适。

（5）玫瑰百合炒虾仁

【配料】虾仁、西芹、玫瑰花、鲜百合、姜、料酒、淀粉、油、盐各适量。

【制法】将虾仁洗净，加淀粉、料酒和少量盐腌10分钟；玫瑰花萼在盐水里泡一会儿，杀菌；锅内放油烧热，倒入西芹、虾仁，翻炒片刻后加百合，加盐翻炒，起锅前放入玫瑰花瓣即可。

【功效】虾营养丰富，虾仁中内含20%左右的蛋白质，富含钾、碘、镁、磷等元素和维生素A等成分，对心脏功能具有重要的调节作用，能很好地保护心血管系统，且其肉质松软，易消化，对体弱多病以及病后需要调养的人是好的食材。此菜肴清淡爽口，容易消化，且加入少许玫瑰花、百合理气、解郁、安神，凡久病体虚、短气乏力、面黄肌瘦、气血不通者，可将其作为食疗补品，而健康人食之可健体强身。

【注意事项】宿疾者、正值上火之时者不应食；患反复发作性过敏性疾病如过敏性皮炎、过敏性鼻炎、支气管炎的人不宜吃；虾为发物，患有皮肤疥癣者禁食。

2. 养心安神靓汤

（1）干贝莲子鸡肉汤

【配料】鸡1只，干贝24克，大枣10枚，莲子60克，生姜3片，油、盐等各适量。

【制法】将鸡宰杀，洗净，去内脏及肥油，吊干水，斩件，下油起锅，爆姜下鸡块，爆片刻取出；干贝用水浸软，大枣（去核）、莲子（去心）洗净；把全部食材放入锅内，加适量清水，武火煮沸后，文火煲3小时，调味使用。

【功效】健脾补心，滋阴养血。适合病后体虚，或思虑过度、耗伤心脾，或劳累过度、暗耗精血，症见精神萎靡、失眠多梦、体倦力弱、饮食减少、脸色萎黄等者。

【注意事项】干贝富含胺类物质，香肠含有亚硝酸盐，二者不可同食，同时吃会结合形成亚硝胺，对人体有害。此汤不应过量食用，过食会制约肠胃的运动消化功能，造成食物积滞，难以消化吸收。

（2）猪心龙眼大枣汤

【配料】猪心1个，龙眼肉、党参各50克，大枣5枚，盐适量。

【制法】将猪心剖开，切去肥脂，洗除血水；龙眼肉、党参、大枣（去核）洗净。把全部用料放入清水锅内，武火煮滚后，改文火煲2小时，加盐调味即成。

【功效】滋补气血，养心安神。猪心安神定惊、养心补血功效颇为突出，对惊悸失眠有较好食疗效果，龙眼肉、党参、大枣亦为补益气血之常品。故此汤适用于心血亏虚、虚烦失眠、心悸多梦、神疲乏力、舌淡苔白、脉细弱者。

【注意事项】高胆固醇血症者忌食此汤；猪心中的矿物质与蛋白质易与黄豆中的植酸反应，会阻碍营养的吸收，故不宜与黄豆同食；此汤不宜与香椿同食，同食会致腹部胀满。

（3）熟地黑豆乌鸡汤

【配料】熟地黄50克，黑豆100克，乌鸡450克，大枣40克，麦冬15克。

【制法】将乌鸡洗净，所有煲汤材料混合洗净备用；煲汤锅加入足量的水放入乌鸡，快煮开时，用勺子撇去浮沫；倒入煲汤食材，大火煮开后用小火熬2小时左右；煮好后去掉浮在表面的油，无需加盐即可食用。

【功效】乌鸡补血养颜、滋阴养肝、益精明目；熟地黄有养血滋阴、益精填髓的功效；黑豆有清热解毒、补血养肾、延缓衰老的功效；麦冬养阴生津、润肺清心、除烦、消炎抗菌；红枣补中益气、养心安神。五者相配，可滋补肝肾、除烦安神、养血助眠，还可养颜抗衰老，提高免疫力，对中年女性心血不足者，实为养生防病治病之佳品。

【注意事项】此汤质黏腻，不易消化，长期大量服用可能会有碍脾胃的消化，不利于脾胃功能的正常运行，若需要长期服用，可与陈皮、砂仁等健脾养胃药材同煮。此汤不应与三白同服。《本草品汇精要》中记载"熟地忌萝卜、葱白、韭白、薤白"，因为"三白"气味辛散，走窜之性较强，而熟地黄以补为主，故同食会降低熟地黄滋补阴血功效。

3. 养血安神粥

（1）龙眼百合粥

【配料】龙眼肉25克，百合25克，大枣6枚，粳米100克，白糖适量。

【制法】将以上食材洗净。将龙眼肉、百合、大枣加适量水煮20～30分钟，将淘净的粳米下入，共煮为粥，加适量白糖。

【功效】龙眼肉有补心安神、开胃、养血益脾、补虚长智之功效；大枣能补脾和胃、益气生津、调营卫、解药毒；粳米能补中益气、健脾和胃、除烦渴、止泻痢；百合滋阴润肺力佳。四者合用，补脾健胃、宁心安神、益气血。且百合与龙眼肉相配还可以抑制子宫肌瘤的产生，恢复体力。故此粥尤适合心衰气虚、阴血亏虚、头晕、失眠多梦者。

【注意事项】此粥与猪肉一起吃可能会影响消化吸收和新陈代谢；此粥与羊肉一同食用可能会导致腹泻，致胃肠功能紊乱，不利于人体消化系统功能的发挥。

（2）二味粳米粥

【配料】白术、酸枣仁各10克，粳米50克。

【制法】将前两味加水煎汤去渣，加入粳米煨粥，调味服用。

【功效】酸枣仁具有养肝宁心、安神敛汗的功效；白术具有补脾益胃、燥湿和中、安胎的功效；粳米能补中益气、健脾和胃、除烦渴、止泻痢。三者合用，具有健脾养血、宁心安眠的功效。适用于心脾两虚所致的失眠健忘、食少乏力。

【注意事项】服用此粥的同时，忌桃、李、菘菜、青鱼等食物。作为一种中药材来说，进食酸枣仁过量可能会有四肢麻木、舌体僵硬、流涎、咽部堵塞感、心律不齐等不良反应，故宜谨慎。

（3）安神滋补营养粥

【配料】小米50克，莲子20克，大枣8枚，龙眼肉10克。

【制法】洗净备好所有食材；把大枣、莲子、龙眼肉放入锅里，加水煮开，倒入淘洗好的小米，熬25分钟左右即可食用。

【功效】龙眼肉养心安神，小米补益脾胃，莲子滋养补虚、健脾宁心，大枣养虚强身。龙眼肉是温补类食物，营养价值很高，与莲子同食有养心安神的功效。四者相配，尤宜于中年女性脾胃失养、气血生化乏源之虚证失眠、健忘、心悸、汗出者。

4. 安神催眠小食

（1）酸枣仁阿胶糕

【配料】黄酒、冰糖、酸枣仁、阿胶块、枸杞子、龙眼肉、大枣、核桃仁、黑芝麻各适量。

【制法】把阿胶块用锤子敲碎，然后把酸枣仁和阿胶一起打粉，核桃仁掰成小块，用烤箱烤香，大枣剪条去核，黑芝麻也要炒熟，枸杞子、龙眼肉用水冲洗一下；热锅，倒入黄酒，依次加入冰糖、阿胶粉、枸杞子、龙眼肉、大枣、核桃仁、黑芝麻，搅拌均匀，把做好的阿胶糕放进托盘里，压实；最好放入冰箱冷藏一夜后再拿出来。可以切成长条形状装袋，真空封口。

【功效】安神、催眠。

【注意事项】茶水中含有茶多酚等物质，如果一起服用会阻碍营养物质的吸收，会降低阿胶的功效；萝卜具有顺气和促消化的作用，而此品是补气血的，一起服用会相抵，起不到很好的养心、安神、助睡眠的功效；本品还应避免与绿豆汤、大黄一起同服。

（2）藕粉桂花糖糕

【配料】无糖藕粉40克，糯米粉60克，糖桂花30克，白糖20克，牛奶80克左右。

【制法】将藕粉、糯米粉、一勺糖桂花、白糖混合，加一点牛奶调和，量不需多，搅拌至无颗粒感、面糊提起后纹路快速消失的状态为佳；取一可蒸容器，刷一层薄油，倒入搅拌好的液体，遮盖一层保鲜膜，否则蒸制过程中锅盖上的水珠滴落到碗里，会影响糕点的黏性和口味；入锅蒸20分钟，表面刷一层糖桂花，再蒸5分钟；冷藏后，取出切块即可。

【功效】养心安神、润补脏腑、美白肌肤。藕粉安神助眠、和脾胃、补五脏、生津清热、益血补气，桂花暖胃散寒，糯米健脾和胃，这入口温柔的江南点心，称得上难眠之季的食养良方。

【注意事项】大豆、猪肝中含有丰富的铁质，不能与含纤维素多的莲藕同食，因为纤维素会影响人体对铁的吸收；桂花制成的桂花糖类的食品含糖量较高，故糖尿病患者或血糖稍高者均不宜食用。

（3）百合二仁红枣蜜

【配料】百合（干）50克，柏子仁10克，酸枣仁20克，大枣15克，蜂蜜30克。

【制法】取百合、酸枣仁、柏子仁加入砂锅，水煎2次，去渣，合计一大碗；加大枣和水200毫升，文火煎30分钟；离火，加蜂蜜搅拌均匀即成。

【功效】百合能养阴润肺、清心安神；柏子仁能养心安神、润肠通便；酸枣仁能养心安神、柔肝敛汗；大枣、蜂蜜有健脾安神的作用。五者配伍使用，具有养心、润肺、柔肝、健脾的功效，可以产生安神催眠的效果。故本品养心安神、润肺健脾，对失眠伴有心烦、汗出、心悸、健忘者疗效甚优。

【注意事项】本品不宜与菊花、羊蹄等同食；不与葱同食。蜂蜜的营养成分比较复杂，葱、蜜同食后，会刺激肠胃道而导致腹泻。

（4）枣泥千层马蹄糕

【配料】马蹄粉250克，枣泥80克，红糖90克，白砂糖130克，水520克，牛奶560克，植物油适量。

【制法】水和马蹄粉混合成粉浆，过筛，让粉浆融合更均匀；另将枣泥、水和红糖混合加热后倒入粉浆中，边倒边搅匀；同样的做法，将牛奶和马蹄粉混合均匀，过筛；另外牛奶和白糖混合，小火加热，搅拌至糖溶化，将糖浆慢慢倒入牛奶和马蹄粉的粉浆中，边倒边搅匀；马蹄粉易沉淀，搅匀枣泥粉浆和牛奶粉浆；

盘里刷上一层植物油，方便脱模；锅里水烧开，放入蒸盘，舀一碗枣泥粉浆浇一层在盘底，盖上盖子；大火蒸约3 ~ 5分钟至第一层马蹄糕熟（凝结成固体，不再流动），切记每次浇粉浆都要先搅匀；加一碗牛奶粉浆浇在第一层马蹄糕上面，再继续蒸至粉浆熟，依次浇盖，一层蒸熟再倒另一层粉浆，才能有漂亮的分层，换着粉浆一层层浇，蒸至熟，越到后面，马蹄糕也越厚，每一层蒸的时间就要加长，直到马蹄糕完全熟透为止；倒扣脱模，切成自己喜爱的外形，装盘，即可食用。

【功效】大枣，含有蛋白质、脂肪、糖、钙、磷、铁、镁及丰富的维生素，营养极为丰富，能养血安神、滋补脾胃、治病强身；马蹄含粗蛋白、淀粉，具有抗癌、抗菌、利肠通便、健胃消食、利尿排淋、清肺化痰的功效。这款用马蹄粉和枣泥制作的小食甜糯软滑、枣香醇厚，适宜中年女性食用。

【注意事项】由于荸荠（马蹄）性寒，女子月经期间，脾胃虚寒以及血虚、血瘀者应该慎用；小儿遗尿以及糖尿病患者也不宜食用本品。

（5）龙眼桑葚奶

【配料】龙眼肉80克，桑葚30克，牛奶120毫升，冰糖少许。

【制法】在洗净的砂锅中注入少许清水，用大火烧开；倒入备好的龙眼肉、桑葚、冰糖，加入牛奶，搅拌匀；转用中火煮至沸，关火后盛出煮好的汤料，待稍微放凉后，即可食用。

【功效】桑葚滋阴补血，龙眼肉养心安神，故本品对心血不足、心神失养引起的失眠有一定的疗效。

二、失眠的日常调护

失眠除了由某些疾病导致，有时还与不良习惯有关，如睡前生气、喝茶、饱餐、剧烈运动或者睡姿不当等。良好的睡眠要靠我们自己调理，平时在生活上注意一些细节对调理失眠有一定的好处，那么我们在日常生活中应该注意什么呢？

1. 生活规律，养成良好的生活习惯

每个人都有特定的生活周期，选择最合适的睡觉时间及方式，做到每天按时起卧，睡前刷牙，保持口腔卫生，养成良好的作息习惯。此外，根据不同季节，

还应遵循四季睡眠规律：春夏季节应晚卧早起，秋季应早卧早起，冬季应早卧晚起。避免会导致失眠加重的不良生活习惯，如躺在床上看书、看电视，很晚进食夜宵等。

2. 适量运动，加强锻炼

适量运动是改善睡眠的关键方法之一。规律性运动可调节生物钟，促进体温升高，睡前散步使身体微微汗出，再洗个热水澡，加快全身气血循环流通，人将很快进入深度睡眠。但睡前不宜做剧烈运动，尤其是日夜操劳的中年女性，本已思虑过多而耗伤心血，此时更应避免过劳与过动。定期运动能使人心情愉快，有助于缓解压力，减少睡梦中的惊醒，进而减轻失眠症状。

3. 调整心态，解除焦虑情绪

出现焦虑情绪的时候，可以适当做放松训练，如深呼吸，还可以多听一些舒缓柔和的音乐，多参加户外活动，亲近大自然，培养更多陶冶性情的爱好。

4. 创造优质的睡眠环境

营造舒适的睡眠环境，首要条件是卧室的光线和温度要合适，保持良好的通风。

5. 关注入睡前的姿势

睡眠姿势不外乎俯卧、仰卧、侧卧这几种。从生理学角度看，以双腿变屈朝右侧卧的睡姿最合适。心脏在胸腔内位置偏左，右侧卧位心脏受压少，可减轻其负担。事实上，人们在整夜的睡眠过程中，不可能固定在一个姿势不变，经常会自行翻身或改变四肢的位置，以求得舒适的体位。但总的来说，仰卧、侧卧的睡姿较好，尤其以右侧卧位为佳。

三、缓解血虚心神不宁的常见穴位及按摩方法

失眠虽不属于危重疾病，但影响人们的日常生活，所以患了失眠要及时治疗。穴位按摩有很好的预防和保健作用，以下为您介绍9个治疗失眠的常用穴位。

（一）常用穴位

1. 心俞——养心安神睡得安

【定位取穴】位于背部，当第5胸椎棘突下，旁开1.5寸，属足太阳膀胱经。

【功效】具有补益心气、安神助眠、宽胸理气、通络安神的作用。

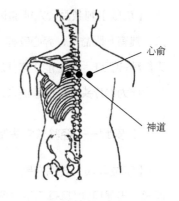

心俞

神道

2. 神门——养心安神治失眠

【定位取穴】神门穴是手少阴心经的原穴，位于腕部，腕掌侧横纹尺侧端，尺侧腕屈肌腱的桡侧凹陷处。取穴的时候可以把手掌朝上，手掌小鱼际上角有一个突起的圆骨，从圆骨的后缘向上用手按，能按到一条大筋，这条大筋外侧缘与掌后横纹的交点就是神门。

【功效】此穴乃心气往来之门户，能养心安神，活血通络，为治疗失眠之主穴。

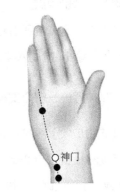

神门

3. 内关——养心安神以助眠

定位及功效见前文第一节内关。

4. 三阴交——养心安神亦滋阴

【定位取穴】三阴交穴是足太阴脾经的穴位，位于足内踝尖上3寸，胫骨内侧缘后方。

三阴交

【功效】此穴乃足三阴经(肝、脾、肾经)的交会穴，故能通调肝、脾、肾之经气，达到健脾、益肾、养肝的功用。精血得以统摄于脾，受藏于肝，内养于肾，心气下交，则神志宁和。

5. 百会——调和阴阳治失眠

【定位取穴】百会在头顶，当前发际正中直上5寸，或两耳尖连线的中点处。

【功效】刺激百会穴能通达阴阳脉络，连贯周身经穴，具有升阳益气、养心安神、调和阴阳的作用，使白天能精神工作，晚上能正常休息、恢复体力。临床上常将它作为治疗头顶痛的首选穴。

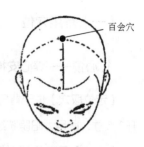

6. 安眠——经验效穴失眠痊

【定位取穴】安眠穴是一个常用的经外奇穴，位于项部，当翳风穴(耳垂后下方凹陷处)与风池穴(枕骨下凹陷处)连线的中点。

【功效】此穴能平肝息风、安神定志，有效舒缓紧张焦虑的情绪，协助入睡，是治疗失眠的经验效穴。

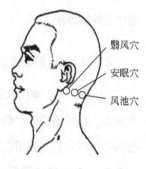

7. 神道——宁心安神又清热

【定位取穴】神道穴位于背部，当后正中线上，第5胸椎棘突下凹陷中。

【功效】此穴近心肺，居两侧心俞穴之间，心主神明，有宁神安心、清热平喘的功效，主治失眠、心悸、神经衰弱、咳嗽、哮喘等病症。

8. 大陵——补气养血睡得香

【定位取穴】大陵穴位于腕掌横纹的中点处，当掌长肌腱与桡侧腕屈肌腱之间。

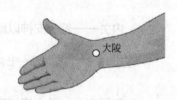

【功效】补气养心，养心安神。对于心胆气虚导致的失眠、惊悸、心绞痛等有疗效。

9. 四神聪——促进头部血液循环

【定位取穴】四神聪穴位于头顶部，当百会前后左右各1寸，共四穴。

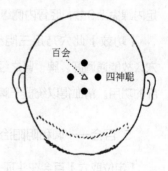

【功效】醒神开窍、补益心气、安定心神，还可疏通头部经络，通行头部气血，缓解失眠带来的头痛、头晕症状。

（二）按摩方法

以上9个穴位是治疗失眠的基本穴位，可以采用按摩的自我治疗方法，每次分别轻轻按揉3～5分钟，每天1～2次，力度适中，以局部有酸胀感为宜。有条件也可以用艾灸的方法，比如艾条灸，每穴灸10～20分钟，可以睡前灸，这个方法对入睡困难的中年女性效果尤其好。（第二章视频）

第二章视频

四、泡脚按摩足疗法缓解失眠

（一）双足与人体脏腑经络的关系

中医基础理论认为，"肾为先天之本""脾为后天之本"，所谓"本"就是生命的根本所在。这明确指出了脾肾在脏腑中的作用特别重要。足少阴肾经、足太阴脾经皆起始于足部。

（二）泡脚治病的原理

现代医学证明，脚掌密布了很多血管，有丰富的末梢神经。刺激脚掌就可反射到大脑皮质，对大脑功能有调节的作用。热水浸泡双脚，具有促进气血运行、通经活络、温煦脏腑的作用，从而调节内脏器官功能，促进全身血液循环，促进毛细血管通畅，增强全身组织的营养状况。民谚曰："春天洗足，升阳固脱；夏天洗足，祛湿除暑；秋天洗足，润肺濡肠；冬天洗足，丹田温灼。"足底反射区关联着五脏六腑。中药泡脚的原理是内病外治。

（三）泡脚器具的选择

1. 质地的选择

泡脚用的容器以木制盆为好，因木制盆散热较慢，保温性能好。

2. 高度的选择

一般来说，泡脚盆的高度最好能没过踝关节，宽度能容纳双脚即可。需要注意的是，泡脚时坐的椅子应高低适中，以保证身体的姿势处于舒适状态为宜。

（四）泡脚方

泡脚疗法是根据中医辨证论治的原则，利用内病外治的原理，选择适当的药物，用水煎取汁液后浸泡双脚，通过药物对足部穴位及经络的刺激渗透作用，达到防治疾病的目的。临睡前，泡泡脚即可缓解一身的疲劳，也可促进睡眠。

1. 荷叶丹参方

【配料】荷叶、丹参各25克，川椒5克，红花10克。

【制法】将上药加清水适量，煎煮35分钟，去渣取汁，与1500毫升开水一同倒入脚盆中，先熏蒸，待温度适宜时浸泡双脚30分钟，每晚临睡前1次。15天为1个疗程。

【功效】宁心安神。主治血虚、心失所养所致失眠，亦治顽固性及其他失眠。

2. 黄芪党参方

【配料】生黄芪30克，党参、白术、陈皮、首乌藤各20克，牡蛎25克。

【制法】用适量的水先煎牡蛎20分钟，加入其他各药煎煮30分钟，取汁与1500毫升开水一同倒入脚盆中，先熏蒸，待温度适宜时浸泡双脚，每晚临睡前1次，每次40分钟，10天为1个疗程。

【功效】补益气血、安神。用于心脾两虚或心虚胆怯引起的失眠。

3. 柿叶山楂核方

【配料】山楂核、柿叶各50克。

【制法】上药加清水2500毫升煎至1500毫升，倒入盆中，先熏蒸，待温度适宜时浸泡双脚。每晚临睡前泡1次，每次40分钟，10天为1个疗程。

【功效】促进睡眠。适用于各种原因引起的失眠。

4. 健脾养血安神方

【配料】党参18克，丹参15克，白术30克，五味子24克，酸枣仁24克，柏子仁18克，当归24克，首乌藤30克，陈皮12克，升麻18克，葛根18克，远志15克。

【制法】将上药加水2100毫升，煎至水剩1500毫升左右时盛出药液，倒入脚盆中，先熏蒸，待温度适宜时，泡洗双脚，每晚临睡前泡洗1次，每次45分钟，12天为1疗程。

【功效】益气健脾、养心安神。用于心脾气血两虚证之健忘失眠、心悸怔忡、盗汗、体倦食少、面色萎黄、舌淡、苔薄白、脉细弱者。

（五）按摩法

足部按摩又称足穴按摩，是操作者运用一定的推拿按摩手法，作用于人体膝关节以下，主要是足部的病理反射区或经穴、奇穴等部位，以发挥调理阴阳、调和气血、调节脏腑的功能，起到扶正祛邪、疏通经络的作用，从而达到防病治病目的的一种治疗方法。

足部的腧穴以及脏腑组织的反射区分布广泛，因此，选用适当的穴位进行足疗，可以有效地提高人体的正气水平，增强脏腑功能，提高整体的抗邪能力，从而对全身各系统疾病产生广泛的防治作用。

1. 常用穴位按摩

（1）常用穴位

涌泉、太溪、太冲、三阴交等穴。

① 涌泉：在足底，屈足蜷趾时足心最凹陷中；约当足底第2、第3趾蹼缘与足跟连线的前1/3与后2/3交点凹陷中。

② 太溪：在足踝区，内踝后方，当内踝尖与跟腱之间凹陷中。

③ 太冲：在足背，第1、第2跖骨间，跖骨底结合部前方凹陷中，或触及动脉

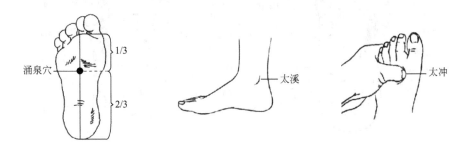

搏动。

④ 三阴交：在小腿内侧，内踝尖上3寸，胫骨内侧缘后际。

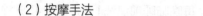

（2）按摩手法

① 用手掌尺侧缘擦涌泉5分钟，以局部感觉发热为度。擦时要呼吸自然，不要屏气，速度要均匀，每分钟80次左右。

② 点按太溪、太冲、三阴交10～30次，力度以酸胀为宜。

2. 足部有效反射区按摩

按摩方法见"第二章视频"。

（1）足部有效反射区

肾上腺、小肠、肾、脾、心、输尿管、膀胱、肝、胃、甲状腺、生殖腺等反射区。

（2）按摩手法

① 食指扣拳，在心、肝、胃、肾、脾反射区按揉50～100次，力度稍重，以酸痛感为宜。

② 在腹腔神经丛、甲状腺、大肠、小肠反射区按压10～30次，力度适中。

③ 在输尿管反射区刮压30～50次。

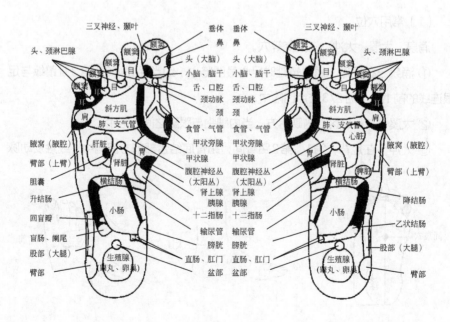

五、花中自有养生经，花中自有助眠术

鲜花在我们的生活中随处可见，鲜花既可以美化环境，又可以表达感情，同时鲜花也有食疗养生的作用。鲜花也可做成精油，合理使用能改善睡眠。

（一）鲜花

1. 百合花——宁心润肺的"云裳仙子"

百合花富含蛋白质、钙、磷、铁、维生素C、B族维生素等，具有滋阴润肺、安神助眠的功效，病后虚弱、阴虚体质者可经常食用。

养生方——百合当归龙眼酒

【配料】百合花20克，龙眼肉干25克，当归35克，高粱酒500毫升。

【制法】取一干净的玻璃罐，倒入备好的龙眼肉，撒上百合花；倒入备好的当归，注入适量的高粱酒；盖上盖子，扣紧，置于阴凉处浸泡约7天即可。

【功效】补血和血、健脾、宁心、润肺、安神助眠。

【饮食宜忌】此酒属温热之品，不宜饮用过多，更不宜和热性食物如羊肉等一起食用，否则容易导致内火上炎，出现口腔溃疡等症。

2. 合欢花——解郁安神的爱情花

《神农本草经》记载："合欢，安五脏，和心志，令人欢乐无忧。"合欢花具有解郁安神、治疗失眠的作用。

小茶方——合欢花首乌藤茶

【配料】首乌藤15克，合欢花7克。

【制法】在备好的砂锅中注入适量的清水，用大火烧开；倒入洗净的首乌藤、合欢花。盖上盖，大火烧开后，转用小火炖煮约20分钟；揭开砂锅盖，搅拌几下，转用中火再续煮片刻；关火后，盛出煮好的茶水。滤取出茶汁，装入茶杯中，趁热饮用即可。

【功效】养心，解郁安神。首乌藤具有安心的作用，安神助眠功效好。

【饮食宜忌】此茶仅限于治疗轻度失眠。合欢花如果长时间服用会导致身体产生依赖性，并不利于身体健康。

3. 薰衣草——稳定情绪的"灵香草"

薰衣草安神镇定，可有效缓解焦虑、沮丧、敏感，治疗神经衰弱、心悸、抑郁，还具有抑制细菌、抚慰肌肤、平衡油脂分泌的功效，在新疆，很多维吾尔医院用薰衣草全草制剂来治疗失眠。

助眠方——菩提安神薰草茶

【配料】菩提叶1匙，洋甘菊1/2匙，薰衣草少许，迷迭香少许，蜂蜜适量，热开水300毫升，冰块适量。

【制法】将菩提叶、洋甘菊、薰衣草、迷迭香放入冲茶器中，冲入300毫升的热开水，静置约3分钟后倒出放凉；将蜂蜜加入已放凉的茶汤中调味，再将茶汤隔着冰块冰镇一下即可。

【功效】镇静安神、舒缓神经。薰衣草有非常强的稳定情绪的功效，能帮助安定神经，非常有利于睡眠，最宜睡前饮用。此款茶饮还能促进新陈代谢，缓解头痛。

【饮食宜忌】一般人都可食用。血压偏低者请适量使用，以免反应迟钝产生嗜睡。薰衣草粉亦是通经药，妇女妊娠初期应避免使用。

4. 玫瑰花——理气解郁的美颜花

中医认为，玫瑰花味甘、微苦，性温，最显著的功效就是理气解郁、活血散瘀和调经止痛。此外，玫瑰花的药性十分温和，能够温养人的心肝血脉，舒发体内郁气，发挥镇静、助眠、抗抑郁的功效。

花果茶——玫瑰睡美人安神茶

【配料】玫瑰花、紫罗兰、薰衣草各6克，鲜柠檬1个，沸水适量。

【制法】将薰衣草、玫瑰花和紫罗兰一起揉成碎片，缝入干净纱布制成的小袋，做成茶包；鲜柠檬洗净，切片备用。以600毫升沸水冲泡茶包5分钟，取出茶包后加入柠檬片或将柠檬汁挤入，调匀饮用即可。

【功效】补血益气、养心安神。适用于因过度疲劳而导致的心脾两虚、入睡困难者。薰衣草、玫瑰花、紫罗兰都是具有抚慰、镇静作用的天然草本植物，可以在很短的时间内调节大脑的功能，提高睡眠质量。

【饮食宜忌】此款养生茶饮不适宜儿童和老年人饮用。

（二）精油芳香疗法助睡眠

（1）橙花精油

橙花精油是从苦橙白色花瓣中提炼而得，具有安定神经的效用，治疗失眠效果很好，还可缓解神经痛、头痛和眩晕。橙花精油细致的芳香能抚慰女性的情绪：在浴缸内滴入5～8滴橙花精油，入浴浸泡，可松弛神经、消除疲劳、舒缓筋骨、润滑肌肤；将2～3滴橙花精油滴入熏香器具以加热散发，可调节情绪、舒缓、放松精神；在盛热水的脸盆里滴3滴橙花精油，用热毛巾敷后颈部，可以舒缓头痛、头晕、目眩。

（2）薰衣草精油

薰衣草精油是由薰衣草提纯而成，可以清洁皮肤、清热解毒、控制油分、祛斑、美白肌肤、祛皱嫩肤、祛除眼袋及黑眼圈，还可促进受损组织再生恢复等。薰衣草精油还对心脏有镇定作用，可降低高血压，对失眠很有帮助。精油分子还可以直接杀减病菌及微生物，进入人体可以增强人体的免疫力。将2滴薰衣草精油滴于枕边，有舒缓助眠的作用。

（3）玫瑰精油

玫瑰精油是世界上最昂贵的精油，被称为"精油之后"，能调整女性内分泌、缓解痛经、滋养子宫、改善性冷淡和更年期症状；尤其具有很好的美容护肤作用，能以内养外，促进黑色素分解，淡化斑点，改善皮肤干燥，恢复皮肤弹性，让女性保有白皙、充满弹性的健康肌肤，是适宜女性保养的芳香精油。此外，它还具有很好的镇定、减压、安眠、安抚、催情等功效，可增加自信，解愤怒忧愁，能使女性对自我产生积极正面的感受。

（4）洋甘菊精油

洋甘菊精油提纯自洋甘菊花朵，安抚效果极佳，可疏解焦虑、忧虑、紧张、恼怒与恐惧，使人放松有耐性，感觉祥和。拣选干花时，以色泽稍淡、叶片完整、干燥无潮湿者为好。其心灵疗效较好，可减轻忧虑，让心灵宁静，对失眠很有帮助。

中年女性由于心理落差和体内激素骤降，很容易情绪失控出现失眠、焦虑，此时用芳香疗法可宁心、安神、助眠。

《 第二节 》

心平气和无忧虑

一、中年女性为何容易心气浮躁

中医学认为，人体是一个有机的整体。五脏六腑之间都有联系。一脏虚衰必然会影响其他脏腑的功能。肾为先天之本，肾脏虚衰，对人的身体影响更大。人到中年，肾气渐衰，肾阳难以鼓动肾阴上济于心，使心火偏亢，易出现情绪波动。女子以血为本，人到中年，由于各脏腑功能虚衰，中年女性大多会出现血虚症状。血虚难以养神，导致中年女性易出现心神不宁的症状。

且人到中年，由于经济、生活、事业的压力，心理状态也会变得比较差，生活满意度、幸福度降低，如遭遇各种变故，则更加容易陷入自我怀疑和自我否定，从而增加焦虑程度。

二、中年女性如何保持心平气和

养生保健应寓于生活中的每件小事中。现我们给大家推荐一些简便易行的小方法来帮助大家养心宁神。

（一）日常饮食疗法

1.饮食原则

① 清淡饮食，注意均衡搭配。

② 多吃瓜果蔬菜，少食高脂肪之品。

③ 多食富含优质蛋白的食品。

④ 补充足量水分，促进体内有害物质的排泄。

⑤ 规律饮食。

2. 饮食禁忌

① 忌食酒类及咖啡等刺激性食品，因为这些食品会显著影响睡眠，从而影响情绪，情绪反过来又影响睡眠，形成恶性循环。

② 忌偏食，长期偏食会导致氨基酸摄取不平衡，研究表明缺乏氨基酸会使人情绪不稳。

③ 忌进餐时谈论不开心的话题。

3. 推荐水果

（1）香蕉　香蕉果肉营养价值颇高，富含碳水化合物、蛋白质、脂肪以及多种微量元素和维生素。其中维生素 A 能增强对疾病的抵抗力，食用香蕉可促进食欲，保护神经系统。香蕉中还含有可以让肌肉松弛的镁元素，有助于中年女性保持心平气和。

（2）葡萄柚　葡萄柚营养价值丰富，具有广泛的医疗保健作用。一可滋养组织细胞，增强肝功能；二能增强食欲，增加体力；三可改善肥胖，消除水肿及预防淋巴系统疾病；四能抗菌、开胃、利尿、消毒、美白等；五能促进毛发生长和紧实皮肤，防止衰老皱裂；六可治疗毛孔粗大，改善肤质。故葡萄柚是中年女性养生保健的首选水果之一。

（3）龙眼　龙眼肉甘润味厚，富含营养物质，具有促进造血、改善心脑供血量和降血脂作用，中年女性常食可起到补益心脾、养血安神的功效。

（4）樱桃　樱桃营养丰富，含丰富的蛋白质、糖、磷、胡萝卜素、维生素 C 等，常食用樱桃可使面部皮肤红润、去皱消斑。且樱桃中富含花青素，能愉悦情绪，使中年女性心境平和。

（5）牛油果　牛油果含多种维生素、丰富的脂肪酸和高含量的钠、钾、镁、钙等元素，属高能低糖水果，能够降低血糖、保护心血管、美容养颜以及平衡情绪。

4. 推荐蔬菜类

（1）南瓜　南瓜中富含果胶，能够有效地降低胆固醇；且南瓜中富含维生素

B₆和铁元素，能够促进体内的血糖变成葡萄糖，研究报道，葡萄糖能够使人心情愉悦。

（2）黄花菜　黄花菜又称忘忧草，有健脑、抗衰老之效，对增强和改善大脑功能有重要作用。且黄花菜可降低血清胆固醇的含量，故对患有高血压的中年女性尤益。

（3）菠菜　菠菜富含胡萝卜素、维生素C、钙、磷、铁、维生素E，能够理气补血、治便秘、抗衰老，有助于中年女性保持美丽容颜，心情舒畅愉快。

（4）土豆　土豆中含有丰富的B族维生素和优质膳食纤维，在延缓人体衰老、降低胆固醇、预防动脉粥样硬化、减少卒中的概率方面可发挥作用。且土豆可以帮助色氨酸进入脑内，促进更多血清素的生成，起到稳定情绪的作用。

（5）大蒜　大蒜里的某些成分可发挥类似维生素E与维生素C的抗氧化、防衰老的作用，且研究报道，大蒜能够抑制怒气，使人放松心情，故中年女性可食用大蒜来养生保健。

5. 粥品类

（1）带心莲子粥

【配料】莲子30克（不去莲子心），淡竹叶15克，糯米、冰糖各适量。

【制法】将淡竹叶用纱布包扎；将淡竹叶、莲子及糯米加水同煮，至莲子煮烂，加冰糖调味。

【功效】淡竹叶和莲子都是清心降火之良品，加入冰糖，既调和味道又防止前者太凉伤及脾胃。夏季尤宜食用。

（2）清凉绿豆粥

【配料】石膏粉30克，绿豆、粳米、冰糖各适量。

【制法】先煮石膏半小时，过滤去渣，取其清液；加入粳米及绿豆煮半小时；加冰糖调味即可。

【功效】石膏可清胃降火，绿豆有良好的清心火的功效，加入粳米、冰糖顾护脾胃。四者同食，清热而不伤胃。暑期服之又可清热降暑，是夏季防暑之良品。

（3）猪心茯苓粥

【配料】猪心1个，茯苓、远志、酸枣仁各5克，粳米100克，姜丝、麻油、精盐、味精各适量。

【制法】将猪心剖开、洗净、切薄片；三药分别洗净，同装于纱布袋中，扎紧袋口；淘净粳米，加水1500毫升，大火烧开；加入猪心、药袋和姜丝，后用小火慢熬成粥；取出药袋，下精盐、味精，淋麻油，调匀。

【功效】茯苓可健脾养心；远志可安神益智；酸枣仁可养肝宁心；猪心可补血、养心、安神；粳米补脾和胃。五者相合，共起宁心安神之效。

（4）香菇粟米粥

【配料】粟米100克，香菇、猪肉各50克，胡萝卜少许，姜丝、麻油、精盐、小葱、味精各适量。

【制法】将香菇水发，胡萝卜洗净，去柄切丝；猪肉洗净，剁成肉糜；粟米洗净；加水1200毫升，大火烧开；加入香菇、肉糜和姜丝，转用小火慢熬成粥；下精盐、味精、小葱，淋麻油，调匀。

【功效】香菇、猪肉可养血、补心、安神；粟米可健脾和胃、养心安神。三者同食，可助中年女性保持心平气和。

（5）养心安神粥

【配料】莲子30克，龙眼肉30克，百合20克，大枣8枚，枸杞子20克，粳米200克。

【制法】将莲子、龙眼肉、百合、大枣、枸杞子、大米洗净；加水1000毫升，煮沸30分钟。

【功效】莲子有清新降火的功效；龙眼肉、大枣有补气健脾、养血安神的功效；百合有养阴润燥、安心养神之效；枸杞子有补益肝肾之效；粳米可顾护脾胃。六者同食，有助于中年女性补益肝肾，养心安神。

（6）兔肉糯米粥

【配料】兔肉250克，干贝30克，香菇20克，黄豆50克，糯米150克，麻油、食盐、葱花、味精各适量。

【制法】将兔肉洗净切片，干贝、香菇水发，洗净切碎，黄豆、糯米洗净；将黄豆及糯米放入锅中，加水1000毫升，大火烧开；加入兔肉、香菇、干贝，转用小火煮30分钟；出锅前加麻油、食盐、葱花、味精调味。

【功效】干贝有滋阴养血、补肾调中之功，兔肉、糯米有健脾补中之效，黄豆可宽中下气，香菇养血益气、开胃助食。五者同食，可以滋阴、养心、益脾。

（7）莲藕虾仁粥

【配料】粳米200克，鲜虾80克，莲藕100克，葱花10克，水1.5升，胡椒粉、盐、麻油各适量。

【制法】将鲜虾清洗干净后沥干水，去皮成虾仁，放入适量盐及胡椒粉；莲藕去皮，切成均匀薄片，葱洗净切成葱花备用；选用较深的砂锅，放入米、藕片和水，大火煮滚后，改为文火煮；煮至成米花样，粥体白色黏稠时，加入虾仁、盐，改用大火煮1分钟左右可关火，撒上葱花，淋上麻油即可食用。

【功效】莲藕有补益气血、健脾开胃之功，虾仁有滋补肾阳、健胃之效，粳米可健脾益胃。三者相配，起到补益气血之效，尤益于脾胃虚弱、心神不安的中年女性。

（8）紫菜蛋花粥

【配料】糯米50克，紫菜20克，鸡蛋2个，香菜、食用油、味精、食盐各适量。

【制法】将糯米、紫菜洗净，浸泡30分钟；将鸡蛋搅散；糯米放入锅中，加入1200毫升的水，文火煮20分钟；将紫菜切碎，放入锅中，文火煮3分钟；将蛋花打入锅中；加入适量食用油、食盐、味精。

【功效】紫菜有补肾养心之功，鸡蛋有益气补精、滋阴润燥之效，糯米可健脾益胃。三者相配，起到养心安神之效，有助于中年女性保持心境平和。

6. 代茶饮

（1）甘麦大枣饮

【配料】甘草10克，小麦10克，大枣5枚，蜂蜜10毫升。

【制法】将甘草、小麦洗净，加入水2000毫升，煮沸30分钟，去渣留汁；将大枣加入汁中，煮至枣熟；去枣，加入蜂蜜调匀。

【功效】甘草、小麦、大枣的配伍来源于《金匮要略》，三者同食，起到甘缓和中、宁心安神之效，尤适用于经常悲伤欲哭、感到疲劳的中年女性。

（2）菖蒲枣仁饮

【配料】酸枣仁15克，石菖蒲10克，茯神10克，枸杞子10克。

【制法】将四者放入2500毫升的水中，煮沸30分钟，去渣，不定时饮用。

【功效】石菖蒲可化湿和胃、宁神益智；酸枣仁可养心补肝、宁心安神；茯神可健脾、宁心安神；枸杞子补益肝肾。四者相配，对中年女性保持心平气和尤益。

（3）柏子养心饮

【配料】柏子仁10克，何首乌10克，大枣3枚。

【制法】将三者放入2000毫升的水中煮沸20分钟，去渣不定时饮用。

【功效】柏子仁可养心安神，何首乌有养血安神之效，加入大枣甘缓和中，亦可养血安神。三者相配，宁心安神之效佳。

（4）龙骨牡蛎银耳羹

【配料】生龙骨30克，生牡蛎30克，知母10克，莲子30克，枸杞子10克，银耳、白糖各适量。

【制法】将生龙骨、生牡蛎、知母放入2000毫升的水中，大火煮40分钟，去渣取汁；加入莲子、枸杞子、银耳，煎煮至莲子酥软；加入适量白糖，不定时饮用。

【功效】生龙骨、生牡蛎具有镇心安神之功，知母有清热泻火、滋阴润燥之效，莲子可清心泻火，银耳可清热健胃，枸杞子可补益肝肾。六者相配，可除烦安神，可改善中年女性心悸、烦躁、失眠、盗汗的症状。

（5）枣仁灯芯饮

【配料】炒枣仁15克，灯芯草3克，竹叶6克，冰糖适量。

【制法】将前三者放入锅中，加入2000毫升水，文火煮20分钟；出锅时加入冰糖。

【功效】炒枣仁具有补血安神的功效，灯芯草和竹叶均有清心火、除烦安神之效。三者相配，可使心气平和。

7. 菜、汤类

（1）西芹百合

【配料】鲜百合两个，西芹350克，橄榄油、葱花、食盐、鸡精各适量。

【制法】将西芹洗净，去掉老根，切成小段；百合切掉根部，去除黑色部分，掰成小瓣，用清水洗净；在开水中放入一勺食盐，入西芹焯1分钟左右，捞出后放入冷水里过一下并沥干；将百合也在开水中焯一遍，同样过冷水并沥干；锅里放少许橄榄油，下入西芹、百合翻炒；取适量盐、鸡精调味；炒入味后关火。

【功效】百合具有养心安神、补脾益胃的功效，西芹具有平肝降压、养血补虚之效。两者相合，养心安神之效尤佳。

（2）龙眼童子鸡

【配料】童子鸡1只，龙眼肉30克，葱、姜、料酒、盐各适量。

【制法】将鸡去内脏洗净，在沸水中汆一下，随后放入钵或汤锅；加清水适量后放入龙眼肉、料酒、葱、姜、盐；上笼蒸1小时左右，取出葱、姜即可。

【功效】龙眼肉可补益心脾、养心安神；童子鸡有健脾益气、补益肝肾的功效。两物同食，有助于中年女性补气血、安心神、保持心平气和。

（3）芥蓝炒肉片

【配料】芥蓝300克，乌鱼100克，鲜贝100克，精盐3克，鸡精3克，味精1克，料酒20克，水淀粉10克，葱姜汁20克，清汤600克，猪油40克。

【制法】将乌鱼切上十字花刀后切成块；锅内放清汤，加入料酒、葱姜汁、鸡精各半和精盐2克烧开，下入芥蓝焯熟，沥去汤汁，盛出待用；锅内放猪油烧热，下入乌鱼、鲜贝肉煸炒，将余下的料酒、葱姜汁烹入，后加入余下的精盐、鸡精炒匀至熟。加味精，用水淀粉勾芡，出锅盛在盘内芥蓝上即成。

【功效】芥蓝具有清心明目、润肠通便之功，乌鱼具有补脾益气、利水消肿、解暑祛热之效，鲜贝具有补肾壮阳的作用。三者相合共起养心、润肠、美容之效。

（4）清蒸南瓜

【配料】南瓜250克，白糖适量。

【制法】将南瓜洗净，除去里面的子和丝，削去表皮（不要削太厚，以免影响口感）；将南瓜切成约5厘米宽、10厘米长的大块；将南瓜整齐码在盘子里，撒上适量白糖；放在蒸笼上蒸熟。

【功效】强身健体、健脾和胃、美容养颜。

（5）淮山百合鲫鱼汤

【配料】鲫鱼1条，淮山药70克，百合1个，枸杞子子30克，食用油、葱、姜、料酒、胡椒粉、香菜各适量。

【制法】将鲫鱼去鳞、内脏洗净，煎至两面微黄；把葱、姜爆香后，和鲫鱼一同放入砂锅，加入开水大火煮开；煮开后加入料酒，焖烧15分钟；捞出葱、姜，再加入百合、淮山药，继续煮10分钟；加适量盐及胡椒粉调味，大火煮开撇去浮沫；最后放入枸杞子子、香菜即可关火。

【功效】鲫鱼可补虚益智，淮山药可健脾养胃，枸杞子子可补益肝肾，百合可安心养神、养阴润燥。四者相合，共起补虚安神之效。

（6）双白猪心汤

【配料】猪心1个，百合1个，白果、食用盐、葱花、胡椒粉、料酒各适量。

【制法】将猪心洗净，切片；锅里烧开水，加入适量料酒，将猪心焯水1分钟；捞出后，重新放水、猪心；大火烧开后转为小火慢煮30分钟；放入白果煮5分钟，放入百合，继续煮10分钟；最后加入胡椒粉，撒葱花，放盐出锅。

【功效】猪心可养血补心、安神定惊；百合可养阴润燥、安心养神；白果有抗衰老、防治心血管疾病的功效。三者相配，是中年女性养生保健之佳品。

（7）莲藕双圆汤

【配料】莲藕200克，胡萝卜100克，猪肉馅100克，龙眼肉30克，鸡蛋2个，葱、姜、油、食盐、鸡精各适量。

【制法】将葱、姜切好后和肉馅一同放入搅拌机，打入鸡蛋，加适量鸡精、盐，打好后倒入器皿中；将胡萝卜、莲藕切丁，在锅里倒一点油先把胡萝卜翻一下，随后加入适量的水，将藕块和龙眼肉放入锅中，锅调至煲汤档；等汤煲开后，用手把肉馅做成丸子放进锅里，熟后加少许盐。

【功效】莲藕具有补益脾胃、清心除烦之功，龙眼肉有健脾、养心、安神之效，鸡蛋可补气益精，猪肉可补肾滋阴。四者相合，既滋润补益，又养心安神，加入胡萝卜既可防止汤太过于油腻，又可美容养颜。

（8）红芪牛肉汤

【配料】牛肉500克，红芪10克，党参10克，茯苓10克，酸枣仁10克，柏子仁10克，合欢皮10克，胡萝卜1根，青菜30克，葱、姜、蒜、食盐、味精各适量。

【制法】将牛肉洗净切块，汆烫后捞出；将青菜、胡萝卜洗净；锅中倒入水，将上述材料放入锅中炖煮，大火煮沸后转小火炖约1小时；出锅前加盐等调味。

【功效】红芪、党参、茯苓均有健脾宁心之功，酸枣仁、柏子仁有养血安神之效，合欢皮可解郁安神。此六者相配，共济宁心安神之效，中年妇女服之可保持心平气和。

8. 甜点类

（1）百合山药奶

【配料】山药250克，百合150克，鲜奶500克，冰糖适量。

【做法】将山药去皮切丁，百合剥开，洗净备用；取一砂锅，倒入鲜奶；沸腾后，加入百合、山药丁，一起煮约3分钟；最后加入适量冰糖调味。

【功效】山药具有补肾、健脾、养胃之功，百合具有清心安神、养阴润肺之效，牛奶可补肾益精。三者相配，口感佳，既滋补，又清心。

（2）香蕉酸奶冰淇淋

【配料】原味酸奶1000毫升，香蕉500克，炼乳1调羹，蜜豆适量。

【制法】将香蕉去皮切成段；香蕉、酸奶、炼乳放入食品加工机中搅打成糊状；将制好的糊倒入大碗中，盖保鲜膜放入冰箱冷冻，每隔2小时搅拌一次，共搅拌4次；吃前将做好的冰淇淋取出，在室温下放置5分钟，再用冰淇淋勺挖球放入盘中，最后点缀一些蜜豆即可。

【功效】香蕉能帮助人们振奋精神，使人心情愉悦，酸奶能促进胃肠蠕动，以达到美容养颜的功效，蜜豆能够养血补心、解暑利尿。夏季食用此品，不仅解暑，还有助于排忧。

（3）莲子牛奶西米露

【配料】莲子30克，西米100克，牛奶500毫升，芒果适量。

【制法】将莲子洗净后放入锅中，文火煮至软熟；把西米放入烧开的滚水中煮10分钟，倒出，过冷水；再次烧滚开水，把已经过了一次冷水的西米，放进开水中继续煮，直至西米熟透，再次过冷水，待用；小锅内倒入鲜牛奶，烧开后倒入煮好的西米和莲子，同煮5分钟（注意不时搅拌，防止粘锅）；出锅后加入芒果点缀即可。

【功效】莲子可清心除烦，西米、芒果可健脾补虚，牛奶可补肾益精。四者相合，既滋养又清心，有益于中年女性日常食用。

（4）薏苡南瓜饼

【配料】南瓜300克，薏苡仁30克，糯米粉、蜂蜜、食用油、面包糠各适量。

【制法】将薏苡仁浸泡2小时，南瓜去皮切块，将薏苡仁和南瓜块蒸熟；把熟南瓜捣成泥状；在南瓜泥中放入薏苡仁和蜂蜜，拌匀；再将南瓜泥中加入糯米粉，边拌南瓜泥边慢慢倒糯米粉，直至揉成不粘手的南瓜面团；把面团揪分成小剂，揉圆后按扁；两面粘上面包糠；平底锅内抹上食用油，下南瓜饼，文火煎至饼两面金黄即可。

【功效】薏苡仁有健脾宁心、利水除湿之功，南瓜具有健脾和胃、美容养颜、愉悦身心之效，糯米、蜂蜜能补脾调中。食用此品可助中年女性排毒养颜、身心愉悦。

（二）运动疗法

运动锻炼能改善人体中枢神经的调节能力，并且能够提高机体对有害刺激的耐受力，使人感到镇静和快乐。同时运动作为一种转移注意力的方式，可以起到充实生活的作用。

下面介绍几种适宜的运动。

1. 爬山

在春暖花开或者秋高气爽的日子，约几个好友登高远眺，观赏美景，呼吸新鲜空气，既健身又悦心。

（1）爬山对中年女性的好处

① 中年女性易发骨质疏松，经常参加爬山锻炼，对关节和肌肉有良好作用，可延缓骨骼的衰老。

② 爬山有助于增加人体的基础代谢率，对中年女性减肥、预防心血管疾病都可起到良好效果。

③ 爬山使人产生亲近大自然的感觉，可转移日常生活中的精神压力，弯曲的山路又是对体力和意志的考验，经常爬山能够增加自信心，摆脱不良的心境，使精神、心理更健康。

（2）爬山的注意事项

① 爬山虽然对身体有益，但是有心脑血管以及呼吸系统疾病的患者不宜爬山。

② 注意补充水分，爬山前喝一杯水，可减轻运动时的缺水。爬山时也要注意随

时补充水分，最好是补充含有电解质的运动饮料，以减轻疲劳感。

③ 注意爬山节奏，爬山过程中应适当休息，不可过累。

2. 游泳

（1）游泳对中年女性的好处

水的浮力与压力对人体可起到按摩作用，在游泳过程中，身体所有的肌肉和内脏器官都在有节奏地活动，从而从整体上调节人的生理功能。

① 中年时期，人的心肺功能下降，游泳可改善人的心肺的功能，促进肺活量的增加，改善心脏的功能。

② 众所周知，中年人由于基础代谢率的下降，体形会变得肥胖，而游泳可以促进胆固醇的代谢，促进脂肪的燃烧，提高基础代谢率，有利于保持健康体形；且游泳可以增强肌肉的力量，让肌肉更加发达。

③ 游泳可以有效地改善睡眠，从而让人保持一个良好的情绪。

（2）游泳注意事项

① 不宜单独去游泳，最好结伴而行，注意人身安全。

② 游泳前注意热身。由于泳池内的水温较体温低，所以，在游泳之前进行适当的热身运动，可避免下水后因水温过低而致的手脚麻木、抽筋等不适。

③ 忌过饥或过饱。游泳是一种消耗型运动，所以，空腹禁止游泳，因容易出现体力不支，甚至是虚脱。同时，过饱也不能游泳，容易导致呕吐，游泳的最佳时间是饭后两小时。

④ 女性经期禁止游泳。因经期女性身体抵抗力过低，容易感染细菌。

3. 舞蹈

（1）舞蹈对中年女性的好处

舞蹈是一种节奏性的运动，配上音乐，可使人心情愉悦，陶冶情操。中年女性可选择节奏舒缓的舞蹈，通过参加一些舞蹈队的活动，多与人交流，不但强身健体，还可从舞蹈中感受生命的活力，找到生活的乐趣，保持良好的心境。

（2）跳舞的注意事项

① 保持微笑。舞蹈是沟通的一种形体语言，微笑可以营造一种轻松的氛围，从而愉悦心情。

② 忌急于求成。优美的舞姿需要经过长时间练习，所以在练习舞蹈的时候要量力而行。

③ 有心血管疾病、脏器脱垂（如子宫脱垂、胃下垂、脱肛）的患者不宜跳舞，以免疾病发作。

4. 瑜伽

瑜伽是一种古老且易于进行的运动，可以改善人们生理、心理、情感和精神状态，使人的身体、心灵与精神和谐统一，瑜伽练习包括调身的体位法、调息的呼吸法、调心的冥想法等，以促进身心合一。

（1）瑜伽对中年女性的好处

① 帮助女性塑造完美体形：健美胸部，防止乳房下垂；美化臀形，避免臀肌松弛下垂；消除腹部脂肪，预防下半身肥胖。

② 保持青春：瑜伽锻炼的完全呼吸法，扭、挤、伸、拉的姿势，可以畅通全身经络气血，有助于保持面色红润。

③ 缓解紧张：瑜伽通过有意识的呼吸，排除体内的废气，消除紧张和疲劳。

④ 调节心情，使人常处于平和喜悦的状态，同时也可起到减轻心理压力的作用。

（2）瑜伽的技巧

① 简易坐＋冥想。双腿交叉，选择舒适的坐姿，吸气时伸展脊柱，双手放于膝盖，呼气时放松双肩，闭上眼睛，冥想5～8分钟。

② 猫牛式。跪立于垫面，双腿双手打开与髋同宽，同时双腿双手垂直于垫面，脚背小腿贴地，吸气时保持抬头挺胸，呼气使含胸拱背，一节一节地延展脊柱，重复练习5～8组。

③ 英雄前屈。跪立于垫面，双脚并拢，臀部坐向脚后跟，双膝打开，略大于髋部，吸气时延展脊柱，呼气时俯卧向下，双手臂伸展，前额点地，保持5～8个呼吸。

④ 仰卧针眼式。仰卧于地面或者靠墙仰卧，双腿抬向上，左膝屈90度，将左脚放在右大腿上，屈右膝靠近腹部，右脚可以推墙，保持5～8个呼吸。

⑤ 仰卧脊柱扭转。仰卧在垫面上，双膝屈曲靠近腹部，向左扭转躯干，靠近地面，侧平举双手，转头，眼睛看向左手指尖的方向，保持5～8个呼吸，换另

一侧。

⑥ 倒箭式。靠墙仰卧在地面上，双腿、臀部紧贴墙壁，双手侧平举，保持5 ~ 8个呼吸。

（3）练习瑜伽的注意事项

① 饮食方面，切忌空腹或过饱时练习瑜伽，练习瑜伽的最佳时间段是进食3小时后。练完之后最好等30分钟后再进食。

② 把握尺度，量力而行，达到微微出汗的效果就好，不可大汗淋漓。

③ 注重冥想和呼吸，从而达到放松心情的目的。

5. 太极拳

太极拳，是以中国传统文化中的太极、阴阳辨证理念为核心思想，集怡情养性、强身健体、技击对抗等多种功能为一体，结合易学的阴阳五行、中医经络学、古代导引术及吐纳术形成的一种内外兼修、柔和缓慢、刚柔相济的中国传统拳术。

（1）太极拳对中年女性的好处

① 强身健体，太极拳注重内外兼修，鼻吸口呼，气沉丹田，久之对健康有益。

② 陶冶心境，太极拳要求腹式呼吸，气息深、匀、细、长、缓，可使人心静如水。

③ 美容养颜，练习太极拳可疏通人体经络，有助于气血的运行，久而久之可使中年女性面色红润。

（2）太极拳的注意事项

① 在空气清新处练习太极。

② 在户外练习时，避免浓雾、暴风、阵雨天气。练拳后，由于毛细血管开张，需避免受风寒。

③ 晚间练完拳后，稍休息后即可就寝，容易入睡。

④ 饥饿时和刚饱食后都不宜练拳，饱食后1小时方可练拳。

（三）音乐疗法

音乐可移情易性，给人带来美妙享受，不同的音乐可以给人带来不同的心灵体验。研究表明：常听音乐能够有效加强 α 脑电波，达到放松身心、稳定平和心境的效果。故中年女性可以选择古典音乐来听。我国有许多古典曲目，如《二泉映月》《阳关三叠》《梁山伯与祝英台》《高山流水》《百鸟朝凤》《春江花月夜》《彩云追月》《雨打芭蕉》；国外名曲有《圣母颂》《春之歌》《月光奏鸣曲》《摇篮曲》《小夜曲》等。当然，在选择曲目时，不宜长时间单用一曲，以免久听生厌。

（四）大自然沐浴法

1. 空气浴

早晨太阳初升时在密林、田野空旷处或者公园里散步、做操、打太极拳、吐故纳新，有促进呼吸、循环、新陈代谢和增强神经系统功能的作用，既增强体质，又舒缓情志，是中年女性可选择的既经济又环保的养生方式。

2. 日光浴

阳光照射于人体，使毛细血管扩张，血液循环加快，机体代谢加快，可使人在身体和心理上得到放松。

3. 森林浴

森林里枝繁叶茂、生机盎然、空气清新。森林特具的绿色，对人类的神经系统，尤其是大脑、视网膜神经组织具有调节作用，并且可以调节血压、减缓血流速度和心跳频率，从而平静情绪、消除疲劳。因此，中年女性可选择在森林里舒缓情绪。

（五）传统保健法

1. 拔罐法

拔罐疗法家喻户晓，是古代劳动人民智慧的结晶，是中医学传承下来的一种重要的治病方法。拔罐疗法能够改善血液循环，起到舒筋活血、解郁除烦的作用。

（1）材料

火罐、润滑油、打火机、95%乙醇、棉花。

（2）经脉穴位选择

督脉、膀胱经、大椎穴、肾俞穴。

（3）操作方法

运用走罐的方法，先吸拔第7颈椎至骶尾部的督脉及其两侧的足太阳膀胱经循行部位，至背部皮肤潮红为度。将罐分别定于大椎穴（低头摸到最高的骨头）及左、右肾俞穴，留罐10分钟，每周2次。

（4）注意事项

① 拔罐应选择肌肉丰厚的部位。

② 拔火罐时注意防止烫伤。

③ 留罐时间不宜过长。

2. 刮痧法

现代医学将刮痧疗法定义为一种物理疗法，通过对特定部位的刮拭，使人体末梢神经受到刺激后产生效应，从而增强机体的免疫功能，对循环、呼吸中枢产生镇静作用，促进神经体液调节，加快新陈代谢。故对中年女性修身养性可起到良好作用。

（1）材料

刮痧板、植物油等。

（2）方法

① 暴露操作部位，用干净毛巾蘸肥皂，将刮治部位擦洗干净。

② 刮治手法：施术者用右手拿取刮痧板，蘸植物油后，在确定的部位，轻轻向下顺刮，或从内向外反复刮动，施力由轻到重，刮时要沿同一方向刮，力量要均匀，采用腕力，一般刮10～20次，以出现紫红色斑点或斑块为度。

③ 部位选择：一般先刮颈项部，再刮脊椎两侧部位，然后刮胸部及四肢部位。

④ 四肢部位：从大腿开始，向下刮，每次只能刮一个方向，静脉曲张者则需由下往上刮。

⑤ 刮痧一般20分钟左右。

（3）注意事项

① 环境温度适宜，因为患者比较暴露，温度不能太高，也不能太低。

② 房间不要有对流风。

③ 要掌握好患者的体能状态，过饥、过饱、醉酒、过度疲劳或身体状况欠佳者（心脏病、肝肾功能不全、严重水肿的患者）均忌刮痧。

④ 有出血性疾病的患者禁止刮痧。

⑤ 神经衰弱患者，最好选择在白天进行头部刮痧。

3. 足浴法

【配料】郁金15克，远志15克，熟地黄15克，玫瑰花15克，百合花15克，洋甘菊15克，酸枣仁15克。

【操作方法】上药加水2500毫升，浸泡10分钟后煮沸45分钟，倒出药液；再加水1500毫升，煮沸30分钟；去渣取汁，将两次药液混合；趁热熏洗双脚，每次20分钟。

【功效】养心安神，疏肝解郁。

4. 穴位按摩法

按摩因其简单、经济、效佳的优点，而被国人广泛推崇。当然，此法亦可作为中年女性保健的选择。按摩前应掌握按摩手法的要点：持久、有力、均匀、柔和、渗透。

（1）膻中

【定位取穴】膻中位于两乳头连线的中点。

【按摩方法】用拇指稍用力向下按压30秒，然后依顺时针、逆时针方向各按揉60次，至有酸麻胀感为度。

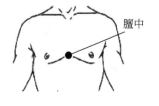

膻中

【功效】宽胸理气。常按揉此穴位，可以疏调胸中气机，使人保持心境平和。

（2）印堂

【定位取穴】位于两眉头中间。

【按摩方法】用食指点按10秒后放松，重复5次。

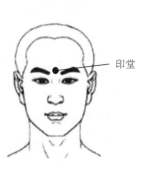

印堂

【功效】明目通鼻，宁心安神。按摩此穴可疏通头部气机，使头目清晰，心情舒畅。感冒鼻塞时，按摩此穴可通鼻窍。

5. 足底按摩法

脚是全身上下器官组织的缩影，人体所有的系统器官组织，都可以在足部找到对应的点，即所谓的足穴。按摩这些穴位，可使人体得到放松，从而保持心境平和。

（1）反射区的选择

心脏、大脑、甲状腺、肾上腺、垂体。

（2）按摩方法

① 在按摩前，可以将双脚用热水浸泡清洗10分钟。

② 擦干后，首先从足趾到足跟来回按摩一遍。

③ 重点按摩反射区。

④ 每个反射区操作3 ~ 5分钟。

⑤ 按摩完一侧再按另一侧。

（3）注意事项

① 月经期应避免按摩足底，防止子宫出血过多。

② 按摩时应注意按揉力度。

③ 按摩时注意剪短指甲，防止损伤脚部皮肤。

6. 手部按摩法

同足底一样，手部也有许多反射区，通过刺激特定部位，疏通相应部位的气机。

（1）反射区的选择

头、垂体、肾上腺、胃。

（2）手法选择

① 压按法：大拇指在反射区上向深处按压下去，其余四指在反射区的反面对顶。

② 揉按法：大拇指在手掌面的反射区依顺时针方向揉按。

③ 推按法：大拇指沿着反射区的肌纤维推按。

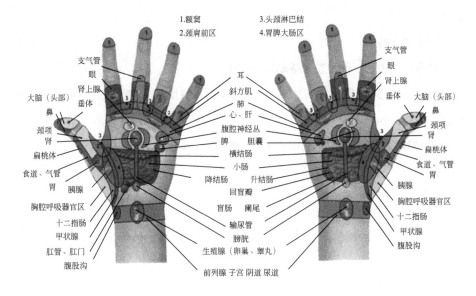

1.额窦　　　　3.头颈淋巴结
2.颈肩前区　　4.胃脾大肠区

支气管
眼
肾上腺
垂体
大脑（头部）
鼻
颈项
肾
扁桃体
食道、气管
胃
胰腺
胸腔呼吸器官区
十二指肠
甲状腺
肛管、肛门
腹股沟

耳
斜方肌
肺
心、肝
腹腔神经丛
脾　　胆囊
横结肠
小肠
降结肠　　升结肠
回盲瓣
盲肠　　阑尾
输尿管
膀胱
生殖腺（卵巢、睾丸）
前列腺　子宫　阴道　尿道

支气管
眼
肾上腺
垂体
大脑（头部）
鼻
颈项
肾
扁桃体
食道、气管
胃
胰腺
胸腔呼吸器官区
十二指肠
甲状腺
腹股沟

（3）操作方法

选用上述手法每天按摩手部两次，每次15分钟，可起到放松心神之效。

7.艾灸法

艾灸法是通过艾灸刺激人体的经络穴位，通过人体经络腧穴的反射传导，使经络通畅，气血调和。因此，其对中年女性的保健也是一种非常简便有效的方式。

（1）穴位选择

气海：位于前正中线上，肚脐直下1.5寸。

中脘：位于前正中线上，肚脐直上4寸。

神阙：肚脐中央。

足三里：外膝眼下3寸，胫骨前嵴外一横指处。

（2）方法

手持艾条，在穴位的正上方2～3厘米处进行左右前后移动，使得穴位潮红

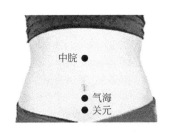

中脘 ●

● 气海
● 关元

为度。

（3）注意事项

① 集中注意力，防止艾条移动灼伤皮肤。

② 防火：艾条灸后，将燃着的一头塞入直径比艾条略大的瓶内，以利于熄灭。

③ 选择恰当的施灸时间，切忌空腹时或饭后立即施灸。

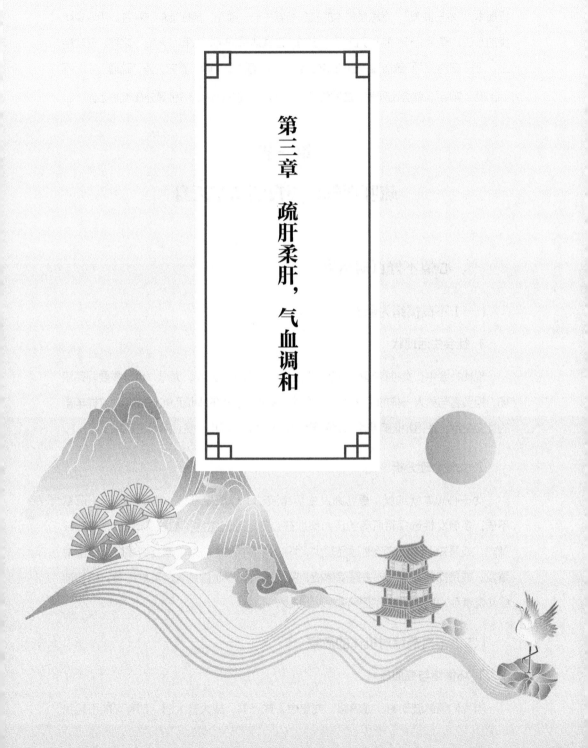

第三章　疏肝柔肝，气血调和

在现代医学认为肝是人体的"化工厂"，肩负人体大部分新陈代谢和有毒物质转化的工作。中医认为肝为"将军之官，谋虑出焉"，在脏腑系统里，肝的位置极其重要。肝五行属木，"木曰曲直"，意思是树木的枝条有着生长、柔和、能屈能伸的特性。用取象比类的方法，概括出肝的特性为主升、主动、喜调达恶抑郁，故有"刚脏"之称。在功能上，"肝气疏泄""肝藏血"。因此日常生活中，我们要多"顺"着它，多"疏通"它，不然出现"郁阻"，就会出现气、血的失和，进一步体现在情绪、气色等外在表象上。

《 第一节 》

疏肝理气，不良情绪难近身

一、心情不好百病丛生

（一）不良情绪为哪般

1. 社会生活现状

现代社会中，女性撑起社会的半边天，除了为女、为妻、为母，也还需要闯荡职场，担负着与男人一样的工作压力，同时又需要为家里的事情而忙碌操心，这样丰富的社交生活，使得她们有机会接触到更多的人和事，事儿一多，麻烦也就来了。

2. 女性心理分析

女子心思本就细腻，更容易发生情绪波动，心烦易激惹，或闷闷不乐，沉默不语。多数女性选择将所有的压力都埋在心底，因为觉得不应该"矫情"，不应该"作"，或是知道的情绪疏泄途径较少，坏心情不能及时排解，最终或是歇斯底里地爆发，或是抑郁成疾，一去医院体检，就查出有如甲状腺肿大、乳腺结节、植物神经功能紊乱、更年期综合征等问题。

（二）不良情绪对机体的危害

1. 坏情绪与高血压

当我们情绪波动时，或愤怒，或焦虑，或恐惧，或大喜大悲，都有可能引起我们高级神经功能的紊乱，导致血压升高。长期、反复的情绪变化，会使血压经常波动，最后，血压会不受控制，保持在持续较高的水平，表现为高血压病。

2. 坏情绪与胃肠疾病

现代科学研究发现，引起胃肠动力障碍的机制与精神心理因素相关，最近，有学者提出"脑肠轴"概念，也使得胃肠病的治疗目光，越来越转向对情绪的控制和调节这一方面。

3. 坏情绪会导致晕厥

在生气或情绪激动时，人会不由自主地加深、加大呼吸，造成"过度换气"，此时，人体内大量二氧化碳被呼出，血液中因缺少二氧化碳，会引起大脑小动脉收缩，使大脑供血量减少。表现为皮下发麻感、指尖麻木感、头晕眼花、头痛，更重者出现心慌心悸、肢体颤抖，甚至昏厥。

4. 坏情绪与妇科疾病

流行病学调查显示，长期的不良情绪，是导致育龄期妇女多囊卵巢综合征、甲状腺结节、不孕症等妇科疾病的主要因素之一。积极的心理健康调整，也逐渐成为妇科病治疗及日常养护的关键点。

二、中医眼中的"坏脾气"

（一）中医大夫的古怪问题

去中医门诊看病，常被问"最近心情如何呀？""有没有生气呀？"有患者提出疑问：我去看脾胃病，大夫问我心情怎么样，我去看头痛，大夫问我心情怎么样，我去看月经病，大夫问我心情怎么样，我去看乳腺结节，大夫还问我心情怎么样！什么症状他都要问心情，是不是用套路在看病呀？

其实，这是因为中医理论认为"怒伤肝"，郁怒会使肝气失于条畅，逆乱的肝气在体内窜行，无处不到，表现在外，就会出现全身一过性或持续的不适感。特别是在妇科门诊，医生会特别关注患者的心情状态。中医名家叶天士认为，"女子以肝为先天"，女子当性情阴柔似水，柔以克刚，达到阴阳平衡。所以，在中医日常养生理念中，谈及女子调养，也常会想到"肝"。

（二）中医有关"肝"的那些事儿

1. 肝气、肝经

中医认为"肝主疏泄"，即肝通过肝气疏泄，以畅达全身气机。表现为：人身体内的血、津液要靠肝气来运行输布；人体脾胃气机的正常升降也依赖肝气来调节；正常的情绪活动，要以气机调畅、气血调和为重要条件。

肝经，自足大趾外侧发出，沿下肢内侧缘向上，循行经过生殖器、两胁肋、乳房、头部两侧，终止于头顶，肝经郁阻会在肝经循行部位有所表现。

2. 情绪与肝郁、肝火

如果女子情志抑郁，就会使得肝气郁结、失于疏泄，肝经循行不畅，除了有闷闷不乐、悲伤欲哭的情绪表现外，还有胸胁、乳房、少腹部位胀痛不舒等。如果女子突然暴怒，会使肝气亢逆、疏泄太过。肝郁日久还会郁而化火，引动肝风、肝火，见为情绪急躁易怒，或伴有头痛头晕、耳鸣耳聋，或伴有面目红赤、胸胁乳房走窜胀痛等。在五行上，肝为心之母，母病及子，又会使得心肝火旺，表现失眠多梦、善惊易恐的心系症状。

肝脏与情志是相互影响的。往往不良的精神状态又会进一步影响到肝气疏泄，形成一个恶性循环，即肝脏的功能异常会引起人心情欠佳，同样人的情志不畅也会影响肝脏的功能。

三、疏肝解郁，拥抱好心情

（一）健康的心理建设

1. 自我调节情绪

我们要学会观察、了解自己内在的情绪，学会自我调节。尤其是在不开心的时候，要让注意力从不开心的事情上转移开，跳出消极情绪，激发积极、愉快的情绪反应。而且当情绪波动时，也可闭上眼睛，深深地而且有规律地舒缓呼吸，放松身心以达到放松心情的目的。

2. 合理倾诉

对来自周围人的、不合时宜的行为所造成的不良情绪，可以选用委婉的语言或是其他一些方法，将你的真实感受，传递给带来不良情绪的人，在源头上就将其消除；或者向好友倾诉心中苦闷；抑或者咨询心理医生，通过一些医疗手段，帮助自己摆正心态，摆脱消极情绪。

3. 学会控制情绪

控制情绪，要做到"喜怒有常""喜怒有度"。喜，不能得意忘形；怒，不能暴跳如雷；哀，不要悲痛欲绝；惧，不要惊慌失措。能够控制情绪有常、有度，就可以在很大程度上，避免自己的身心健康受到情绪因素的影响。

4. 合理发泄情绪

合理发泄情绪，即在适当的场合下，应用适当的方式，来排解心中的不快。有时，我们贪图情绪发泄的一时之快，却会受不良情绪"反噬"，对人体造成伤害。发泄，不等同于放纵，也不同于任性而为、胡搅蛮缠。如若无时无刻、无处不在地发泄情绪，既不能做到调控不良情绪，还有可能影响到自己的人际关系，给个人形象带来不好的影响。

（二）泡一杯"快乐水"

1. 玫瑰花茶

【配料】玫瑰花10克。

【制法】冲泡玫瑰花茶温度不宜过高，一般使用稍冷却的开水冲泡，可以用矿泉水、纯水或者山泉水。将10克玫瑰花放入杯中，倒入开水冲泡5分钟左右，直至有香气散发即可。

【功效】调理血气。具有促进血液循环、养颜美容的功效。可舒理肝气，调畅情绪。

2. 白菊花绿茶

【配料】绿茶、槐花、白菊花各5克。

【制法】将绿茶、槐花、白菊花直接混置于茶杯中，煮开水，放置开水至95～97摄氏度时再冲泡，或密闭浸泡5～10分钟，随喝随加水，至味淡色尽止。

【功效】清肝泻火、疏肝理气。适合用眼过度、工作压力大的人群，能疏解肝郁之不良情绪。

（三）用香气熏染好心情

选择适合自己的植物精油，点燃一盏香薰灯，放在自己桌前、床头，经由香气的作用，来增强内在能量，激励个体内在自我疗愈能力，从而积极有效地应对压力。

玫瑰精油可预防传染病、治疗皮肤病、协助入睡、促进新陈代谢、促进血液循环。同时可以调节内分泌从而缓解焦虑、抑郁情绪。

佛手柑有提神作用，有助于减轻压力，缓解神经紧张及平衡情绪。

依兰精油有宁神、镇静的作用。可以平衡激素，可带来自信、喜悦及平和的感觉，还能有效舒缓蚊虫叮咬的痒痛感。

乳香有镇静功效，有助于缓解炎症、头痛、高血压，也有抗抑郁作用，常用于辅助增强记忆力、减少精神疲劳、集中注意力。

香草萃取物属于一种昂贵的香料，又有花朵与香料的特质，其气味丰润、甜美，使人安心放松，还有消炎杀菌的功效。

（四）用食物慰藉心灵

1. 芦笋

【性味归经】性凉，味微苦、甘。归脾经。

【营养价值】有较高含量的色氨酸和叶酸，二者在大脑中可以用于制造神经传递物质——血清素，血清素能传递神经之间的信息，并影响人的内驱力(食欲、睡眠、性)以及情绪。

2. 香蕉

【性味归经】味甘，性寒。归脾、胃、大肠经。

【营养价值】香蕉中所含钾元素对人体有益，吃香蕉可以消除疲惫、缓解紧张。

3. 燕麦

【性味归经】味甘，性平。归脾、肝经。

【营养价值】燕麦含有丰富的可溶性纤维，能降低血糖上升的速度，保持血糖水平稳定，避免因血糖波动引起饥饿而造成的情绪起伏。

（五）疏肝理气的药膳

1. 牡蛎柴胡汤

【配料】柴胡6克，牡蛎40克，荔枝核、皂角刺各10克，猪瘦肉50克，夏枯草15克，生姜2片，盐适量。

【制法】将食材分别洗净，浸泡15分钟后与生姜一起下瓦煲，加水1000毫升（约4碗量），武火滚沸后改文火煲约40分钟，下盐便可。去渣留汁，可1日分2次进饮，若辅助治疗可隔日进饮，连服2周。

【功效】疏肝理气、散热解郁。适合有睡眠障碍、乳腺增生、心慌心悸的女性食用。

2. 佛手郁藻粥

【配料】海藻15克，佛手9克，郁金6克，粳米100克，红糖适量。

【制法】将佛手、郁金、海藻共同煎煮30分钟至1小时，去渣留汁，纳粳米、红糖煮粥。每日1次温服，连服10～15天。

【功效】化痰散结、疏肝解郁。适合嗳气呕吐、胸胁胀满的妇女食用。

（六）走出房门，不做"居里"夫人

疏解不良情绪，也需要我们在日常生活中找到疏解情绪的良好途径，拒做被情绪绑架的奴隶。

1. 积极参与户外活动

登山、远足、踏浪……都是不错的散心方法，在山顶、在海边振臂高呼，把坏心情"吼"出去，或用唱歌等方式放松、缓解情绪。尽量选择在宽阔少人的地方大声说出平时难以表达的情绪，让压抑紧张的精神得到放松，先深呼气，达到肺活量最大时，大声呐喊将气排出，闭目片刻，可达到心旷神怡之感觉。

2. 增加体育锻炼

我们可以通过体育运动放松身体，并将注意力转移到身体本身上。比如，可以选择太极拳、瑜伽、哑铃、自行车、慢跑及游泳、跳舞、普拉提等运动。

3. 培养兴趣爱好，发现美丽新世界

听轻音乐是放松的好方法，它使你保持平静、平和；欣赏美丽的画作也会使你

由衷地愉快；外出旅行，可以用双眼考量世界，用世界上美丽的风景将内心洗刷出一片明境，抚平心底的不安；亲手制作、细细品尝美食，都会让身心都得到极大的满足，既填补了胃的空虚，又弥补了心灵的空缺；养一些花草，看鲜花努力在阳光下绽放出五颜六色的样子，看绿色的枝叶茂密地生长，体会生命的生生不息、欣欣向荣。当我们投身于兴趣爱好，投身于自然万物……更容易顿悟生命的价值，体会到和谐关系的重要性，从而将不良情绪抛却在天地之间。

（七）调理心情的传统保健法

1. 穴位按摩

穴位按摩是有效缓解"肝郁气滞"的非药物疗法之一，常用的疏肝穴位有太冲、肝俞、阳陵泉等。

（1）太冲

【定位取穴】在足背第1、2跖骨结合部之前凹陷中。

【按摩方法】点按至有胀痛感，每日1～2次。每次按压的时间持续4～5分钟就可以。

【功效】平肝调肝，理气调血。可以缓解生气或情绪波动后的头晕头痛、月经不调等。

（2）肝俞

【定位取穴】位于第9胸椎棘突下，后正中线旁开1.5寸的处，左右各1。

【按摩方法】可将双手握拳，拳尖放在两侧肝俞穴上，先顺时针压揉，再逆时针压揉，以局部有酸痛感为宜。

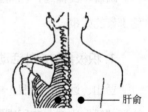

肝俞

【功效】疏肝泄胆、调肝养目。也可以缓解双眼干涩和腰部疲劳。

（3）阳陵泉

【定位取穴】位于小腿外侧，腓骨头前下方凹陷中。

【按摩方式】可用大拇指顺时针方向按揉约2分钟，再逆时针方向按揉2分钟，即可。

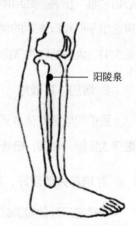

阳陵泉

【功效】疏肝解郁、舒筋活络。适合急躁易怒、胸胁胀满者使用。也可以缓解局部关节不利。

2. 敲胆经

把两臂向左右伸展开来，随势下降敲打即可，不需要很用力。可于每日早晨7～9点和晚9～11点，循胆经循行部位，均匀空拳反复敲打，时间持续10分钟，以轻微酸痛感为度。敲胆经可疏利肝胆，促进胆汁的分泌，提升人体的吸收能力。月经来时，可少敲或不敲。（第三章视频）

第三章视频

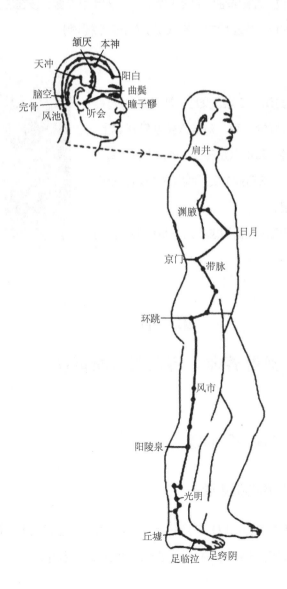

3.疏肋间，推腿脚

① 推肋间：平展两手掌，横于两腋下，使指间距与肋骨间隙等宽。先将右手掌向左推至胸骨，再用左手掌向右推至胸骨，自上而下，交替分推，下至脐的水平线，动作重复10次。使手指紧贴肋间，均匀用力，达到使胸肋有温热感为宜。作用：疏肝理气。

② 推脚：手的虎口与脚背贴合，从脚背沿脚缝向脚趾推，先左脚，后右脚，稍稍加力，使有酸痛感，每只脚推50次。

③ 推腿：取坐位，左腿弯曲，膝盖接触床面，双手掌交叠，按在左大腿根部内侧，向前推到膝盖即可，先左后右，各50遍。（第三章视频）

4.耳穴压丸

【取穴】选取内分泌、三焦、交感、神门等穴位。

【做法】将准备好的药豆，对准穴位紧贴压其上，轻轻揉按1～2分钟。每次以贴压3～4穴为宜，每日按压3～5次，隔1～3日换1次，两组穴位交替贴压。两耳交替或同时贴用。

【功效】疏肝理气、调畅情志。对不良的情绪具有良好的调节作用。

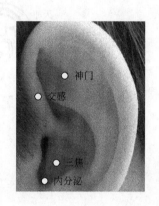

《 第二节 》

柔肝养血，容颜靓丽葆青春

一、女人的"面子"问题

（一）"美颜"真的很重要

美丽容颜是天下女性自古以来不变的追求。当今社会，虽说人不可貌相，但不可否认，姣好的容颜搭配干练的气质，仍是一名女性最好的名片。

（二）由内而外的美最真实

事实上，容颜是否美丽，不单单需要我们从外在修饰，更重要的是"内外兼修"，通过内在的脏腑调整和心灵的修炼，那种由内而外透发出来的美丽，正是大多数人的追求。毕竟五官长得再精致，如果面部的皮肤晦暗无光，甚至满布密密麻麻的皱纹，同样会给我们的形象减分。谁不想就算是素颜朝天，都能拥有一张少女脸呢？

（三）是什么蚕食了我的容颜

1. 不可避免的自然衰老

女人到中年，身体本就在走下坡路，《黄帝内经》里有这么一段论述："女子……五七，阳明脉衰，面始焦，发始堕；六七，三阳脉衰于上，面皆焦，发始白；七七，任脉虚，太冲脉衰少，天癸竭，地道不通，故形坏而无子也。"女性的衰老首先表现在容貌上，这是自然规律。

2. 外界压力

中年女性正处在上有老下有小的时期，更是承担着在外工作、在内持家多重角色，四面八方涌来的压力加持，更加速了容颜衰退。

3. 睡眠不足

由于压力过大，睡眠质量下降，入睡越来越难。睡眠不足，会引起身体血液循环的不平衡，皮肤表面微血管的血液循环出现滞瘀现象。所以长期睡眠不足，会造成皮肤失去鲜明的光泽，也会使皮肤的细胞迅速老化，加速皮肤皱纹的出现。

（四）肝血充足你可以更美丽

1. 女子与肝血

中医认为女子独有经、带、胎、产的生理现象与冲脉、任脉、肝关系密切。肝的藏血功能正常，便可为女性生理功能提供源源不断的养料。如果肝血不足，冲任血虚，便会产生月经不调、先兆流产、不孕等疾病。

随着年纪的增大，人体气血日渐亏耗，不足以荣养颜面，使面色无华或者灰暗，皮肤失去润养而变得粗糙、皱纹累累，气血郁滞于局部，形成皮肤斑点、斑块。中医称肝为血海，可见其对血的重要性。所以柔肝养血，对女子保持容颜和维持身体功能都显得尤为重要。

2. 容易伤肝的行为表现

（1）睡眠不足

有人常常在夜间工作、娱乐，开夜车。这样做，必会耗伤肝血。因为在睡眠中，人体会进入自我修复模式，然而熬夜会打乱人体节律，使模式切换产生问题，长期睡眠不足，身体抵抗力下降，还会干扰肝脏夜间的自我修复工作，诱发肝脏疾病。

（2）过量饮酒

从中医角度看，过量饮酒，也是对肝血的一种耗伤，并诱发肝疾病和其他脏腑病。

（3）用眼过度

"肝藏血，开窍于目。"中医认为，眼睛的健康与肝脏的功能密切相关。长时间地看书、看电脑、看手机或者看电视，都会导致用眼过度，伤及肝血，使肝血不足。

（4）情绪郁结

负面情绪的累积，会影响到肝，使肝功能失调。国外科学家开展的研究发现，易怒者患肝病的可能性要比一般人高8倍。中医观察发现，爱生闷气者，常有肝气郁结，易怒者则会有肝阳上亢、肝气横逆，虽然一静一动，完全相反，但都是不良情绪，都会伤到肝。

3. 肝受损的常见表现

（1）在皮肤上

现代医学认为，人体最大的排毒器官是肝，即绝大部分摄入人体的物质，都要通过肝脏代谢排出体外。当肝的排毒功能减弱时，人体内毒素便会越积越重，体现在外，就是斑、痘、皱纹、毛孔粗大、面色焦黄等形衰色老的表现。

（2）在月经上

处于围绝经期的妇女，行将绝经，压力和长时间熬夜会加速耗伤肝血，出现提前绝经的现象。

（3）在眼睛上

中医认为"久视伤肝"，当出现眼睛疲劳酸困、视物模糊、眼干甚至灼痛等症状时，都反映出肝血不足，眼目不能得到濡养。

（4）在毛发上

"发为血之余"，肝血不足时，头发会失去光泽，脱发量越来越大，用再多的防脱洗发露、清油去屑洗发露都没有大的改善。

（5）在爪甲上

"肝在体合筋，其华在爪"，意思就是肝血不足时，也会出现四肢、躯体的麻木、感觉减退，关节屈伸不利，爪甲萎软而薄，甲色淡。

总而言之，肝血亏虚，女人美丽容颜便难以维持，同时还会有许许多多的不适病症发生。

二、柔肝养血，中年女性永葆青春的秘诀

鉴于"女子以肝为先天"，养护好肝，使肝血充足，自然可以拥有好气色、好身体。因此女性永葆青春要从养肝、护肝开始。

（一）呵护肝脏，从日常细节做起

1.顺应四时生活

顺应季节，调整生活，在不同的季节采用不同的调养方案，才能有效养肝、护肝。

① 春季养肝，早睡早起，顺春气生长、发散的气息，多晒太阳，多运动，适当食酸，少食辛、凉、甜、腻，适量饮水。

② 夏季养肝，晚睡早起，养成睡午觉的习惯，让肝气疏泄畅通，保持心情愉悦，饮食上荤素搭配，不贪凉、不饮冷，适当吃一些辛散的食物，比如生姜、紫苏等，避免长时间的户外活动，户外活动后，应当补充淡盐水。

③ 秋季养肝，早睡早起，使心平气和，收敛神气，多晒太阳，坚持锻炼，调节饮食，适量摄入羊肉、蛋、奶等高能量、优质蛋白食物。

④ 冬季养肝，早睡晚起，潜藏阳气，注意保暖，少吃肥甘厚腻，适当锻炼，使筋软骨坚，调养精神，保持心神的安宁。

2. 科学用眼

《黄帝内经》言："肝气通于目，肝和则目能辨五色矣。"也就是说，视力好坏，赖于肝血对眼睛的濡养。养肝血，科学用眼，才能使眼睛正常视物。所以，科学用眼，减少用眼时间，预防眼睛疲劳，对养肝血有好处。

3. 饮食补充

肝血不足会出现一系列机体失于濡养的病理表现，补肝养血可通过饮食补充。常见的补血食物如黑色食品，像紫米、黑米、黑豆、黑芝麻等，往往有补血、补肾的作用，其次是肉蛋类，如鸡蛋、猪肉、羊肉、牛肉，特别是动物的内脏，包括血制品、肝脏、肾脏，都有补血的作用，最后是果蔬瓜果类，比如龙眼肉、荔枝、葡萄、菠菜等，有促进血液化生的作用。

4. 调整生活习惯，不做伤肝之事

（1）酗酒伤肝

饮酒过多对肝脏损害非常大，中医中也有叫"酒癖"的疾病，对应在西医中，称为"酒精性肝硬化"。

（2）饮食油腻伤肝

肝脏是人体糖类、蛋白质、脂肪三大营养物质的代谢中心，但肝脏代谢能力有限，喜欢吃膏粱厚味，会使得脂肪过多堆积在肝中，加大肝的工作负担，造成肝脏损害不言而喻。这种情况也就是为什么很多人看似吃得香、睡得好，仍然会在体检时出现肝功异常、脂肪肝甚至肝硬化。

（3）滥用药伤肝

越来越多的人，在各种宣传的影响下，开始购买、囤积和服用形形色色的保健产品、药物，殊不知，这些买来的保健品、药物，也都要经过肝脏分解代谢，"是药三分毒"可不是简单地说一说。

（4）熬夜伤肝

养成良好的睡眠习惯，子时按时睡眠，丑时熟睡。子时是指晚上11点~次日凌晨1点，丑时是指凌晨1点~3点。在中医理论中，肝有这样一个特点：卧则回血，坐、立则供血。肝与胆有着相表里的关系，彼此联系。晚上11点，胆经开放，此时还没有入睡，就会耗伤胆气，"十一脏腑，皆取决于胆"，胆气虚，所有脏腑受到影响，功能都会有下降，人体免疫功能下降，精神疾病的患病率上升，如抑郁症、精神分裂症、强迫症、躁动症等。

（二）养血柔肝的药食两用之品

1. 阿胶

【性味归经】味甘，性平。归肺经、肝经、肾经。

【药用价值】具有补血滋阴、止血、润燥之功效。贫血、各种出血、女子月经不调、先兆流产等属本虚的患者可以食用。

2. 枸杞子

【性味归经】味甘，性平。归肝经、肾经。

【药用价值】具有补肾益精、生津止渴、润肺止咳、补血安神、养肝明目之功效。适合腰膝酸软、头晕目眩、虚劳咳嗽、目昏多泪、夜盲症、消渴之人服用，还可以抗衰老、抗肿瘤。

3. 龙眼肉

【性味归经】味甘，味平，归心经、脾经。

【药用价值】养血安神、补血益智。适用于失眠健忘、思虑过度、心血不足、胆怯心慌等人群。

（三）柔肝养血，保持青春永驻的药膳

1. 玄参炖猪肝

【配料】新鲜猪肝500克，玄参15克，酱油、植物油、生姜、小葱、料酒、白糖、湿淀粉各适量。

【制法】先将猪肝洗净，与玄参同放入锅中，加水适量，中火煮1小时，捞出猪肝，冷却后切片备用。然后将锅内加入植物油，油稍加热后，将葱、生姜放入稍煸一下，再放入猪肝片。同时将酱油、白糖、料酒兑加原汤少许，收汁，勾入淀粉，倒入猪肝片中拌匀即可使用。

【功效】明目养颜、滋阴养血。

2. 山药枸杞粥

【配料】枸杞子50克，山药50克，小米适量。

【制法】将山药去皮(注意有人会对山药过敏，故在去皮的时候注意佩戴手套等)洗净，切成片，与枸杞子、小米共煮成粥。

【功效】滋阴养血、健脾养肝。

3. 杞菊四物猪肝汤

【配料】猪肝150克，当归5克，熟地黄10克，川芎5克，白芍10克，炒酸枣仁5克，枸杞子10克，水发黄花10克，水发黑木耳20克，湿淀粉、酱油、清汤、精盐、味精、猪油、料酒、胡椒粉各适量。

【制法】将洗净的熟地黄、当归、白芍、川芎、炒酸枣仁、枸杞子放入砂锅中加水煎2次，合并2次煎汁。再将猪肝洗净切片，放料酒腌渍20分钟，将炒锅置于武火上，在锅中放入药汁、清汤，等到烧开的时候，将猪肝一片一片下锅，再将黑木耳和黄花下锅，待汤再次烧开后，加适量的酱油、猪油、胡椒粉、味精、精盐等调味即可。

【功效】柔肝止痛、养血活血。

4. 阿胶参枣汤

【配料】阿胶15克，红参10克，大枣10枚。

【制法】将阿胶、大枣(去核)、红参同放于大瓷碗中，注入清水300毫升，盖好，隔水蒸1小时。2次食参喝汤。

【功效】养血、益气、安神。

5. 当归生姜大枣汤

【配料】当归10片，姜1大块，大枣(干)10枚，枸杞子适量，红糖1小块，水2碗。

【制法】将当归、红枣用水洗净后，浸泡15分钟，然后连同水一起倒入锅中，生姜洗净可去皮可不去，切片加入锅中，大火烧开后，转中火煮约20分钟，加入适合自己甜度的红糖，糖融化后再加入枸杞子，稍煮两分钟即可出锅饮用。

【功效】补血养血、改善贫血。

6. 龙眼银耳羹

【配料】龙眼肉20克，冰糖20克，银耳20克。

【制法】将龙眼肉去杂质洗净，银耳用温水发2小时，去蒂头及杂质，撕成瓣；冰糖打碎成屑。龙眼肉、银耳、冰糖同放炖锅内，加清水400毫升，置武火上烧沸，再用文火炖煮35分钟即可。

【功效】美容养颜、调养肝血。

7. 阿胶海参汤

【配料】东阿阿胶80克，山药30克，海参300克，红枣10克，精盐、生姜适量。

【制法】将阿胶用温水浸透发开，洗净切块；海参浸透后择洗干净，切成3厘米长、1厘米宽的长条，山药和生姜洗净去皮，切片，红枣洗净去核，锅内放适量清水，用旺火烧开，放入山药、海参、阿胶、红枣、姜片，改用中火煮2小时，下精盐调味即可。

【功效】养阴益肾、填精补血、增强免疫力、延缓衰老。

8. 阿胶山药粥

【配料】阿胶15克，小米100克，山药100克，枸杞子20克，盐或白糖适量。

【制法】将阿胶敲碎，研成细粉粒状备用，山药切成小块同小米、枸杞子一起放入锅中，加水适量，先大火煮沸，后转小火煨煮成稠粥，最后加入阿胶粉粒，拌匀，继续小火加热，至阿胶完全烊化，可自选盐或糖调味。

【功效】滋阴润肺、养血柔肝、健脾和胃。

9. 阿胶蒸燕窝

【配料】燕窝6克，冰糖20克，阿胶6克。

【制法】将阿胶打碎成小颗粒状，燕窝用温水发胀，夹去燕毛，冰糖打碎成屑，将阿胶、冰糖屑、燕窝放入蒸杯内，加水250毫升，置蒸笼内，武火加热35分钟即成。

【功效】补血止血、滋阴润肺、柔肝、延缓衰老。

10. 阿胶膏

【配料】东阿阿胶6克，冰糖10克，清水60毫升，黄酒15毫升。

【制法】将阿胶打碎成粗粉状，置碗中，加入黄酒蒸约15分钟至溶化，再加入冰糖及清水蒸约20分钟至溶化，倒入容器内，放凉后放入冰箱，待凝固成膏状即可。夏季可去掉黄酒，清水可稍稍多放些。

【功效】补血润肤、滋阴美颜。

11. 胶艾炖羊肉

【配料】东阿阿胶12克，艾叶12克，鲜嫩羊肉250克，生姜4片。

【制法】将羊肉洗净切块，东阿阿胶打碎，艾叶、生姜洗净，把全部用料放入炖盅，加开水适量，炖盅加盖，隔水用文火炖约3小时，调味供用。佐餐食用。

【功效】益气补虚、养血补肝、美容养颜。

（四）调养肝血的传统保健方法

1. 常用穴位按摩

（1）三阴交

【定位取穴】在小腿内侧，当足内踝尖上3寸，胫骨内侧缘后方。

【按摩方法】温水泡脚10分钟左右，水位漫过三阴交，随后用拇指按压三阴交，达到刺激穴位的效果。按摩遵循顺时针方向，有条件的话，可以在每天中午11点和晚上9点，按摩两侧三阴交穴各10分钟。按摩结束后，要沿着胫骨，由上向下推至该穴位，约2分钟。

【功效】调和人体阴经，强身健体。坚持按压，就可以看到有美容去皱、紧致脸部肌肉的效果。

（2）血海

【定位取穴】坐在椅子上，将腿绷直，在膝盖内上侧会出现一个凹陷的地方，在凹陷的上方有一块隆起的肌肉，肌肉的顶端就是血海穴。

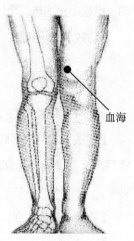

血海

【按摩方法】用拇指端揉，或用拇指和食、中二指对称提拿，拿3～5次，揉10～30次，这样慢慢充分加以刺激。也可以每天拍打或用大拇指叠加按揉血海穴3～5分钟，每天3～5次，可双向调节一切血证。也可以艾灸此穴，每天睡前灸2分钟即可，可以温经活血。

【功效】活血化瘀，通行经络。坚持按压可以养肤润燥，防止皮肤瘙痒。调节气血，减轻黄褐斑、雀斑、色素沉着。缓解眼睛酸胀、手脚麻木。还可以帮助瘦小腿。

（3）劳宫

【定位取穴】微握拳，掌心中指指尖下即为此穴位。

【按摩方法】一手握拳以小指第二指节叩击另一手的劳宫16次，再换对侧手叩16次。

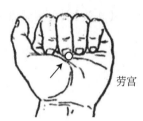

【功效】清心和胃、消除面疱。

2. 敲肝经

若肝血不足，不能濡养筋骨，可表现为肢体关节屈伸不利。常敲肝经可预防关节不适。可每日睡前将双腿弯曲打开，先从左侧开始，两手相叠按在大腿根部，稍用力向前推向膝盖，再反复敲打。推揉腿部几十遍，能够起到畅通肝经、濡润筋脉之功效。（第三章视频）

3. 艾灸法

（1）艾灸肝俞

【定位取穴】在背部，第9胸椎棘突下，旁开1.5寸。

【艾灸方法】用鲜姜切成直径为2～3厘米、厚为0.2～0.3厘米的薄片，中间以针刺数孔，然后将姜片置于肝俞穴，再将艾炷放在姜片上点燃施灸15～30分钟。

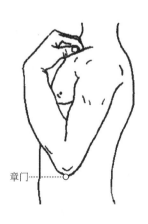

【功效】柔肝、补益肝血、舒经理气。

（2）艾灸章门

【定位取穴】在侧腹部，当第11肋游离端的下方。

【艾灸方法】用鲜姜切成直径为2～3厘米、厚为

0.2 ~ 0.3厘米的薄片，中间以针刺数孔，然后将姜片置于章门穴，再将艾炷放在姜片上点燃施灸15 ~ 30分钟。

【功效】帮助肝疏通气机，维护肝的疏泄功能。

（3）艾灸太冲

【定位取穴】在足背侧，当第1、第2跖骨结合部之前凹陷处。

【艾灸方法】用鲜姜切成直径为2 ~ 3厘米、厚为0.2 ~ 0.3厘米的薄片，中间以针刺数孔，然后将姜片置于太冲穴，再将艾炷放在姜片上点燃施灸15 ~ 30分钟。

【功效】泄肝经湿热、调和气血、柔肝养肝。

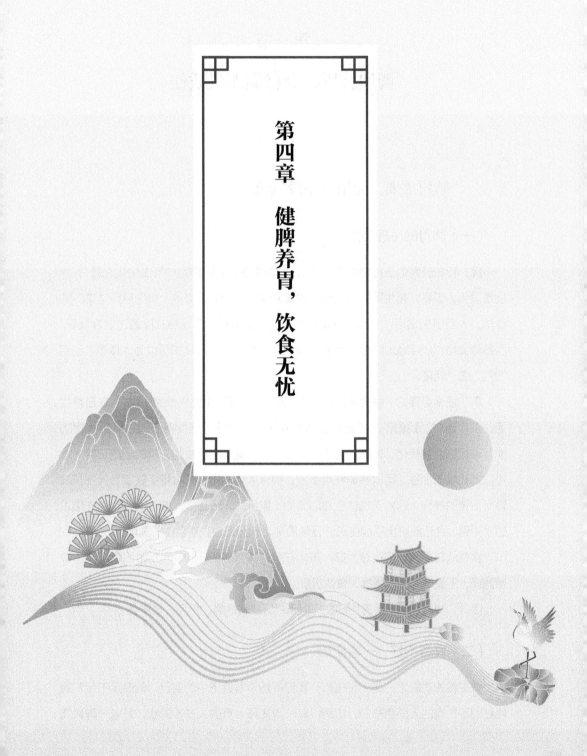

第四章　健脾养胃，饮食无忧

《 第一节 》

调理脾胃，身材婀娜气质佳

一、脾胃虚弱，无精打采没气色

（一）脾胃的生理功能

脾、胃在脏腑的五行中属于"土"，位于中焦，共同作为"气血生化之源"，承担着消化、吸收、化生营养的重任，中医素有"肾为先天之本，脾为后天之本"的说法。人自出生之后，生长、发育所需要的能量供应，需要由机体通过饮食摄取，而各种食物，必须经过脾胃"受盛""运化"工作，才能转化成可以为人体吸收利用的气、血、能量。

李东垣《脾胃论·脾胃盛衰论》中记述："百病皆由脾胃衰而生也。"在日常生活、工作当中，我们不光要在饮食营养搭配上下功夫，还要善于通过将养脾胃功能，来促进能量转化。胃的功能正常，才可以接受和容纳食物，脾的功能正常，才可以运化吸收水谷，可以转输利用水液，确保人体从摄入的食物中获取后天生长发育所需要的养分，这对于机体生命活动的正常维持十分重要。脾胃运化功能如果发生了障碍，会造成肌肉不能生长，日渐瘦削，软弱无力，甚至萎弱失用。

食物从口而入，脾在窍为口，其华在唇，脾胃功能好的人，常常面色红润，口唇润泽，不受口气问题困扰，食欲极好。

因此，脾胃强健，脾胃功能发挥得当，则身材婀娜，气色、气质佳。

（二）脾胃不好，一看便知

脾主要的功能之一是化生气血，我们不妨看看镜子中的自己，气血足不足？脸色红润不？有的人面色苍白，口唇没有一点光泽；有的人过于消瘦，好像一阵风就能将其吹倒了；有的人看似体形胖胖的，但一点都不结实；还有的人说话声音很小，有气无力，精神萎靡不振，年纪轻轻就已经未老先衰……这多是脾胃功能不佳的表现。

（三）造成脾胃功能虚弱的原因

1. 饮食不节

"饮食自倍，肠胃乃伤。"故饮食要有节制，过食则伤及身体。很多中年女性朋友工作较为繁忙，工作压力较大，有时会暴饮暴食，或者过食精良食品、膏粱厚味，这些都会增加脾胃工作负担，日积月累，加速耗竭脾胃的功能。

2. 偏食偏嗜

俗话说："食不厌杂，饮食以养胃气。"随着快餐、外卖行业的兴起，获取食物变得越来越快捷、方便。从中医角度来说，"五味入五脏"，但有些食物比如辛辣刺激的火锅，油炸炙烤的肉串，香甜黏腻的糕点，多食这类食物，会过分补足某一脏腑而削弱另一脏腑，不利于身体的阴阳协调，日久必然损伤脾胃，伤及形体。

3. 饮食不洁

由于现代生态环境污染日益严重，即使是自行购买的食物，也可能存在着农药残留、激素残留等。食物源头问题造成我们的食物很容易发生不洁。食用不卫生的食物或者过期、腐败的食物，也会伤害到脾胃。

4. 情绪所伤

心情的好坏直接关系到身体的健康，在生活重压之下，人们的食欲也会受到影响。

（1）压力性进食

人们会通过各种有意或无意的方式来处理自己的情绪，比如"吃"这种方式，相信很多人都采用过，或许当时的你并非真的饥饿，也并不是身体真的需求。在我们处于心情低落时，满足"口腹之欲"，确实会起到愉悦身心的作用，所以当你处在情绪低落时，本能地就会万分向往大口吃冰淇淋，整块吃蛋糕、点心，接二连三地把辣到流泪的串串送入口中，借由味觉上的刺激，给压力找一个宣泄的出口。

（2）压力性厌食

一些人感到压力时，经常会出现腹胀腹满的感觉，影响到食欲，一日三餐不是少一顿两顿，就是一口都吃不下。

其实以上两种行为，仅仅只有饮鸩止渴的作用。发生影响心情的事情，会导致忧思郁结心中，"忧思伤脾"，同时又会影响肝脏的疏泄功能，当"肝木克犯脾土"时，对于脾胃的负担，只能是雪上加霜，会出现呃逆、呕吐、嗳气等症状。

二、调理脾胃，身健形体美

脾胃为后天之本，重在调养。脾胃功能正常，女子才可胃口好、吸收佳、气血足。若脾胃功能异常，不能发挥腐熟运化的功能，使肌肉不能濡养，气血不能通达全身，会使面色淡黄、口唇苍白。所以，我们要认识自己，了解脾胃的状态，调理脾胃，保持身体功能康健。

（一）了解我们的脾胃状态

1. 脾气虚

脾气虚，是脾胃虚弱一种最基本的类型，《灵枢·天年》中有"七十岁，脾气虚，皮肤枯"的论述。脾气亏虚，就会使皮肤干枯、无光泽；脾气虚，会表现为食欲不振、食量减少、脘腹胀满、食后胀满更重、食入即泻、倦怠无力、形体消瘦、或有自汗、或有畏风、易感冒、面色淡黄或萎黄。

2. 脾不统血

脾不统血，是脾胃不强健的表现之一，主要可以见到各种慢性出血，如月经过多、贫血、面色萎黄等。

3. 寒湿困脾

平时，如有淋雨涉水、居处潮湿、气候阴雨，或者饮食失节、过食生冷、嗜食肥甘，都会导致湿气和寒气共同捣乱，致使人体寒湿内生，出现肚子胀、吃得少、不想吃或者大便粘马桶、恶心想呕吐，或者女性白带量特别多的表现。

4. 脾胃湿热

喜欢吃油腻之品，或有饮酒不节制等不良习惯之人，均会湿热丛生，出现脘腹痞闷或痛，食少纳呆，口黏腻，便溏不爽，肢体困重，渴不多饮，小便短黄，白带量多、色黄，治疗就要清热化湿。

5. 胃阴虚

胃阴虚的人，平素主要表现为胃中隐痛、灼热，易饥但不欲食，胃中胀满，并有干呕、呃逆的脾胃病症表现，还会伴有口燥咽干、大便干结、小便短少等。

6. 胃寒

胃寒证，是因为腹部受凉，或者过食生冷，或劳倦伤中复感寒邪，使得寒气停留在胃中，主要表现为胃痛、胃胀，喜欢温热的食物或环境，伴大便稀烂，小便清长。

7. 胃气虚

胃气虚则胃失和降，以胃脘隐痛，或以痞胀、喜按、食少等胃部表现为主。胃气虚者，胃痛或腹痛多是隐隐作痛，喜暖喜按，空腹时痛得更明显，稍微吃点东西就可以缓解，时常泛吐清水、胃口不佳、精神不振、倦怠乏力、手足发冷、大便溏稀。

（二）时常忌惮"脾胃四怕"

脾胃有四怕——怕"生"、怕"冷"、怕"撑"、怕"生气"。

1. 生冷的食物

中医看来，如各种冷饮、生的蔬菜、水果等，都会带着寒气进入身体，饮食顺着食管一路向下，最直接损伤的就是脾胃。此外，胃病大多与人"饮食不节制"有关，脾胃怕"撑"，时不时地用"大餐"填充脾胃，会对它造成很大的伤害。

2. 肝不郁，则脾不虚

大家一定听过"气都气饱了"的说法，其实反映的就是肝脾不和的情况。这往往和工作压力太大或情绪不好导致的肝郁气滞有关，肝与脾胃互相影响。生气动怒及忧思郁结，都会导致肝气不疏、横逆克脾胃，导致腹胀气滞、胃脘不适诸多病症。要让脾健康，就要养肝柔肝，顺畅肝的气机，让肝气可以正常疏泄，这样肝木与脾土处于和谐的状态。因此，养脾就要控制自己的情绪，永远不要发怒，尽量少发脾气。

（三）调理脾胃的常见药膳

1. 薏苡莲子粥

【配料】粳米100克，山药150克，莲子20～30粒，薏苡仁100克，白糖少许。

【制法】将莲子去心后与薏苡仁用水浸泡1小时以上；山药去皮，用水洗净后切片备用。把锅洗干净后往里面加入薏苡仁、莲子和适量的水，然后大火煮沸；煮沸后加入切好的山药，再调整为文火，煮半个小时后加适量白糖即可食用。

【功效】养心健脾、调胃补虚。

2. 黄芪猴头菇炖鸡肉

【配料】黄芪60克，葱白10克，生姜1块、鸡肉500克，干猴头菇200克，胡椒粉、食盐、花生油、料酒、上汤各适量。

【制法】先将干猴头菇用温水浸发、洗净，泡发后的猴头菇用纱布过滤水分，再切断备用；黄芪洗净备用；生姜切片，葱白切段备用；鸡肉洗净切块；将上述食材加适量的料酒、胡椒粉、食盐、姜片搅拌均匀后腌渍10分钟；后将鸡块、黄芪、葱白、姜片共放入汤锅中，加入适量上汤，开大火煮；开锅后转文火慢炖60分钟；再加入猴头菇，继续慢炖30分钟；出锅前加入适量的花生油和食盐即可食用。

【功效】养血生津、健脾益气、助消化。适用于胃肠功能紊乱，食欲不佳以及经常不能按时进餐，尤其是常吃快餐的职业女性群体。

3. 胡椒猪肚汤

【配料】猪肚1个，胡椒、生姜、料酒、盐、生粉各适量。

【制法】将猪肚用清水冲净，然后翻开内部，去除多余的白色油脂，然后再冲洗。把洗净的猪肚加料酒腌制10分钟去异味，用盐将猪肚内部与外部搓洗几次，后用生粉反复洗。把整个猪肚放入沸水中过水3分钟去除猪肚内部的异味，把胡椒用锤研磨成颗粒状，最后放入猪肚内部，然后用针线封起来，外面放适量生姜块。食材备好后，在锅中放入适当的水，将所有材料一起入锅。大火烧开后转小火炖2小时至汤呈奶白色。捞出猪肚，切条，放入汤煲中再煮15分钟；加盐调味即可出锅。

【功效】散寒止痛、温中健脾。

4. 玉竹山药鸽肉汤

【配料】鸽子1只，玉竹20克，淮山药30克，味精、食盐各适量。

【制法】将白鸽洗净入锅，加玉竹、山药、清水适量，煮至鸽肉熟烂后，放入味精、食盐调味即可。

【功效】滋阴止渴、健脾益气。对主要表现为嘈杂、干呕、口干唇燥、饮食减少或食后胸膈不适、吞咽不利、大便干结、胃脘隐隐作痛、饥饿却不想吃，大便干结等症状的人，滋养效果极好。

5. 药膳四君子汤

【配料】鸡肉500克左右，党参10克，大枣3～6枚，白术10克，茯苓10克，甘草5克，盐、生姜各适量。

【制法】将鸡肉洗净后，剁切成块状，放入热水中氽烫，捞起后用清水冲洗去血水和脏污；将所有药材用清水洗净，和鸡块一起入锅，炖煮需武火煮开后改文火炖煮1小时以上，最好以不会烧煮溢出的小火任其炖煮2～3小时，加盐调味，即可食用。

【功效】健脾补胃。四君子汤是补气健脾第一名方，也是一道健补脾胃的药膳经典汤。

6. 山药枣泥糕

【配料】山药100克，糯米粉250克，大枣10克。

【制法】将山药切块，大枣去核，放入锅内蒸软；再将枣去皮，将山药、大枣捣成泥状备用。再将糯米粉加水，和成软面；放入蒸糕模型中，在中间加一层山药枣泥，共同蒸制成糕。

【功效】健脾补肺固本。

7. 肉桂生姜红糖饮

【配料】生姜5片，肉桂3克，红糖适量。

【制法】将生姜切片，放入锅中，加入肉桂、红糖及少许温开水，煮5分钟即可。

【功效】和中止痛、健脾暖胃。用这三种食材煮成茶水，就像在寒冷的胃中装了一个小太阳，立刻温暖起来，特别适合迅速缓解胃痛、呕吐、腹泻的症状。

（四）调理脾胃常用日常保健方法

1. 注意生活作息规律，避寒就暖

（1）调节"身体闹钟"

调节生物钟对人体各项功能至关重要，健康的生活要有规律的作息，早晨起来沐浴阳光，人体阳气随之升起，心情舒畅，脾胃开始苏醒、清除体内毒素、稀释血液、降低血液黏稠度。

（2）注意给脾胃"保暖"

常言道："十个胃病九个寒。"这是老百姓的经验，也是中医养生之道。注意给胃保暖，尤其在春秋，气候变化无常、冷热变化大的季节，虚寒胃痛的患者就要注意加衣保暖，避免受冷；有脾虚泄泻者，可在脐中贴上有暖脐作用的膏药，不要贪吃生冷瓜果；如果平时感觉胃脘发冷，可以给自己泡一杯生姜茶，暖暖胃。

2. 调整饮食，忌辛辣、油腻、寒冷

饮食调摄是保养脾胃的关键，脾胃的生理功能就是运化摄入体内的食物，即人们常说的"消化功能"。饮食需避免寒凉之品、肥甘之品，少吃辛辣刺激、难以消化的食物，避免经常食用深加工食品，如火腿肠、泡面等。

3. 保持心情舒畅

情志可以影响人的食欲以及消化吸收功能。保养脾胃，首先要保持好心情。据临床观察，不良情绪会导致食欲下降、腹部胀满、嗳气、消化不良等，而良好的情绪，则有益于胃肠系统活动。相信大家在日常生活中也深有体会。从中医角度讲，脾在志为思。正常思考问题，对机体并无不良的影响，但在过度思虑、所思不遂、思绪纷繁等情况下，就会影响机体的正常生理活动。而思虑过度，会影响食欲，使脘腹胀闷，并有头目眩晕等症状。所以为了强健脾胃，我们还是应该时刻保持好心情，不要思虑过度。

4. 坚持参加适当的体育活动

坚持参加健步走、慢跑、太极拳、气功等体育活动，能促进胃肠蠕动，加强胃肠功能，促进消化液分泌，帮助身体更好地消化并吸收食物的营养成分。同时，运动还能改善胃肠道自身血液循环，促进新陈代谢，保持消化系统活力，在一定程度上延缓衰老。另外，在每晚睡觉之前躺在床上，我们可以用双手按摩上下腹部，来回往复40～50遍，这样一个简单的动作，可以助脾运、去积滞、通秽气、对脾胃有良好的保健作用。

（五）健脾常用药物食物

1. 猴头菇

【性味归经】性平，味甘。归脾、胃经。

【药用价值】利五脏、健胃补虚、滋补身体、助消化。

2. 猪肚

【性味归经】性温，味甘。归脾、胃经。

【药用价值】健脾胃、补虚损。尤其对脾胃虚弱、易腹泻的人有很好的温补效果。

3. 胡椒

【性味归经】性热，味辛。归大肠、胃经。

【药用价值】止呕、温中下气、和胃。可治疗胃脘冷痛、呕吐以及受凉引起的腹痛腹泻、食欲不振等症状；胡椒可促进胆汁分泌；有杀蛔虫作用。

4. 鸽子肉

【性味归经】性平，味甘、咸。归肝、肾经。

【药用价值】清热解毒、生津止渴、补肝壮肾、益气补血。对血虚闭经、病后体弱、记忆衰退、头晕神疲有很好的补益治疗作用；可以降低血压、调整人体血糖、养颜美容。

5. 玉竹

【性味归经】性平，味甘。归肺、胃经。

【药用价值】清热生津、养阴润燥、止咳。适合口渴发热、燥咳无痰者服用。有降血糖、降低低密度脂蛋白作用、适合糖尿病患者服用。适合慢性胃炎及总是饥饿却进食难消化者服用。具有改善记忆力、预防老花眼、改善睡眠、提高免疫力的作用。

6. 蘑菇

【性味归经】性微寒，味甘。归脾、胃、肺经。

【药用价值】补脾益气、健胃消食、润燥化痰、平肝。用于脾胃虚弱、食欲不振、消化不良、体倦乏力、乳汁减少等症。对血液循环系统帮助极大，由于含脂肪、糖类较少，故是高血压、高脂血症、动脉硬化者的理想食品。现代用于传染性肝炎、白细胞减少症、肝硬化、早期动脉硬化。

7. 河鳗

【性味归经】性平，味甘。归脾、肺、肾经。

【药用价值】祛湿、补虚养血。是虚弱、痔疮、贫血、脱肛、久病、肺结核等患者的良好营养品。

8. 蛤蜊

【性味归经】味咸，性寒。归胃经。

【药用价值】化痰利尿、软坚散结、滋阴润燥。用于治疗阴虚所致的口渴、心烦、干咳、手足心热等症。适合高胆固醇、甲状腺肿大、高脂血症、支气管炎、胃炎、反流性食管炎患者食用。

（六）调理脾胃常用穴位按摩方法

1. 足三里

【定位取穴】是足阳明胃经的要穴，在小腿外侧，外膝眼下3寸。

【按摩方法】用拇指指腹垂直用力于足三里穴，其余四指或握拳，或张开，支撑拇指，协同用力，使刺激达到肌肉组织深层，产生酸、麻、胀、痛、走窜的感觉，持续数秒，逐渐放松，如此方法，反复操作即可；也可双手空拳，拳眼朝向穴位，垂直捶打，捶打时也会有一定的酸麻胀痛和走窜感觉，这是穴位得气的表现，反复操作，没有具体次数限制；每周可以用艾条灸足三里穴1～2次，每次15～20分钟，艾灸时，可以使艾条离皮肤距离稍近（但要注意不要让烟灰烫到自己），艾条沿足三里穴缓慢地上下移动，使局部皮肤发红，但不至于烧伤皮肤为度。以上各法可以选其一，坚持2～3个月就会见到效果，使胃肠功能改善，精力充沛。

【功效】强体力、解除疲乏感、防治肠胃病。中医针灸学中有"肚腹收于三里"之说。对腹部疾患，如食欲不振、消化吸收不良、难长肌肉、肠雷鸣、泄泻或便秘、胃痉挛痛、急慢性胃炎、胃下垂、口腔溃疡、肠胃溃疡、急慢性肠炎、腹膜炎、胰腺炎、腹水膨胀、肠梗阻、痢疾等，均可以灸足三里穴。

2. 阴陵泉

【定位取穴】阴陵泉穴位于小腿内侧，膝下胫骨内侧凹陷中，与阳陵泉相对。

【按摩方法】用拇指指端按压对侧阴陵泉，顺、逆时针方向各持续按揉5～10分钟。

【功效】健脾利水、通利三焦。适用于缓解头隐隐作痛痛，或如裹了厚重东西，有昏昏沉沉感觉，也可增强降结肠、直肠的蠕动。

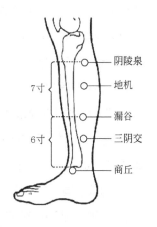

阴陵泉 地机 漏谷 三阴交 商丘 6寸

3. 中脘

【定位取穴】在上腹部，前正中线上，肚脐与剑突下连线的中点。

【按摩方法】指压时仰卧，放松肌肉，一面缓缓吐气一面用指头用力下压，6秒钟后将手离开，重复10次，能缓解胃部不适，在胃痛时采用中脘指压法效果更佳。或用揉中脘法：用指端或掌根在穴上揉，约揉2～5分钟。或用摩中脘法：用掌心或四指摩中脘，约5～10分钟。平时也可以用艾灸的方法来保健，如可选用隔物（穴位处放置生姜或附子等温热之品），以艾炷置于药物之上，点燃艾炷，艾灸时间为20～40分钟；温度为38～52℃，可灸5～9壮；亦可选择较为方便的艾条悬灸10～30分钟即可。

【功效】健脾强胃、美容养颜、帮助消化。

4. 梁丘

【定位取穴】属足阳明胃经，屈膝，在大腿前面，当髂前上棘与髌底外侧端的连线上，髌底上2寸。伸展膝盖用力时，筋肉凸出处的凹洼。

【按摩方法】用拇指指端按揉，至有酸胀感，也可以艾炷灸或温针灸5～9壮，艾条灸10～20分钟。

【功效】理气和胃、通经活络。按摩此穴有助于缓解胃痉挛、胃痛、腹泻、不欲食等症状。

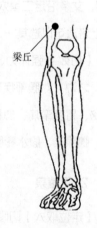

梁丘

5. 三眼穴

【定位取穴】伸出左手，掌心朝向自己，在无名指靠近手掌的那一节上纵向画三条四等分手指的竖线，然后再横向画两条三等分这节手指的横线，这样就形成了六个交点。三眼穴位于最左上角的交点处。以同样方法找到右手的三眼穴。

【按摩方法】首先找准穴位，再用圆钝的器物尖端点按穴位，同时结合自己的呼吸频率有节奏地按压，效果更好。每只手10分钟，交替进行。

【功效】调脾胃、抗衰老。常按摩三眼穴也可调整气血、阴阳，从而达到调脾胃、抗衰老、防病于未然的

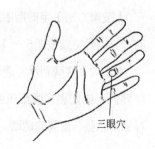

三眼穴

目的。针对老年人阳气渐衰所致的消化不良、腹泻等病症，经常按摩三眼穴有助于缓解症状。

《 第二节 》

气机调顺，肠道通畅难便秘

一、正视便秘，不可小觑

（一）难以言说的"秘"密

正常人的排便习惯多是每日2次或者每1～2日1次。便秘则是指排便周期延长，或周期不长，但粪质干结，排便艰难，或虽有便意，粪质不硬，但难以排出的病症。

如今，便秘也逐渐成为困扰大多数中年女人的难言之隐，伴随着便秘出现的，还有小肚腩越来越大、黑眼圈越来越重、毛孔粗大、口气重、脸色蜡黄没有光泽、皮肤细纹没有弹性、身材走形没有曲线等一大堆问题的困扰，真的是曾经认为不是问题的问题，已成为日常快乐生活的拦路虎。

（二）常见的几种便秘

1.功能性便秘

功能性便秘是我们最常见到的便秘类型。这一类型便秘其实身体各个脏器本身没有任何毛病，但是表现出了便秘的症状，是排便这一功能执行困难，又叫习惯性便秘。

这类便秘发生的机制可以从两个方面考虑。

（1）脑肠反射不敏感

脑肠反射不敏感，跟平日里的饮食、生活习惯有关，比如饮食过于精细，缺乏运动，造成胃肠动力不足，不能将食物残渣传导到直肠，就出现了排便周期长、排便困难的情况。

（2）盆底肌松弛

这一类情况多出现在产后患者、中年妇女，如果不注意盆底肌群的训练，便秘的情况多会随着年龄的增大而日渐严重。

2. 药物性便秘

有些贫血的、骨质疏松的中年女性，经常会吃一些补钙、补铁药物，以及铝制剂等，这一类药物在胃肠道形成不容易被吸收的化合物，会造成肠梗阻，导致便秘。

3. 全身性疾病导致的便秘

很多全身性的疾病其实也可导致便秘。如糖尿病患者，因为血糖的波动，会使得胃肠道功能紊乱，当肠蠕动过慢时，就出现便秘的情况。

4. 手术后便秘

若术后造成肠粘连，肠道粘连并堆积在一起，粪便通过时就会受到阻碍，所以会出现便秘。

5. 肠道内肿物

最让人害怕的，恐怕是肠道长什么东西了，肠道如果有东西堵着，有可能引起便秘。如果是肿物，需要定期复查，根据实际情况，应尽快诊断是良性还是恶性，以便随时处理。为了避免发生这种情况，过了40岁的中年女性，就要定期去正规单位进行肠道检查，比如可以借助肠镜直接看到是否有异物，如确有病变则应及时治疗。

6. 特殊情况便秘

有些特殊情况，如孕妇，因为怀孕导致体内激素水平发生变化，影响到肠道功能，同时随着孕周数增加，子宫逐渐变大，对肠道造成挤压，也会导致孕妇出现便秘的情况。

所以，当出现长期便秘的情况，首先要排除器质性便秘的可能，如果不是器质性便秘，而是功能性便秘，我们可通过改变生活习惯，做好饮食方面的调节，或者遵照医嘱有计划、有规律地口服药物辅助通便，因势利导，就会攻克便秘这个大难题。

二、调顺气机，让肠道更轻松

（一）气机阻滞引发便秘

当代女性，工作、生活繁忙，为了满足口腹之欲并节省时间，常会选择麻辣香锅、炸鸡汉堡等快餐或速食品，殊不知食用这些风味食物，常常会额外摄入油脂，甚或有些不良商家反复使用的底料等，会对胃肠造成极大的消化负担，同时还容易导致食积，久而久之，会使脾气亏虚，痰湿内生，阻滞肠道气机，发生便秘。而且长此以往，会形成习惯性便秘，困扰日常生活。

（二）女性更容易便秘

确实在门诊上，我们发现，女性便秘的情况比男性更多见，这是因为以下几点。

1. 身体结构

女性的骨盆比较宽，同时盆底肌比较薄弱，直肠阴道隔很薄，导致女性容易出现直肠前凸，这样粪便就不易排出，此类情况占了女性排便障碍的三到六成。尤其多见于中老年妇女。

2. 特殊生理时期

女性有经、带、胎、产生理周期，尤其是在孕期，由于孕激素对肠道蠕动的抑制，以及日渐增大的子宫对肠道的压迫，孕妇也成了便秘的高发人群。针对孕妇，由于药物容易对胎儿发育造成不良影响，因此用药更需特别谨慎。孕妇治疗便秘应尽可能从日常生活调理入手，如适当增加运动量，多进食富含纤维的食品，多喝水，养成良好排便习惯等。

3. 女子以肝为先天

从中医的角度讲，女子以肝为先天，肝主调节气机，而气机阻滞不通是导致便秘的主要病机特点。女子心思细腻，更容易在情绪上受到影响，进而肝气郁结、气机不畅，就会产生便秘。

女性保持大便通畅最有效的手段就是调理气机。因此，对饱受便秘困扰的中年女性来说，不建议大家长期服用泻药，或者使用开塞露等通过外力协助排便，而是应尽量从改变生活习惯和饮食习惯着手，调顺机体的气机，通过对整体的调节，保持愉快的心情，达到疏肝气、降胃气、升脾气的目的，同时合理安排饮食，注意饮食清淡，多喝水，多吃膳食纤维，严禁暴饮暴食，少吃辛辣刺激的食物，如辣椒、速食快餐、烧烤等，这样可逐渐改善排便情况，从根本上为胃肠道减负，让肠道更轻松。

（三）调顺气机的日常保健方法

1. 日常摩腹，促进胃肠蠕动

（1）按摩部位

① 胸胁部位，膻中穴位于两乳头连线之中点处。

② 上腹部，从胃口到肚脐的位置。

③ 下腹部，从肚脐到耻骨联合以上位置。

（2）操作方法

① 双手交叉，将拇指贴于胸前，其余四指贴于对侧腋下，相对用力提拿胸部肌肉，提拿一下，放松一下，同时由内向外移动，重复3遍。

② 双手拇指，从膻中穴开始，向两侧乳中穴分推，并沿肋间继续向外，平推至胸侧，再向下移动，到下一个肋间隙，重复再从胸中线开始，至肋间，向外分推至胸侧，循序而下。

③ 从腹中线向两侧分推，由上腹部向下腹部依次分推，反复3遍。用双手拿捏腹部。

④ 从一侧腹部向对侧拿捏，上、下腹部各1遍。拿捏时，用双手拇指、食指合力，拿起一块腹部肌肉(皮肤、皮下组织及肌肉)，轻轻提起，稍停片刻，松开继续前移，再拿捏起一块肌肉，再放松，重复3遍。

⑤ 用手掌按摩腹部，先从腹中央开始，顺时针环转摩腹，并由内逐渐向外环转，做30～50次。再以逆时针方向，由外向内环转30～50次。

2. 多食瓜果蔬菜，调节肠道内环境

（1）多吃粗粮

玉米、小米、高粱、荞麦、燕麦、薏苡仁、芸豆、绿豆、红小豆等一类的粗粮，其中含有丰富的膳食纤维、B族维生素和矿物质，对调节肠道内环境，促进胃肠蠕动有极好的作用。

（2）多吃新鲜蔬果

新鲜蔬菜、水果，已被公认为是极好的防癌食物，这与它们含的营养成分相关。果蔬也富含膳食纤维，对胃肠道菌群有好的调节作用。

3. 增强运动，促进机体代谢

活动身体可以提高代谢率。有实验研究证明，短时间、高频次的运动要优于长时间、低频次的运动，因为短时间、高频次的运动可以有效提升代谢率，促进机体代谢。坚持有规律、短时间、高强度的运动训练，可以增强机体体魄、促进代谢，养成规律的排泄习惯。

下边给大家介绍一个"通便操"，锻炼盆底肌肉，增强机体的排便能力，其具体的动作如下。

① 双手保持与肩同宽，支撑在地面上，抬高左手，同时伸右腿，保持手臂、腿与身体为一条直线，坚持40秒，换另一侧进行练习。

② 身体平卧，以双肩及右脚为支点，挺直身体，高抬左腿，保持40秒，再用同样的方法，换另一条腿练习，该动作有助于减轻肛门坠胀感。

③ 身体平卧，抬高一侧大腿，使之与地面保持45°左右的夹角，坚持40秒。

④ 身体侧卧，使肘关节支撑上半身，对侧手臂自然放在腰上，与身体呈一直线，由肘关节和脚部支撑，将臀部和腿部抬离地面，保持40秒，然后换另一侧练习。

⑤ 身体侧卧，肘关节支撑住上半身，另一侧手掌放于垫上，抬高位于上边的大腿，与地面成约30°角，坚持40秒，该动作有助于增加盆底肌协调性。

⑥ 身体平卧，屈双腿，用腹部力量抬起上半身，与地面成约30°角，做动作时，手臂不发力。

4. 保持心情舒畅

肝主疏泄，其疏泄作用的表现之一就是调节胃肠，胃肠腹气畅通则排便正常。如果心情不佳，肝气不舒，就会影响到胃肠的气机，长期情绪低落，更会导致气血不畅，机体代谢的废物拥堵在空腔器官里，代谢速度减慢，肠胃蠕动频率降低，就会形成便秘。

（四）可以通畅大便的药食同源之品

1. 芝麻

【性味归经】性平，味甘。归肝经、肾经。

【药用价值】芝麻内含有的维生素E，被称为"自由基净化剂"，具有抗衰老作用。芝麻润五脏、补肝肾、养血通便。适用于腰膝酸软、须发早白、大便燥结、病后体虚、眩晕、产后缺乳等症。

2. 白萝卜

【性味归经】性凉，味甘、辛。入肺经、胃经。

【药用价值】顺气、消食化积。适合胃纳欠佳、食积腹胀、消化不良、恶心呕吐、泛吐酸水、慢性痢疾、便秘者服用，有减肥的功效。

3. 陈皮

【性味归经】性温，味苦、辛。归脾经、肺经。

【药用价值】燥湿化痰、理气健脾、降逆止呕。主治呕吐、腹胀腹满、打嗝、胸胁胀痛、咳嗽、咳白痰等。陈皮又叫橘皮、黄橘皮、红皮、贵老、橘子皮，以陈久者为佳。

4. 鸡内金

【性味归经】性平，味甘。归脾经、胃经、肾经、膀胱经。

【药用价值】涩精止遗、消食健胃。可以提高胃酸度及消化力，促进胃液分泌，使胃运动功能明显增强，胃排空加快。适用于暴饮暴食后饮食积滞、腹满腹胀者。也可治疗小便淋沥不尽、泌尿系结石尚小者。

5. 砂仁

【性味归经】性温，味辛。归脾经、胃经、肾经。

【药用价值】理气安胎、化湿开胃、温脾止泻。适合腹满厌食、胃炎胃痛、妊娠呕吐、腹胀呕吐、先兆流产等症。

6. 薏苡仁

【性味归经】性微寒，味甘、淡。归脾经、胃经、肺经、大肠经。

【药用价值】健脾、祛湿、消肿。炒薏苡仁更长于健脾。

7. 茯苓

【性味归经】性平，味淡、甘。归心经、肺经、脾经、肾经。

【药用价值】清除自由基、抗癌、利水消肿、健脾宁心、安神。适合腹满便秘或小腹下坠、泄泻、疲劳乏力、失眠健忘者服用。

8. 冬瓜子

【性味归经】性寒，味甘。归脾经、小肠经。

【药用价值】消痈、润肺、化痰、利水。治咳嗽、咳吐腥臭浊痰、阑尾炎慢性期、泌尿系感染、下肢或全身水肿、痔疮、酒皶鼻等病。

9. 山楂

【性味归经】性微温，味酸、甘。归脾经、胃经、肝经。

【药用价值】消肉食之积、行气散瘀。有保护心血管、促进消化、降压、降血脂、抗氧化、增强免疫、防癌、收缩子宫、抗菌、止痛等作用。

10. 麦芽

【性味归经】性平，味甘。归脾经、胃经。

【药用价值】消面食之积、健脾开胃、回乳消胀。适用于因食米面过量而导致的饮食积滞，有回乳的作用。在孕期、哺乳期的女性，需慎重选用。

11. 生姜

【性味归经】性微温，味辛。归肺经、脾经。

【药用价值】发汗解表、温肺止咳、解鱼蟹毒、温中止吐。可有效地治疗吃寒凉食物过多而引起的腹痛、腹胀、呕吐、腹泻等。

（五）调顺气机，保持大便通畅的药膳

1. 山楂麦芽茶

【配料】炒麦芽10克，红糖6克，炒山楂10克。

【制法】将炒麦芽、炒山楂洗净后一同放入砂锅内，加水至1000毫升左右，水煎至500毫升左右，去渣取汁，加入红糖调味即可，隔日一次，代茶饮。

【功效】消食、导滞、和胃。适用于暴饮暴食后的呕吐、嗳气泛酸、脘腹胀满等症。

2. 胶桃芝麻糊

【配料】阿胶末10克，芝麻粉20克，核桃仁30克，砂糖适量。

【制法】将药材与适量水一起熬煮成糊状，放入砂糖调味即可。

【功效】润肠通便、美容养颜、乌须黑发。适合贫血、月经量大伴见便秘症状，或适合老年性便秘的人服用。

3. 山荷瘦肉汤

【配料】山楂30克，荷叶30克，瘦肉250克，油、盐、酱各适量。

【制法】将荷叶、山楂、瘦肉洗净切片，放入锅中，加适量清水，武火煮沸后，文火煮1小时，调味即可服用。

【功效】降脂减肥、清利湿热。适合体形偏胖的便秘人士食用。

4. 陈皮薏苡粥

【配料】陈皮9克，薏苡仁30克，竹茹10克，珍珠母30克，茯苓45克，大米、冰糖适量。

【制法】提前用水浸泡珍珠母30分钟，下锅先煎30分钟，去渣取汁。淘洗大米、薏苡仁，之后加入茯苓粉，并用水泡5小时。将泡好的薏苡仁、茯苓粉、大米放入砂锅里，加入提前留下的汤汁，武火煮沸后改文火熬粥。米粒煮熟时，放入洗

好的竹茹和陈皮，并按个人口味放入一些冰糖。经常搅动，熬至粥浓稠即可关火食用。

【功效】健脾化痰、平肝理气、利湿而不伤正气。适合舌苔厚而干、便秘质干的人群食用。

5. 冬瓜子茯苓汤

【配料】茯苓10克，冬瓜子10克。

【制法】将冬瓜子、茯苓分别洗净，置砂锅中，加清水500毫升，武火煮开5分钟，改文火煮30分钟，去渣取汁，分次服用。

【功效】清热利湿、健脾益胃。适合大便黏腻者服用，这一道药膳汤可以帮助爱美人士减肥祛湿。

6. 白萝卜排骨汤

【配料】排骨500克，白萝卜500克，姜片10克，胡椒粉2克，盐5克，醋适量。

【制法】将排骨洗净沥干水分，入开水锅中焯水。另起一锅凉水放入排骨、姜片，滴少许醋，盖盖炖煮20分钟左右。将萝卜洗净切块，揭盖放入炖好的排骨汤中大火烧开。盖盖改小火煮10分钟左右至萝卜熟，加胡椒粉和盐出锅。

【功效】消食导滞、温中补脾。适合腹胀腹满的便秘之人。

（六）调顺气机，保持大便通畅的穴位

1. 天枢

【定位取穴】位于肚脐旁2寸。

【按摩方法】两脚分开与肩同宽，以食指、中指的指腹按压天枢穴，在刺激穴位的同时，向前挺出腹部并缓慢吸气，然后上身缓慢前倾呼气，反复做5次。或两腿并拢坐于椅上，按压天枢穴，左腿尽量向上抬，然后收回，换右腿上抬、收回为1次，反复做5次，然后慢慢地将手指抬起来但是不要离开

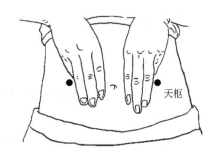

天枢

皮肤，然后在原地揉搓一下，早晚各1次。

【功效】疏调胃肠、理气行滞、消食。是腹部要穴，可一穴两用，不仅可治便秘，还能治疗腹泻。

2. 太冲

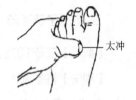

【定位取穴】太冲穴位在足背第1、第2趾结合部之前凹陷中。

【按摩方法】正坐垂足，曲左膝，把脚举起放在座椅上，臀前，举起左手，手掌朝下放在脚背上，中指弯曲，用食指和中指的指尖从下往上垂直按揉太冲穴，以有酸胀痛感为宜，两侧穴位，先左后右，每次各按揉3～5分钟。

【功效】疏理肝气、通经活络、醒神开窍、镇惊宁神。可以缓解头痛、眩晕，长期按压这个穴位，对月经不调、子宫出血、乳腺炎、肠炎、便秘等病症具有很好的改善作用。

3. 阳陵泉

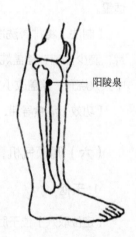

【定位取穴】阳陵泉穴位于小腿外侧，膝下腓骨头前下方凹陷中。

【按摩方法】用大拇指顺时针方向按揉阳陵泉穴约2分钟，然后逆时针方向按揉2分钟。两手掌心、掌根、指端一起用力，上下揉50下。

【功效】健脾利水、通利三焦。可治口苦、呕吐等胆胃之疾；缓解治疗消化不良、胃溃疡、胆囊炎、胆结石、胆绞痛、习惯性便秘；对治疗膝关节炎及周围软组织疾病亦有良好的作用。

4. 支沟

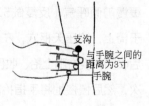

【定位取穴】在前臂背侧，腕背横纹上3寸，尺骨与桡骨之间。

【按摩方法】可点压按摩，每次3～5分钟。也可以艾炷灸或温针灸3～5壮，艾条灸10～20分钟。

【功效】清热理气、降逆通便。支沟穴是治疗便秘的经验效穴，常配合天枢穴使用。还可治疗其他消化系统疾病，如腹痛、呕吐和泄泻。经常叹气、胃脘胀气者取支沟穴治疗效果会非常好。

5. 承山

【定位取穴】采用俯卧的姿势，在小腿后面正中，小腿肌肉间凹陷处即是。

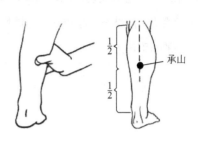

【按摩方法】用两个拇指关节点压按摩，也可借助刮痧板等工具，按摩时力道可由轻逐渐加重，每次3～5分钟即可。需要每天坚持按摩。

【功效】理气柔筋。承山为小腿抽筋、肛门疾患的常用效穴，主治便秘、脱肛、痔疮等。

6. 丰隆

【定位取穴】位于人体的小腿前外侧，外踝尖上8寸，条口穴外1寸。

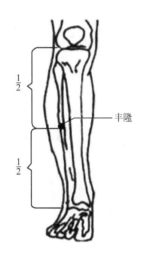

【按摩方法】用力掐压丰隆穴位置0.5～1分钟，然后顺时针揉按丰隆穴10分钟，后用大拇指沿丰隆穴自上而下搓10分钟，左右两侧穴位分开操作。同时配合做收腹提肛运动20～30次。

【功效】调和胃气，祛湿化痰、通经活络、补益气血、醒脑安神。可减少胃胀、打嗝，促进消化功能。丰隆穴具有很好的治疗慢性胃肠病及调理胃肠的功能。

7. 阴陵泉

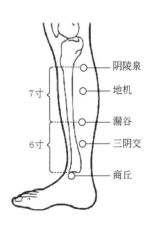

【定位取穴】阴陵泉穴位于小腿内侧，膝下

胫骨内侧凹陷中。

【按摩方法】用拇指指端按压对侧阴陵泉，顺、逆时针方向各持续按揉5～10分钟。

【功效】健脾利水、通利三焦。适用于头痛，头隐隐作痛，且仿佛裹了厚厚的东西，昏昏沉沉者，也可增强降结肠与直肠的蠕动。缓解治疗消化不良、胃溃疡、胆囊炎、胆结石、胆绞痛、习惯性便秘；对治疗膝关节炎及周围软组织疾病亦有良好的作用功效。

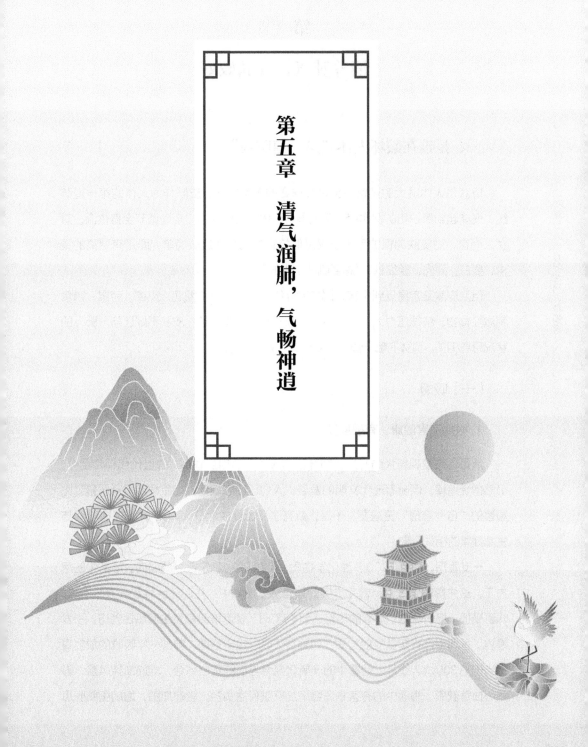

第五章 清气润肺，气畅神逍

清养肺气，皮肤姣好

一、是谁在破坏人体"第一道防线"

皮肤是人体最大的器官，也是最重要的器官之一。皮肤作为人体的第一道防线，既能起到保护和防御作用，又能参与机体的气体交换，帮助调节全身体温。对女人而言，对皮肤的保护可不仅仅是保持它的完整性这么简单，而是有更高的要求，要白、要光、要细腻，"想要肌肤水水的"。

但是皮肤又容易受到伤害。比如紫外线照射、卸妆不彻底、熬夜、劳累、嗜食刺激性食物、精神压力大、饮水不足等都不利于皮肤养护。皮肤不好还与"肺"的状况息息相关。具体有哪些原因，我们来了解一下吧。

（一）吸烟

1. 吸烟有害健康，有损皮肤

从哥伦布发现新大陆开始，烟叶就与人类生活相互联系，并且代代相传至今，仍然备受追捧。但随着现代文明的发展，人们已经意识到，让生命活得有质量，比短暂的"自我麻痹"更重要。于是，就有了"世界戒烟日"，有了许许多多吸烟与生命健康的相关研究。

一支香烟，含有7000多种化学物质，至少69种确定会导致癌症。烟雾中的尼古丁，最先影响到大脑，带来虚假的兴奋感；烟雾中的焦油还会导致唾液腺发炎、味蕾受损、损伤味觉；烟雾的热量达到42℃时，使咽喉黏膜发生慢热性创伤，引发喉癌；香烟中含有超量放射物质，如果每天吸一包半香烟，肺部一年吸收的放射量相当于拍300次X线片；烟雾中的一氧化氮会与血红蛋白结合，增加血栓风险，影响心血管健康；香烟中的有害物质会增加肝脏代谢负担，影响血脂，增加脂肪肝患病风险，也距离肝癌又近了一步；香烟中的有害物质，还会加重胃溃疡，造成胃肠穿孔，会破坏肠道免疫，增加肠癌风险。吸烟会影响细胞内基因的表达，加速衰老。

2. 戒烟，变美还来得及

不知道这一趟香烟之旅，有没有让您重新认识其危害的严重性。所以要想拥有一副娇艳的容貌切不可烟不离手，吸烟的女性朋友最好能够戒烟，同时远离二手烟。因此，我们要自己不吸烟，还要让周围人不吸烟，或者至少让自己远离吸烟的环境。

（二）空气污染

1. 空气污染危害皮肤与健康

WHO最新数据显示，全世界每8个死亡病例中，就有1例是空气污染所致。目前，我国最严重的空气污染问题，无疑是就是雾霾。PM2.5已被世界卫生组织认定为一类致癌物质，上面附着一氧化碳、二氧化硫等有害物质，通过气管、支气管进入肺泡并融入血流，侵蚀我们的健康。

长期暴露于空气污染的环境下，会使女性皮肤过敏、松弛老化。

呼吸进肺部的PM2.5会在肺部长期积累，影响全身换气功能，皮肤长时间缺少氧气和营养供应，最终只会走向衰老乃至变质的道路。

2. 如何减少雾霾伤害

① 密切关注空气质量。雾霾情况严重时，要尽量减少外出，不宜在雾霾天进行室外活动，本身有基础疾病的女性，更是要注意。

② 锻炼活动要避开一早、一晚的交通高峰时段，此时段空气质量较差，应尽量选择公园等空气质量相对较好的场所。

③ 空气质量不好时，可以戴上口罩，虽然无法做到绝对阻隔PM2.5，但能较大程度地减少可吸入颗粒物入肺，对呼吸系统同样有好处。

④ 周末或者假期，我们可以选择前往草原、森林等空气质量较好的地方，呼吸新鲜空气，在这些天然氧吧里给肺放个假，减少雾霾对肺造成的伤害。

（三）厨房油烟

1. 厨房油烟与女性健康

经各国医疗机构研究发现，女性在低吸烟率情况下，却保持着高肺癌发病率。而中国的肺癌发病率居世界首位。

中国人烹饪美食的方法多样，少不了煎、炒、烤、炸，在这个过程中，不单是燃气、燃料中的有害气体会易被吸入体内，食用油受热、分解产生的有害物质，也会进入人体。而中年妇女，受到油烟日积月累的危害，会吸入更多有害物质，肺癌发病率也就高于男性。

2. 油烟引发的"油烟综合征"

我们常常说一身油烟味很难洗干净，又常常取笑有些家庭主妇"黄脸婆"，虽然是很不尊重人，但却在一定程度上是对妇女的真实写照。长期吸入油烟，不光让人颜值下降，还会导致食欲减退、心烦、精神不振、疲乏无力等症状，医学上称为"油烟综合征"。

3. 女性避免油烟伤害的方法

女性给家庭准备美食如何避免油烟伤害呢？有以下几点建议。

① 选择质量好的食用油。建议食用橄榄油、花生油、苦茶油等。

② 选择健康的烹饪方式。可以使用新一代厨具如微波炉和电磁炉等，多用凉拌、蒸、煮、卤等烹调方式。

③ 选用具有良好排烟功能的抽油烟机或排风系统。

二、肺为娇脏，需养护

1. 肺脏与皮肤

中医理论认为，肺为五脏六腑之华盖，为诸脏之首。肺气正常可以推动全身气、血运行，营养脏器、皮、毛，让人体生理功能正常实现，皮肤光彩而美丽。肺为娇脏，是因为肺处于胸腔中，在人体上部，且质地脆弱，肺上通鼻窍，与自然界息息相通，与身体的其他脏器相比，肺是唯一一个直接暴露于外部环境的脏器，更容易因外邪侵袭而受到伤害。

肺在体合皮，其华在毛，汽车尾气、烟尘污染、尘埃扬灰、细菌等进入肺脏，使肺的功能减退。肺宣发肃降失常，气血津液输布不畅，就会出现肌肤干燥、没有光泽，面容苍白、憔悴。所以，中医认为养好肺，可以使肌肤容光焕发。

2. 肺脏与便秘

我们都知道，如果出现大便秘结等情况，皮肤状态也会越来越差，常常会出现痘痘、色斑、皮肤粗糙、暗淡无光的表现。中医经络中认为肺与大肠相表里，便秘发生在胃肠系统，而又与肺的状态密切相关。肺与大肠在生理、病理上相互影响，肺功能失调会引起便秘。

三、养颜从养护肺开始

（一）呵护肺部健康的细节

1. 顺应自然，保证睡眠

中医认为，天人相应是养生的一种方法。当自然界的阳气开始收敛、沉降，人就应当准备入睡，做好保养阳气的准备，而当阳气升发，就应该起床开始一天的活动。

每天早上3~5点，即寅时，是大地阴阳发生转变的时间段，人体在此时间段也从静变为动，在此期间保持深度睡眠更有助于这个过程顺利进行。若是在这个时候熬夜或者早醒的话，就会因为与身体的气血运行相违背，引起机体不适。所以不管有多忙，请千万不要熬夜，尤其是避免在寅时熬夜，要让身体在睡眠中好好休整。

2. 关注温度，避免受凉

我们常说："春捂秋冻。"穿得太多，捂得太严，不利于我们机体的免疫系统，而且一穿一脱，更容易受凉感冒。天气无论炎热还是寒冷，都要尽量少吃冷饮和一些性凉的瓜菜，这对脏腑功能正常发挥及保证基础代谢都十分必要。

3. 注意净化室内空气

肺本身有一套很完善的自净系统，在人的鼻腔、气管中分布着许多纤毛、黏液，可以将吸进去的绝大多数粉尘吸附，通过痰、鼻涕排除。但毕竟肺的清洁能力是有限的，持续、大量吸入颗粒物，肺的防御屏障势必会日渐脆弱，持续不断的刺激作用，便会导致慢性咽炎、慢性气管炎。长时间的刺激，甚至还会造成不可逆转的肺损伤，诱发慢性阻塞性肺疾病等肺系统的疾病。

虽然我们很难通过一己之力，改变空气污染的大环境，但是，可以选择通过改善局部空气质量，保护自身、家人的健康。我们可以采取养绿植、使用空气净化器等方法保持室内空气洁净。

4. 防止雾霾对人体的危害

外出时面对严重的雾霾，该如何预防空气污染对肺的伤害呢？

（1）佩戴纱布口罩或者KN90口罩

雾霾天气，普通棉布口罩基本不起防护作用，N95口罩虽能过滤95%的PM2.5，但还是有密闭严、透气性差的缺点。专业防护性口罩，其材质一般都很厚，戴上去并不方便，还可能影响呼吸。所以，选择医用纱布口罩、KN90就比较合适了。但如果长期戴口罩，会使鼻黏膜变得脆弱，失去鼻腔原有的生理功能，所以还要注意，佩戴口罩时间不能过长。

（2）清理口鼻

雾霾天，外出时要用鼻呼吸，平和呼吸，小步快走，这样做，可以发挥鼻腔的"第一道防御"的功能。回到室内后，要即刻清洗手、脸，清洗鼻腔，擤出鼻内分泌物。

（3）主动咳嗽

主动咳嗽，不仅有助于排痰，还能通过增加胸廓压力，来增加肺活量，提高肺的免疫功能。

（二）养生先养肺

1. 以气养肺

所有人的生命活动都离不开气，呼吸吐纳伴随着我们的一生。古人云："人在气中，如鱼在水中，鱼一刻无水则尽，人一刻无气则亡。"因此，气在人在，人和气是一个水乳交融的整体。

（1）呼吸清新的空气

清新的空气可以使我们心情愉悦，帮助我们舒缓压力，对我们的健康大有裨益。呼吸的空气质量不仅对肺功能，也对养生有很大的影响。要想使肺保持清爽，我们就要自觉避免浊气的侵害，如戒烟、避免吸入二手烟、雾霾天减少出行、戴口罩等。

（2）远离油烟

女性朋友在为家人烹饪美味佳肴时，应保持室内空气流通、清洁。以免吸入更多油烟。

（3）排出体内浊气

在居家环境中，多养一些绿植，改善室内环境，也可经常到草木茂盛、空气清新的地方，做做运动、做做深呼吸，通过深长呼气，将体内的浊气排出。

2. 以水养肺

水是维持生命活动的基础，是新陈代谢必不可缺的物质。人体每日进、出的水量，需要维持在一个相对平衡的状态。每天我们不光从饮食中摄入水分，还有一部分水来自生物氧化，而水液在体内的转输以及排泄都离不开肺。

中医认为肺喜润而恶燥，干燥的气候或者环境容易造成肺黏膜、呼吸道的损伤。肺的功能受损，升降运动失常，水液输布障碍，不能濡润皮肤，则皮肤干枯不润。因此，及时补充水分是肺部保养的重要措施，也是女性保养容颜所必不可少的。

那么，科学补水我们该怎么做呢？

（1）温开水是最好的饮料

最好的水就是白开水，不要喝生水，水的温度也要把控好，以温开水为宜。中医讲"形寒饮冷则伤肺"，切不可身体受凉的时候喝冷水。

（2）该喝多少才适当

科学研究指出，人体每天从尿液、汗液或皮肤蒸发等流失的水分，大约是2000毫升，所以，健康的成年人每天需要补充2000毫升左右的水分。

以一杯水250毫升计算，2000毫升恰好是8杯水。但这里所说的"8杯水"，并不完全指通过喝水获得，而应将食物里的水分考虑进去。因此，扣掉三餐食物中摄取的水分，其实我们每天只要喝1000毫升左右的水，平均下来，就是上午、下午各2杯足够。

不过，对水的需求，还要视个人所在环境（温度、湿度）、运动量、身体健康情况、食物摄取量来定，不能过于严苛。一些人的确会想要摄入更多的水，如果有一些代谢性疾病，如痛风、肾结石患者，更安全的方法是参考医生的建议。

（3）怎么喝

① 不要等到口渴时才喝水，口渴时往往提示身体细胞处于缺水状态。正确的做法是即使口不渴，也要主动饮水以补充水分。

② 起床喝一杯水。清晨是一天之中补充水分的最佳时机，经过长时间的睡眠后，血液浓度增高，这个时候补充水分，能迅速降低血液浓度、促进循环、让人神清气爽、提振精神。

③ 夜间适当补充水分。人体在睡眠的时候会自然发汗，在不知不觉中流失水分及盐分，这就是为什么早晨起床会觉得口干舌燥。因此建议在夜间适量补充水分，让身体在睡眠中仍能维持平衡状态，同时也能降低尿液浓度，降低结石的发生概率。

④ 此外，秋季气候干燥，为了保持肺与呼吸道的正常湿润度，我们还可直接将水吸入呼吸道。方法是将水烧开后，用鼻子吸入蒸腾的热气，每次10分钟，每日2～3次即可。具体操作时注意感受温度，谨防烫伤。

3. 利于肺部保健的小建议

（1）登山

登山是理想的健肺运动，适度的登山既能起到强健体魄的作用，还能呼吸到大自然的新鲜空气，净化肺脏。

（2）多做扩胸运动，应特别注意呼吸系统的锻炼，多做腹式呼吸

长期伏案工作易使肺部组织弹性降低，肺活量减小，心肺功能受损，甚至招致肺不张、支气管炎和心律不齐等疾患或见头昏、目眩、恶心等症状。我们可以采取做扩胸运动的方式来调节和改善。这种方法可以舒畅胸中之气，健肺养肺，美容养颜。可有效消除肺部因伏案而造成的压抑感，增强心肺功能。女性做扩胸运动，还可防止胸部下垂，同时预防乳腺增生。

平时要注意多做腹式呼吸（第五章视频）。

（3）唱歌锻炼肺气

有研究调查显示，唱歌时，特别是唱自己喜爱的歌曲时，大脑会分泌多巴胺，从而使身心感觉轻松愉快，增加身体的免疫功能。

唱歌可扩大肺活量，提高呼吸功能。

（4）蹲一蹲也能养肺

每天蹲一蹲，是一种有效简单的养肺方法。（第五章视频）

下蹲时将两腿分开与肩齐宽，下蹲时躯干要保持笔直状态，臀部向身后撅起。下蹲的速度大致是5秒钟1次。下蹲时吸气，站起时呼气，每日做20～30次为宜。在练习下蹲时，如果同时配合深呼吸，能起到事半功倍的效果。此项运动可锻炼肺活量，增加血氧供应。

第五章视频

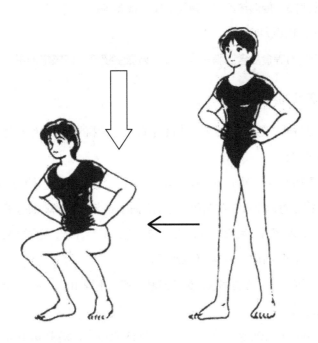

（三）吃得好，肺才好

保肺也需要从饮食上调摄。

1. 饮食禁忌

（1）寒凉食物

饮食过凉，容易造成肺气闭塞，气机升降失和，易致咳嗽，若素有咳嗽，饮食生冷则症状会加重，日久不愈。

（2）肥甘厚味食物

平素喜食油炸、肥甘厚腻的食品可加重胃肠负担，易助湿生热，滋生痰液，若痰涎阻滞肺络，则肺失和降，易生肺疾。

（3）甜酸食物

酸食常敛痰，使痰不易咳出，痰湿蕴肺，肺气的升降运动失和，则易引发肺疾，吃甜食也会助热生痰，损伤肺络。

（4）橘子

许多人认为橘子是止咳化痰的，实际上，橘皮确有止咳化痰的功效，但多食橘肉反而易生热生痰，使湿热蕴肺，常见咳嗽、痰多等症。

（5）瓜子、巧克力等

瓜子、巧克力等食品含油脂较多，食后易滋生痰液，使咳嗽加重。

2. 润肤养颜的药膳

养生食疗是补肺重要的一部分，下面介绍一些常用的养生食疗药膳。

（1）黄精煨肘

【配料】黄精10克，猪肘500克，桑葚10克，玉竹10克，调料适量。

【制法】将玉竹包于纱袋中备用；猪肘洗净，入沸水内焯除血水捞出，纱袋内纳药物同煮，加入调料，武火烧沸，去浮沫，文火煨至汁浓、猪肘熟烂时，取出纱布药包，将肘、汤同时放入碗内。佐餐食用。

【功效】滋阴生津，和血润肤。适合皮肤瘙痒、干燥粗涩、易生褐斑等人食用。

（2）苡仁茯苓粥

【配料】薏苡仁200克，茯苓10克，粳米200克，鸡脯肉100克，干香菇4个。

【制法】将薏苡仁、香菇提前浸泡，开始煮粥前捞出用纱布沥干水。将鸡脯肉去皮洗净，入锅煮30～40分钟后，捞出冷却一定时间后，切为肉丁。粳米洗淘干净，茯苓研粉，备用。薏苡仁用7倍清水在武火上煮沸后，移于文火慢煮，至能用手捏烂为度。米用5倍清水煮1小时。然后将两粥合在一起，加入鸡肉丁、香菇、茯苓粉再煮，至煮稠为止。服食时可酌加调料。

【功效】健脾利湿。适用于脾胃功能虚弱所致的皮肤浮肿、面色暗淡、面部扁平疣等。此外还能提高人体免疫功能、促进血液循环，防止一些过敏性皮肤疾病的发生。

（3）红颜酒

【配料】甜杏仁30克，核桃仁60克，小红枣60克，酥油30克，蜂蜜80克，米酒1500克。

【制法】先将小红枣、核桃仁捣碎；杏仁去皮尖，煮四五沸，晒干并碾碎，后以酥油、蜜溶开入酒中；随后将三味药入酒中，浸7天后开取。每日早晚空腹饮用，每服10～20毫升。

【功效】补益脾胃、滋补肺肾、润滑肌肤、悦泽容颜。适用于脾肾两虚所致的未老先衰、面色憔悴、皮肤粗糙等。但是对酒精过敏和有严重肝病、糖尿病的患者不宜食用。

（4）燕窝粥

【配料】冰糖10克，燕窝10克，糯米100克。

【制法】先将燕窝放入开水中浸泡，再换1次清水，去绒毛和杂质，洗净，盛入碗中，加清水100毫升，上笼蒸30分钟，致燕窝完全胀发。再将糯米浸泡24小时，洗净入锅，煮沸，待米粒煮开时加入冰糖、燕窝。后转为文火熬致熟烂，即可食用。每日1次，连服7～10天。

【功效】润肺补脾、养阴润燥、延年驻颜。适用于元气虚损所致的面色不华、颜容憔悴、咳嗽痰喘、咯血吐血者。

（5）西洋参炖乌鸡汤

【配料】西洋参3克，乌鸡半只，大枣2枚，枸杞子适量，姜2片。

【制法】将乌鸡洗净，放入锅中炖，撇去浮沫后将鸡肉斩成大块，放进砂锅，再放入姜片、西洋参、大枣和枸杞子，倒入适量水，煲90分钟后调味食用。

【功效】清热滋阴、养血柔肝。适用于更年期伴见口干口渴、潮热盗汗、心悸失眠之人。

润肺气畅，干咳不再有

一、为何中年女性易出现干咳

（一）咳嗽发生的机制

在中医看来，咳嗽是因外来邪气侵犯到了肺，或肺的气阴两伤，使得肺气失和，气机上逆。如果肺内有宿痰，痰随上逆的肺气咳出体外，就成了咳痰。

（二）秋季多燥，易引发干咳

1.秋季的气候特点

立秋之后，秋风渐多，天气由热转凉，空气湿度下降，凉燥之气骤升。由于昼夜之间温差增大，骤寒骤热，加之燥邪，易伤肺络。支气管炎、哮喘等肺系疾病常因秋季的气候特点而发作。因此，人们在秋季一定要注意保健，做到防病于未然。

2.秋燥引发的呼吸道疾病

秋季是草枯叶落时节，冷暖更迭，早晚温差较大，这时哮喘病最易复发。还有一些疾病在秋燥的作用下，也易复发或加重，如支气管扩张、肺结核等。另外，秋季干咳从原理上分析，是因为肺在五脏中属金，最容易受火的影响，燥邪性热属火，灼伤肺金，便会引起干咳。

3.秋燥引发的其他症状

一到秋天，人们都有这样的感觉，皮肤变得紧绷绷的，甚至起皮脱屑、毛发枯而无光泽、头皮屑增多、口唇干燥或裂口、鼻咽燥得冒火、脸上痘痘暴发、喉咙肿痛、牙龈发炎、晨起干咳、大便干结。这种种表现都是由秋季气候变化带来的。秋季，外界气候骤然变凉，而人体内的能量尚未完全调整到位，外凉内热，就出现了不平衡。因此，秋季重视润肺可减少因燥邪伤肺而引发的各种病症，同时能护肤养颜。

二、秋季宜养肺

肺喜润而恶燥，肺与自然界秋季相通应，而秋季的气候特点是燥性过盛，燥邪最易伤肺，所以秋季需养肺，且秋季为养肺最好时机。

（一）秋季养肺，重在预防燥邪

秋天是收获的季节，因此有很多时令水果上市，这些水果都是我们消燥的好食物。例如梨、大枣、葡萄等。梨能够生津解渴、止咳化痰、清热降火、润肺去燥；大枣含有丰富的蛋白质、脂肪、糖类、有机酸等营养成分，能够促进人体造血；葡萄不仅含有丰富的葡萄糖、果糖、氨基酸、维生素等，还能抗氧化、抗衰老、维持皮肤弹性、养颜美容。

（二）秋季养肺，重视精神调养

秋季常有秋风、秋雨、落叶，无不会让人莫名地形成一种悲伤的情绪。因此，秋季养生的重点也在于要避免悲伤情绪，要注意精神调养。中医认为常笑宣肺，还可锻炼人的肺活量。因此，宜多看些喜剧让笑口常开，让自己保持乐观愉快的状态。

三、润肺养肺，减少干咳

（一）日常预防、缓解干咳的方法和措施

要戒烟或少抽烟；要预防感冒、保持充足睡眠、勤锻炼、做好个人卫生、均衡饮食，根据气候变化及时增减衣服，并养成良好的个人卫生习惯。

当你发现自己这段时间以来总是干咳，没有痰，并且在咳嗽的时候感觉好像有气往喉咙上顶的感觉，同时又嗓子干，还有点嘶哑，总是想喝水，或者大便干，或全身的皮肤都很干燥，那就很可能是燥气犯肺或者肺阴亏虚了，需要注意养肺润肺、保护肺阴、肺润而咳止。

（二）养肺、润肺常用的食物和药物

1. 柿子

【性味归经】性寒，味甘、微涩，归肺、脾、胃、大肠经。

【药用价值】清热生津、润肺化痰、涩肠止痢、健脾益胃、凉血止血、生津润肠。适合秋燥咳痰者服用。便秘者宜吃柿子肉，不宜吃柿子皮。

2. 花生

【性味归经】性平，味甘。归脾、肺经。

【药用价值】润肺、和胃、补脾。

3. 黄豆豆浆

【性味归经】性平，味甘。归脾、大肠经。

【药用价值】润燥、健脾、宽中益气。秋冬季节饮用，能祛寒暖身、滋补养颜。

4. 罗汉果

【性味归经】性凉，味甘。归肺、大肠经。

【药用价值】化痰止咳、清热解毒、养声润肺。用于肠燥便秘、肺火燥咳、咽痛失音等症状。

5. 白萝卜

【性味归经】性凉，味辛、甘。入肺、胃经。

【药用价值】顺气、消食化积。适合消化不良、食积腹胀、胃纳欠佳、恶心呕吐、泛吐酸水、慢性痢疾、便秘者服用。

6.薄荷

【性味归经】性凉，味辛。归肺、肝经。

【药用价值】疏散风热、疏肝清热、利咽透疹。治疗感冒目赤、头痛、咽喉红肿、口舌生疮、风疹、麻疹等。

7.陈皮

【性味归经】性温，味辛、苦。归脾、肺经。

【药用价值】燥湿化痰、理气健脾、降逆止呕。主治腹胀腹满、打嗝、呕吐、咳嗽咳白痰、胸胁胀痛等。

8.荸荠

【性味归经】性寒，味甘。归肺、胃经。

【药用价值】利尿、消痈解毒、润肺化痰、化湿消食。

9.桑葚

【性味归经】性寒，味甘、酸。归心、肝、肾经。

【药用价值】滋阴养血、补肾养肝、乌须黑发、驻颜抗衰、生津润燥、养心安神。

10.雪梨

【性味归经】性寒，味甘。归肺、胃经。

【药用价值】润燥化痰、清热生津。用于咳嗽痰黄难咳、大便干结、热病口渴、饮酒过度等症。

11.百合

【性味归经】性寒，味甘。入肺、心经。

【药用价值】宁心安神、清心除烦。适用于肺结核咳嗽咯血者。

（三）预防干咳、滋阴润肺止咳的药膳

1. 秋梨膏

【配料】麦冬32克，秋梨320克，款冬花24克，贝母32克，百合32克，冰糖640克。

【制法】先将梨切碎，榨取汁，梨渣可加清水再煮1次，过滤取汁，二汁合并备用；百合、麦冬、款冬花、贝母加10倍量的水煮沸1小时，滤出药液，再加6倍量的水煮沸30分钟，滤出药汁，二液混合，并兑入梨汁，文火浓缩至稀流膏状，加入捣碎之冰糖末，搅拌并令其溶解，再煮片刻。每次服10～15毫升，每日2次，温开水冲服。

【功效】养阴生津、润肺止咳。适于阴虚肺热所致的咳嗽无痰，或痰少黏稠，甚则胸闷喘促、心烦喑哑、口干咽燥等症。

2. 龟肉炖虫草

【配料】冬虫夏草30克，龟肉250克，沙参90克，红花5克，葱、油、盐、味精各适量。

【制法】先将龟宰杀，去头、足、内脏，洗净，放入瓦罐内；再把洗净的冬虫夏草、沙参、红花放入龟肉罐中，加水适量。先用武火煮沸，然后以文火慢煮至龟肉熟透，再加入油、盐、葱、味精调味。饮汤吃肉。

【功效】补肾益肺、滋阴养血。非常适合中年女性滋补之用，同时还有医治燥热伤津、咽干口渴、津伤口渴的作用。

3. 蜜蒸百合

【配料】百合100克，蜂蜜50克。

【制法】先将百合洗净后加入蜂蜜搅拌均匀。将混合后的百合与蜂蜜放入容器中，隔水蒸熟即可。随时含服，慢慢吞咽。

【功效】清肺润燥止咳、清心安神定惊。适合干咳或燥咳，咳而无痰或少痰，胸闷烦闷、咽干、唇燥、大便干结等症。

4. 杏仁猪肺粥

【配料】甜杏仁50克，猪肺200克，粳米100克，油、味精、盐适量。

【制法】将甜杏仁用水浸泡，搓去外衣，与洗净的粳米共煮粥至半熟；再将洗净、挤干血水与气泡、切成小块的猪肺放入锅中，继续文火煮至粥熟，调油、盐、味精，即可使用。每日2次温食。

【功效】润肺止咳、益气养血。适合口干咽燥、咳嗽、痰少黏白、痰中带血、声音嘶哑等症状。

5. 苹果煮罗汉果

【配料】苹果1个，罗汉果半个，冰糖15克。

【制法】先将罗汉果捏碎洗净备用，苹果去皮去核后切成小块。把罗汉果、苹果、冰糖一起放进炖盅里，加入300毫升的清水，用大火烧开后，再转成文火炖煮半小时左右。如果不喜欢用苹果，可以用柚子或者枇杷来代替，同样可以润肺止咳。每天吃一次，坚持食用7天。

【功效】润肺止咳、祛痰。适合肺虚咳嗽、口干舌燥等情况。

6. 银耳鹌蛋

【配料】鹌鹑蛋20个，银耳15克，枸杞子6克，冰糖100克。

【制法】将银耳用水泡发后除去杂蒂洗净，撕成小朵，放入蒸碗内，加开水800毫升及枸杞子，入笼后用旺火蒸1小时至银耳熟烂；将鹌鹑蛋放入冷水锅中煮熟，待冷却后剥去外壳；再取一只干净的小锅，放入清水和冰糖，待烧开后放入备好的银耳和鹌鹑蛋即可食用。

【功效】滋阴补虚、补肺益肾。适用于口干舌燥、咳嗽咯血、干咳少痰、大便秘结等症。

7. 冰糖雪梨

【配料】冰糖6克，雪梨1个，枸杞子3克，川贝粉、陈皮粉适量。

【制法】先将雪梨用水果刀去掉上层约1/5的顶部，川贝和陈皮用水泡20分钟，去掉表面的苦味。雪梨用水洗净、去皮、去核、去蒂、切瓣。将川贝、陈皮、冰糖和雪梨放入2000毫升沸水中，用中火煮沸转小火煮40分钟。

【功效】滋阴润肺、止咳祛除痰热。对百日咳、慢性气管炎、慢性咽炎等病症有很好的治疗作用。

（四）日常补肺润肺的保健方法

1. 常用的按摩穴位及手法

经常按摩某些穴位，有补肺、润肺的作用，可以达到润肤养颜的作用。

（1）太渊

【定位取穴】以一手手掌轻握另一手手腕背部，弯曲大拇指，大拇指指腹及甲尖垂直下按处就是。

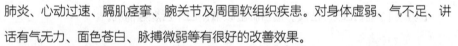

【按摩方法】用拇指及甲尖掐按太渊穴，每次左右各按1～3分钟。

【功效】通调血脉，止咳化痰。主治流行性感冒、支气管炎、失眠、无脉症、脉管炎、咳嗽、肺炎、心动过速、膈肌痉挛、腕关节及周围软组织疾患。对身体虚弱、气不足、讲话有气无力、面色苍白、脉搏微弱等有很好的改善效果。

（2）肺俞

【定位取穴】位于第3胸椎棘突下，左右旁开二指位置。

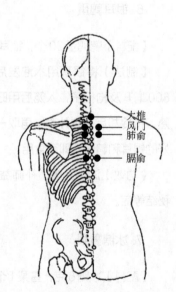

【按摩方法】两手拇指指腹放置在肺俞穴上，逐渐用力下压，按而揉之，使患处产生酸、麻、胀、重的感觉。再用大鱼际紧贴于穴位，稍用力下压，来回摩擦穴位，以局部有热感、皮肤微红为度，再轻揉按摩放松。如此反复操作5～10分钟，每日或隔日1次。

【功效】止咳平喘化痰，保护肺脏。主治咳嗽、气喘、吐血、骨蒸、潮热、盗汗、鼻塞等，也可以缓解治疗皮肤瘙痒的症状，起到润肤养颜的作用。

（3）太溪

【定位取穴】位于足内侧，内踝后方与脚跟骨筋腱之间的凹陷处，也就是说在脚的内踝与跟腱

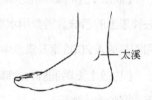

之间的凹陷处。其双侧对称。

【按摩方法】坐位屈膝，以大拇指指腹点揉太溪穴，点揉力度均匀、柔和，以有酸痛感为佳，早晚各一次，每次约3～5分钟，两侧交替点揉。

【功效】清热生津。主治头痛目眩、咽喉肿痛、耳聋耳鸣、月经不调、失眠健忘、内踝肿痛等症，有祛斑祛痘、祛眼袋浮肿、祛黑眼圈、美白肌肤等作用。

（4）合谷

【定位取穴】拇、食两指张开，以另一手的拇指指间横纹正对虎口指蹼缘上，屈指，拇指尖所指之处，按压有明显酸胀感，即为此穴。

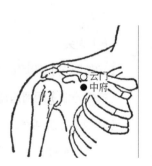

【按摩方法】用一手拇指指腹垂直按压此穴，每次按摩30秒左右，每天3～5次。

【功效】镇静止痛、通经活络、清热解表。可舒解压力、解除疲劳、消除黑眼圈、给眼部减压、增进免疫力、提神醒脑等，还可舒缓肩颈肌肉僵硬。主治身热头痛、眩晕、目赤肿痛、小儿惊风、痛经闭经等病症。

（5）中府

【定位取穴】位于胸前壁外上方，胸前正中线旁开6寸处即是此穴。

【按摩方法】右手中间三指并拢，顺时针方向揉按左侧中府；再用左手以同样的方式，逆时针方向揉按中府。每次左右各1～3分钟。

【功效】泻热除烦、调理气血。中府是支气管炎和气喘的保健穴位，经常按摩可以调理肺经气血，畅通经脉。

（6）列缺

【定位取穴】左右两手虎口相互交叉时，当一手的食指压在另一手腕后桡骨茎突上之小凹窝处，约距腕关节1.5寸处。

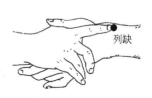

【按摩方法】用拇指指尖掐按，以有酸胀感为好，

每次3～5分钟，每日8～10次。

【功效】止咳平喘、通经活络、宣肺疏风、通调任脉。此穴为肺经的络穴，可治疗咳嗽、气喘、咯血等肺经病症。患有头痛、头晕、咽喉肿痛等颈项部位病症者，刺激列缺有较好的效果。现代常用其治疗感冒、支气管炎等病症。

（7）照海

【定位取穴】在踝关节内侧，内踝尖直下凹陷处即是本穴。

【按摩方法】用拇指指尖掐按，以有酸胀感为好，每次3～5分钟，每日8～10次。

【功效】引气归元。主治咳嗽气喘、咽喉干燥等病症。

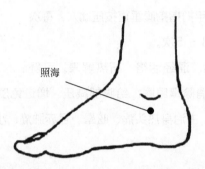

照海

（8）天突

【定位取穴】两锁骨中间，胸骨上窝中央就是天突穴。

【按摩方法】用拇指端揉，每次5～10次，每日2～3次。

【功效】宣肺通气、肃降肺气、利咽止咳。长期坚持按摩此穴，具有祛痰止咳的作用，能够通肺气，对治疗咳嗽、哮喘、支气管炎、咽炎和梅核气、扁桃体炎等都有疗效。

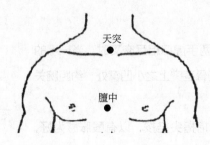

天突

膻中

（9）膻中

【定位取穴】在胸部，当前正中线上，胸骨中线平第4肋间隙处。

【按摩方法】用中指按住膻中穴轻揉，每次揉50~100次即可，每日1~2次；或用双手拇指自膻中穴向外面推，每次推30次，每日3~5次。

【功效】行气、理气、降气。可缓解咳嗽气喘等症。

2. 养肺的运动疗法

（1）呼吸运动

吸气时气体从鼻孔进入，呼气时缩口唇呈吹口哨状，让气体均匀自双唇缓慢呼出，吸气与呼气的时间比是1：2或1：3，每天2~3次，每次10分钟。长期使用此法可有效改善心肺功能。

（2）吹气球

慢慢用鼻深吸一口气，屏气大约1秒后对着气球口吹气，直到吹不动为止，每天3次，每次10分钟。需要强调的是，吹气球不在于吹得快，也不在于吹得多，只要尽量把气吹出，每天有进步即可。吹气球可以很好地增强肺活量。

（3）吹泡泡

慢慢用鼻深吸一口气，屏气大约1秒后对着吸管口慢慢吹，直到吹不动为止。每天2~3次，每次5~10分钟。吹泡泡跟吹气球一样，都是增强肺脏功能的好方法。

（4）腹式呼吸

取仰卧位，双腿稍屈，放松腹部，吸气时腹部凸起，呼气时腹部凹陷，可将一手置于胸部，另一手置于腹部，吸气时腹部的手上抬，呼气时手下落，而胸部的手不动，每次锻炼5~10分钟，每天训练5~7次。（第五章视频）

3. 养肺推拿手法

（1）捶背养肺法

端坐，腰背自然直立，双目微闭，放松，两手握成空拳，捶脊背中央及两侧，各捶30次。捶背时，要从下向上，再从上向下，先捶脊背中央，再捶左右两侧。可以畅胸中之气，通脊背经脉，有健肺养肺的功效。

（2）面部养生推拿法

用两拇指上下摩擦鼻翼到有热感，往返30～50次。两手食指放于两鼻孔处，点按鼻中隔与鼻翼之间，垂直向下稍用力，每次点按50～100次。两手食指置于鼻翼两侧迎香穴，垂直下压或向对侧内眼角方向点揉。按摩承浆穴（在嘴唇下凹处），以食指用力压揉，即可感觉口腔内会涌出分泌液。这种分泌液不仅可以预防秋燥，而且可使人面色红润，延缓衰老。

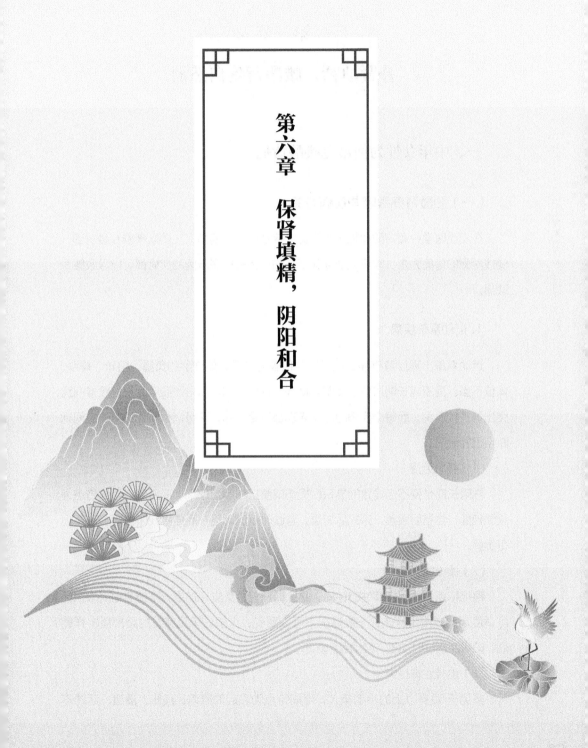

第六章　保肾填精，阴阳和合

《 第一节 》

补肾填精，腰酸背疼自然消

一、中年女性为何常见腰酸背痛

（一）腰酸背痛跟哪些疾病有关

在现代医学中腰背酸痛是一个常见的症状而不是病名，主要以脊椎及腰背部一侧或两侧的疼痛为主，常可放射到腿部。临床上有很多原因和疾病都可能导致腰背酸痛。

1. 运动系统疾病

运动系统出现腰背疼痛的原因以外伤较为常见，如突然的负重、扭转、摔跌、体位不当、受凉或长期居住于潮湿环境等。这些原因可以导致腰肌劳损、腰椎间盘突出等多种疾病，而每个疾病的临床表现都不尽相同，这可以帮助我们第一时间判断自己的情况。

（1）腰肌劳损

常因长期坐姿不当导致的累积性损伤或腰扭伤等治疗不彻底所致。疼痛特点为腰酸钝痛，休息后缓解，劳累后加重，弯腰时疼痛明显，而伸腰或叩击腰部时疼痛可缓解。

（2）腰椎间盘突出

疼痛特点为腰部持续性的钝痛，平卧时减轻，久立后加重，腰部活动受限但仍可适度活动或慢步行走，一般情况下可以耐受。少部分可见突发的腰部痉挛样剧痛，咳嗽及喷嚏时加重，必须卧床休息。

（3）退行性脊柱炎

多见于50岁以上的中老年人，疼痛特点为晨起时腰痛、酸胀、僵直、活动不便，活动腰部后疼痛好转，而活动过多又可加重，平卧可缓解，疼痛不剧烈，敲打腰部有舒适感。

（4）腰肌纤维组织炎

常因寒冷、潮湿、慢性劳损累及腰背部筋膜和肌肉组织所致。疼痛特点为弥漫性的腰背部疼痛，以腰椎两旁肌肉及骨盆上方为主，晨起时加重，活动数分钟后好转，活动过多可又加重。

2. 神经、内分泌系统疾病

对中年女性来说，神经、内分泌系统导致腰背疼痛的疾病主要有两种，即骨质疏松和植物神经功能紊乱。

（1）骨质疏松可引发腰背痛

女性进入中年后，卵巢功能衰退，雌激素分泌减少，对成骨细胞的作用降低，使体内的骨质在短时间内大量流失；同时，雌激素的减少还会使下丘脑垂体的负反馈调节能力下降，导致破骨细胞的数量和活性增强，进一步加速骨质的流失，造成骨质疏松。而骨质疏松最常见的症状就是腰背疼痛，表现为疼痛沿脊柱向两侧扩散，仰卧或坐位时疼痛减轻，直立时后伸或久立、久坐时疼痛加剧，弯腰、咳嗽、大便用力时加重。并且骨质疏松使骨的硬度和支撑力减弱，而脊椎的椎体前后部负重不等，前部负重更大，久而久之就会被压缩变形，使脊椎前倾，形成驼背，驼背使脊椎两侧肌肉被过度牵拉，长时间就会导致肌肉紧张、僵硬，加重腰背疼痛。

（2）植物神经功能紊乱可导致腰背痛

植物神经功能紊乱是围绝经期妇女的常见病症，由植物神经功能紊乱引起的腰痛，其疼痛特点是晨起加重而活动后减轻，同时伴有月经不调、失眠、盗汗和情绪的异常变化。

3. 生殖系统疾病

一些盆腔内的脏腑组织发生病变也会导致腰背疼痛，中年女性常见的如阴道炎、宫颈炎、盆腔炎、慢性附件炎、子宫脱垂以及妇科肿瘤等均可引起腰部疼痛，但这类腰痛一般位置比较靠下，多为腰骶部疼痛。

4. 泌尿系统疾病

中年女性较为常见的泌尿系统疾病如尿道炎、尿路感染等可能引起腰痛，此外较为严重的如肾炎、肾下垂、肾积水、肾结石、肾肿瘤等常伴有肾区痛，易与简单的腰痛混淆，我们要学会区分。肾炎疼痛常呈腰肋三角区的深部胀痛；肾盂肾炎腰疼及肾区叩痛均较明显，如果出现肾脓肿，则多为单侧腰痛伴局部压痛；肾结石则多为绞痛，疼痛剧烈难忍。

（二）中医学对腰背酸痛的认识

《黄帝内经》言："腰者，肾之府，转摇不能，肾将惫矣。"也就是说腰骨强健与否是肾功能的外部体现，腰痛是肾脏疲惫、精血不足的原因所致。

二、中年女性如何预防和缓解腰酸背痛

虽然中年女性雌激素减少和肾精亏虚是不可避免的，但有一些方法可以有效地填精补肾，从而预防更年期腰酸背痛的发生并缓解已经出现的症状。同时，中医学认为人体内外是相互影响的，保养外部形体也可延缓体内脏腑的衰老，因此正确的腰背部锻炼和保健也可以有效预防和推迟更年期腰痛的发生，此外，现代医学认为中年女性做好骨质疏松的预防工作也是十分必要的，下面就向大家介绍这些方法。

（一）预防和缓解腰背酸痛的食疗方

（1）枸杞杜仲鹌鹑汤

【配料】鹌鹑1只，枸杞子30克，杜仲10克，大枣数枚，葱、姜、盐、味精等调料少许。

【制法】将鹌鹑剖净，去内脏，洗净切块；杜仲、枸杞子分别用清水洗净，杜仲切片，装入干净纱布袋内，并扎紧袋口备用。将以上备用材料一齐放入砂煲内，加适量清水及大枣，武火煮沸后，改用文火煲2小时，捞去药袋，调味即可食用。腰背疼痛严重时，每周可食用3～4次，每次分两餐食尽。

【功效】枸杞子可滋补肝肾，益精明目；杜仲可补肝肾、强筋骨；鹌鹑可补中气、强筋骨、止泻痢。此汤可补益肝肾、强筋健骨，适用于肝肾阴虚所致的腰膝酸软、筋骨乏力、头目昏花等症。

（2）黄芪黑豆猪腰汤

【配料】猪腰100克，瘦肉50克，黄芪10克，黑豆50克，姜、葱、盐适量。

【制法】将猪腰处理干净切块，瘦肉切块，黑豆用温水泡透，姜去皮切片，葱切成段。将猪腰、瘦肉过沸水焯半熟，去净血渍，倒出洗净。取砂煲一个，放入猪腰、瘦肉、黄芪、黑豆、姜、葱，调入盐少许，加适量清水，加盖炖约3小时，调味即可食用。

【功效】黄芪可补气固表；黑豆可活血利水、健脾益肾；猪腰可补肾益阳利水。此汤可滋阴益气、健脾宽中。适用于肾阳虚衰导致的腰膝酸软、精神萎靡、畏寒肢冷、小便频数、身面浮肿等症。

（3）六味地黄鸡汤

【配料】乌鸡1只，大枣8枚，熟地黄25克，山药、山茱萸、丹皮、茯苓、泽泻各10克，盐、味精等调料少许。

【制法】将乌鸡处理干净切块，过沸水焯熟，捞出备用。将大枣、熟地黄、山药、山茱萸、丹皮、茯苓、泽泻洗净，放入砂锅，加适量清水浸泡20分钟。放入乌鸡，大火煮沸后，改文火煲30分钟，调味即可食用。

【功效】乌鸡可补肝肾、益气血、退虚热；红枣可补脾胃、益气血、安心神；熟地黄、山药、山茱萸、丹皮、茯苓、泽泻为六味地黄丸的药物组成，可滋阴补肾。此汤可滋补肝肾、益气养血、养心安神，适用于肝肾阴虚所致的腰背酸痛、失眠多梦、颧红潮热、腹胀不运等症。

（4）续断杜仲炖猪尾

【配料】猪尾300克，杜仲30克，续断25克，葱、姜、盐、料酒适量。

【制法】将猪尾去毛洗净，与续断、杜仲一同放入陶瓷器皿中，加适量水，炖煮至猪尾熟透软烂，调入盐，调味即可食用。

【功效】续断可补肝肾、续筋骨；猪尾可补腰力、益骨髓。此菜品可滋阴补阳、壮腰健肾，适用于肾阴肾阳亏虚所致的腰背酸痛、耳鸣如蝉等症。

（5）核桃炖猪腰

【配料】猪腰800克，杜仲15克，核桃30克，葱、姜、盐、料酒少许。

【制法】将猪腰切开,去肾盏,洗净切片,备用。将杜仲、核桃肉放入陶瓷器皿中,加适量水文火煮熟,再将猪腰与调料一同放入,炖至软烂,去杜仲、核桃肉,即可食用。

【功效】核桃可温补肺肾、定喘润肠。此菜品可强筋壮骨、补肺益肾,适用于肺肾气虚所致的腰背酸痛、脚软无力、喘咳不止、大便燥结。

(6)肉苁蓉炖羊肾

【配料】羊肾1对,肉苁蓉30克,葱、姜、蒜、盐、味精、胡椒末适量。

【制法】将羊肾剖开,挖去白色筋膜和臊腺,清洗干净,切块备用。将肉苁蓉洗净,切片备用。将羊肾、肉苁蓉、蒜瓣一并放入砂锅,加入适量清水,先用武火煮沸,再用文火炖煮20~30分钟,以羊肾熟烂为度。捞去肉苁蓉片,加适量胡椒末、味精和盐即可食用。

【功效】肉苁蓉可补肾阳、益精血、润肠道;羊肾可补肾、益精、助阳。此菜品可补肾助阳、益精润肠,适用于肾虚劳损所致的腰酸背痛、耳聋、夜尿频多、大便秘结等症。

(7)丹参杜仲酒

【配料】丹参、杜仲各30克,枸杞子20克,白酒500毫升。

【制法】将上述药材一同捣碎,装入干净纱布袋内。放入干净的器皿中,倒入白酒浸泡,密封,一周后即可服用。每日临睡前饮25毫升。隔水将酒温热后服用更佳。

【功效】丹参可补肾壮骨、活血调经。此酒可补肾益肝、活血通络,适用于肝肾亏虚、精血不足所致的腰腿酸痛、久痛络脉痹阻等症。

(二)预防和缓解腰背酸痛的经络疗法

1. 经络拍打法

膀胱经、督脉和带脉的循行路线都经过腰背部,因此经络学说认为腰背疼痛与这几条经脉的气血不足或经气运行不畅有关。沿这几条经脉的循行方向进行拍打可以激发经气、畅通经脉,从而有效缓解腰背疼痛。下面就向大家介绍这几条经脉大致的循行路线。

(1)膀胱经

膀胱经在背腰部的循行主要是沿着脊柱两旁下行到达腰部，进入脊柱两旁的肌肉，深入体腔，络肾，属膀胱。一分支从腰部分出，继续沿脊柱两旁下行，经臀部从大腿后侧外缘下行至膝窝；另一分支从项部分出下行，沿肩胛内侧下行，经大腿后侧至膝窝与前一支会合。继续下行经小腿后侧、外踝后侧，沿足背外侧缘至小趾外侧止。膀胱经的经络拍打法主要沿以上循行线路拍打即可。

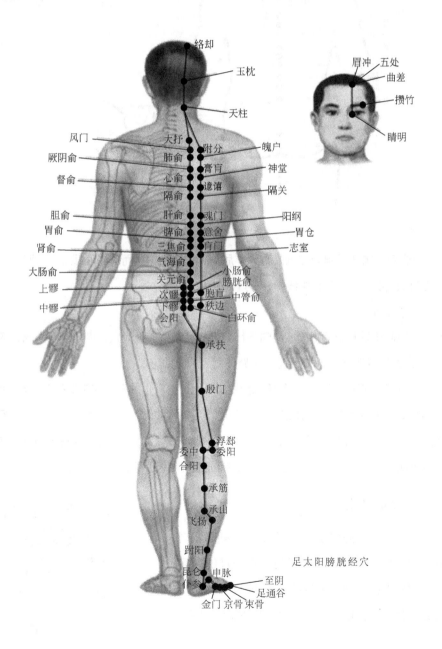

足太阳膀胱经穴

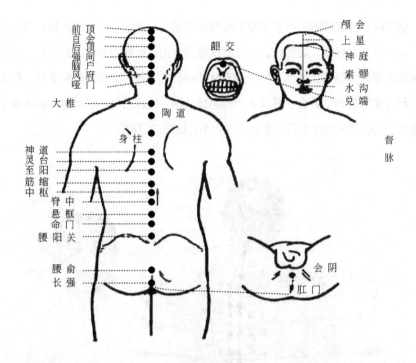

（2）督脉

督脉在背腰部的循行主要是沿人体后背正中线上行，而后经项部至头入脑。督脉拍打法主要沿人体后正中线循经拍打即可。

（3）带脉

带脉起于季胁部的下面，斜向下行至带脉、五枢、维道穴，横行绕身一周，环行于腰腹部。带脉拍打法主要沿以上路线循经拍打即可。

拍打经络时可以用专门的经络保健器材，也可将掌心微扣，用空掌拍打，但切忌用整个掌面实心地进行大力拍击，否则可能导致脊椎损伤。可以在每日睡前进行，沿经络的循行进行拍打，每条经脉可重复数次，以皮肤微微发红为度，切忌大力拍打使皮肤出现瘀血或青紫，否则会造成经气瘀滞或血络瘀阻，不利于防病保健。

2. 穴位按揉法

一些穴位因为位于腰背部或位于膀胱经、督脉、带脉的循行线上，或具有补肾填精的作用，所以对腰背疼痛有很好的缓解效果。因此除了拍打经络外，穴位按揉也是一个很好的腰背部保健

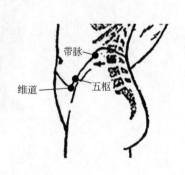

方式，下面就向大家介绍一些可以预防和缓解腰背疼痛的穴位。

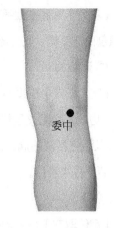

（1）常用穴位

① 委中

【定位取穴】在腘横纹上，左右两条大筋之间的中点处。

【功效】明代针灸学家徐凤在《针灸大全》中写道："腰背委中求。"也就是腰背部的疾病都可以用委中穴来治疗，因为委中是膀胱的下合穴，下合穴就是六腑之气与三条足之阳经相合的穴位，我们前面说过膀胱经循行于腰背部，因此委中穴可以治疗腰背疼痛，此外该穴还可治疗下肢痿痹疼痛、腹痛、急性吐泻、小便不利等症。

② 大肠俞

【定位取穴】在第4腰椎棘突下，旁开1.5寸。腰部两侧骨盆的最高点与脊椎连线的交点就是第4腰椎棘突，在棘突下可摸到一凹陷，食指与中指并拢的宽度为2横指即1.5寸，此凹陷旁2横指处即为本穴。

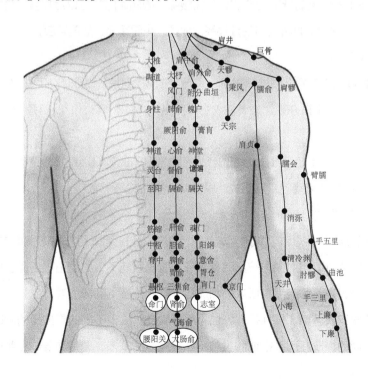

【功效】大肠俞是膀胱经上的穴位，又在腰部，因此可以治疗腰背疼痛，尤其是腰部两侧疼痛，此外还可治疗腹胀、泄泻、便秘、坐骨神经痛等症。

③ 腰阳关

【定位取穴】在腰部，后正中线上，第4腰椎棘突下凹陷中。

【功效】腰阳关是督脉上的穴位，且在腰部，前面说过督脉沿腰背部循行，因此可以治疗腰背疼痛，尤其是腰背正中的疼痛，此外还可治疗下肢痹痛、月经不调、带下异常等症。

④ 肾俞

【定位取穴】在第2腰椎棘突下，旁开1.5寸。过肚脐中点环腰一周做一线，与脊椎的交点就是第2腰椎棘突，其下可摸到一凹陷，旁开2横指处即为本穴。

【功效】肾俞是肾的背俞穴，背俞穴是五脏六腑之气输注于背部的穴位，因此肾俞与肾的功能密切相关，同时肾俞又是膀胱经上的穴位，且在腰部，因此肾俞可以治疗腰背酸痛，此外该穴还可治疗月经不调、耳聋耳鸣等症。

⑤ 命门

【定位取穴】在后正中线上，第2腰椎棘突下凹陷中。

【功效】命门是督脉上的穴位，又在腰部，因此命门穴可以治疗腰背疼痛，尤其是腰部正中疼痛，此外还可治疗痛经、尿频、小腹冷痛、泄泻等症。

⑥ 志室

【定位取穴】在第2腰椎棘突下，旁开3寸。找到第2腰椎棘突下凹陷，食指、中指、无名指、小指并拢，关节横纹水平宽度为4横指即3寸，凹陷旁4横指即为本穴。

【功效】志室是膀胱经上的穴位，且在腰部，因此可以治疗腰酸背痛，尤其是侧腰部疼痛，此外还可治疗膀胱炎、尿道炎、性功能障碍等症。

（2）按摩方法

腰背疼痛时可以点按或按揉以上6个穴位。点按可以用拇指的指面或指尖，力度不够的话可以用肘尖，按压时要保证力量垂直向下，力度由轻到重、由重到轻，用力和缓，不可突然重压或突然放松，以穴位感觉到酸痛或麻胀为度，亦不可过重造成皮肤瘀血。按揉相似，也可用指尖或肘尖，不同的是按压的同时做水平环旋的揉动，要注意手指或肘尖与皮肤不能产生摩擦，要带动皮肤和肌肉进行环旋运动。

3. 艾灸和药熨

艾灸是以艾绒或艾条作为主要材料，也可配合其他药物，点燃后直接或间接熏灼体表的一种治疗方法；药熨是将药物如药袋、药饼、药膏加热后置于体表特定部位，做热敷或往复运动的一种治疗方法。二者都是对体表局部施加温热刺激，都有温经通络、升阳举陷、行气活血、祛寒逐湿等作用，也可用于保健，对慢性虚弱性疾病尤为适宜，因此对中年女性由肾精亏虚引起的腰痛也有很好的效果，下面就为大家介绍一些操作简便的艾灸和药熨方法。

（1）温和灸

【施灸部位】可以用双手的拇指在腰部疼痛范围内按压，以按压时疼痛最明显的点作为施灸部位，或者选取前面介绍的6个穴位，此外也可灸关元穴，关元位于下腹部，在前正中线上，肚脐下3寸，即脐下4横指处。

【操作方法】温和灸是使用艾条的灸法，将艾条的一端点燃，对准选取的施灸穴位，在距皮肤2～3厘米处进行熏烤，熏烤使局部有温热感而无灼痛感为宜，一般每处灸5～10分钟，关元、肾俞可灸至20分钟，至皮肤红晕为度，每日灸1～2次。

（2）隔附子饼灸

【施灸部位】可以选取腰部压痛明显的点，也可以选择前面介绍的6个穴位，或者可以沿脊椎两侧膀胱经的循行路线在多处施灸。

【操作方法】隔附子饼灸是使用艾绒的灸法，首先将附子研成粉末，用酒调和，做成直径约3厘米、厚约0.8厘米的附子饼，用针在饼上刺出小孔，放在施灸的部位，再将艾绒捏成拇指头大小的圆锥状艾炷，置于附子饼上点燃，烧完则更换附子饼和艾炷再灸，直至灸完规定壮数。每次选用5～7个穴位，每穴灸5壮，肾俞、关元、压痛点可灸15壮，每日或隔日灸1次，3～5次为1个疗程。

（3）药熨

取肉桂30克，吴茱萸90克，生姜120克，葱头30克，花椒60克，一起炒热，用纱布包裹，熨敷腰部，冷则再次炒热，每日熨灸1次，每次20～30分钟，以局部皮肤红晕、感觉温热为度。再用时可直接将药包在微波炉中加热即可。

4. 耳针

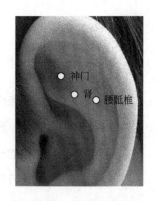

在我们的耳郭上分布有与全身各部相对应的穴位系统，刺激耳朵上的这些穴位就可以治疗身体相应部位的疾病，因此中年女性腰背疼痛也可以用耳针来预防和治疗。耳穴的刺激方法有很多种，日常家中我们推荐大家使用压丸法，就是将王不留行籽贴压在耳穴上，这种方式操作简便，安全无痛，不易引起耳软骨膜炎，不影响日常生活，并且可以起到持续刺激的作用。下面就为大家介绍可以治疗腰痛的耳穴以及具体操作方式。

腰骶椎在耳屏以上部分的中心处，耳屏上方有一明显的呈三角形的凹陷，叫做三角窝，本穴即在该三角窝凹陷旁的耳软骨凸起处，可以治疗各种腰骶疼痛。

肾在耳屏上方，三角窝下耳软骨凸起的下方凹陷处，可以治疗脱发、牙齿松动、耳鸣、耳聋、听力减退、久喘、气短、尿急、尿频等疾病；调理不孕症、月经不调、子宫功能性出血等妇科疾病；改善神经衰弱、失眠、多梦、偏头疼、高血压等；缓解骨折疼痛、类风湿性关节炎疼痛等。

神门在三角窝中，将三角窝从前边至后角分为三等份，本穴即在后1/3的上部，可以治疗腰、腿、肩等各种痛症，此外还可治疗失眠、多梦、咳嗽、哮喘、眩晕、高血压、过敏性疾病等。

先找到上面介绍的3个穴位，可以用指尖或针柄等物钝头压按一下，若有痛感，即为阳性反应点，说明诊断和取穴正确。然后用清水或75%的乙醇将耳郭擦净，将王不留行籽粘于小方块形的胶布中央，压贴于上述耳穴上。每日给予适当按压，每日按压数次，以耳郭有发热、胀痛感为度，3～5天更换1次，左右耳轮流压贴。要注意易过敏者应选防过敏胶布，并防止胶布潮湿或污染，以免引起皮肤炎症。

5. 皮肤针

在经络学说中有皮部的概念，皮部就是指全身皮肤按经脉分部，皮肤针就是通过叩刺相应的皮部来预防和治疗疾病。皮肤针的针尖较短且密集，因此轻叩时不会刺破皮肤，可以起到疏通皮部、激发经气的作用，重叩可以刺破皮肤，配合拔罐放血可以活血祛瘀，疏通经络，日常家中由于不能保证消毒和无菌操作，因此我们不建议任何方式的放血疗法。

皮肤针分为软柄和硬柄，软柄富有弹性，更易控制，刺激量较小，因此更推荐使用软柄皮肤针。拿针时拇指在针柄上侧，食指在针柄下侧，其余手指握拳状固定针柄末端，切勿握持针柄前中段，否则会影响针柄弹性和力度。部位可以选择疼痛处，也可以沿竖脊肌两侧叩刺，但切忌直接叩刺脊椎，叩刺时针尖对准叩刺部位，用手腕的力量上下摆动，垂直叩刺，叩下后要立即弹起，如此反复，注意要用较轻的腕力，以叩刺处局部皮肤潮红、有轻微疼痛为度，不要出血。一般隔日1次，每次10分钟即可。

（三）预防和缓解腰背酸痛的锻炼

除了通过补肾填精、疏通经脉来内养脏腑经络外，外养形体肢节也十分重要，外部形体的养护也可以平衡阴阳，调畅经络，很多锻炼和中医的导引术都对维持脊椎的正常生理状态和曲度以及放松腰背部肌肉有很大的帮助，可以有效预防和缓解腰背疼痛，下面就为大家逐一介绍。

1. 游泳

游泳是一种中等强度的有氧运动。相比于其他动物，人的脊椎会承担身体的大部分压力以维持直立行走，而在水中，水的浮力可以有效缓解脊椎的压力，使脊椎恢复到正常的生理曲度，同时人在游泳时伸展四肢，也可以锻炼腰背部肌肉，憋气、换气还可以锻炼肺功能。实验显示坚持一段时间的游泳后，下腰痛的症状能够明显减轻，同时改善腰部功能，提高生活质量。但需要注意的是，游泳锻炼最好在夏天的正规室内游泳池进行，一是保证锻炼的安全性，二是保证水温较温和且恒温，最忌冬天或冷水游泳，因这时寒邪、湿邪最易侵袭人体，会加重腰背疼痛或引发别的疾病。

2. 五禽戏

现在人们习练的五禽戏通常指华佗五禽戏，是中国古代医家华佗在前人的基础上创造的，通过模仿虎、鹿、熊、猿、鸟（鹤）五种动物的动作，以保健强身的一种运动方式。具有外动内静、动中求静、动静具备、有刚有柔、刚柔相济、内外兼练的特点，锻炼时可以整套练习，也可以选练一两个动作，单练的话就要增加锻炼次数。有实验表明五禽戏锻炼可以明显缓解腰背疼痛，提高腰部活动范围，提高治疗远期疗效，改善患者生活质量，并且不需要辅助工具，动作简单易于接受，安全无副作用，是治疗和辅助治疗腰痛的有效方法。

3. 太极拳

太极拳是以中国传统儒、道学中的太极、阴阳辨证理念为核心思想，集颐养性情、强身健体、技击对抗等多种功能为一体，结合易学的阴阳五行之变化、中医经络学、古代的导引术和吐纳术形成的一种中国传统拳术。具有含蓄内敛、连绵不断、以柔克刚、急缓相间、行云流水的特点，并且要求练习者体会意、气、形、神圆融一体的感觉。有实验表明12周太极拳锻炼后，慢性腰痛患者的疼痛明显减轻，腰部活动范围增加，生活质量显著提高。

4. 易筋经

现在的保健用易筋经是一种以脊柱运动为主的健身气功。易筋经有旋转屈伸、松紧适宜的特点，练习时要以腰带动脊柱的旋转屈伸，并带动内脏和四肢的运动，易筋经运动所致的脊柱旋转屈伸、节节拔伸，有利于改善椎体、椎间关节、脊柱韧带及肌肉的受力和排列，改善脊椎曲度，增强脊椎稳定性，从而缓解腰背疼痛。实验表明经过2周易筋经锻炼，患者腰痛导致的功能障碍得到明显改善，易筋经可较快地缓解腰痛，尤其是腰椎间盘突出引起的急性下腰痛。

5. 飞燕式

飞燕式是一种针对腰背肌肉的锻炼方式，锻炼时俯卧于床，用力挺胸抬头，双手向前或向后伸直，膝关节伸直，两腿向后用力，使头、胸、四肢尽量抬离床面，似燕子飞状。每次抬起坚持3～5秒，然后放松休息3～5秒，此为一个周期，一般每次做20～40次。飞燕式可以增强腰背肌，尤其是竖脊肌和腹肌的力量，维持脊柱的稳定，从而预防腰背疼痛的发生，且飞燕式使头及双下肢处于抬高位置，有利于头部及双下肢的静脉回流，可以促进身体的血液循环和新陈代谢，通则不痛。实验显示飞燕式对提高肌力、增强脊柱的稳定性、达成新的脊柱平衡有良好效果，对防治慢性腰痛，尤其是腰椎间盘突出症及术后的慢性腰痛疗效显著。但需要注意的是，飞燕式对腰背肌肉的力量要求较高，所以不适合急性腰痛的人群，并且要注意锻炼强度，如有不适要减量或停止锻炼，避免肌肉拉伤。

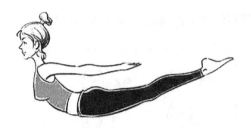

6. 桥式

桥式又称臀桥、五点支撑，是由一个瑜伽动作逐渐演化而成的一种单独的锻炼腰部和臀部肌肉的方式。现代人久坐的生活方式使臀部肌肉缺乏锻炼，而臀肌力量减弱会使脊椎肌肉的负荷增大，导致腰酸背痛，桥式可以锻炼臀肌，强壮骨盆，通过利用臀肌而非脆弱的腰椎移动身体，从而缓解腰背疼痛。锻炼时屈膝仰卧在地上，双脚向两侧分开，间距略大于肩宽，双臂分开手掌向下放在地面上，臀部向上发力，以肩和上背为一个支点，双脚各为另一个支点，将臀部向上顶起，腰背和大腿也向上抬起，直到整个躯干从肩部到膝盖基本处在一条直线上，并与小腿大致垂直。可配合呼吸，吸气时贴地，呼气时臀部抬起并保持5次呼吸的时间，呼气时臀部用力，缓慢而有控制地还原，每日早晚练习，每次5分钟左右。但要注意的是有颈部损伤的不可以做这个动作，同时锻炼过程中双脚、肩、上背、双臂、小腿都要保持静止，用臀部发力而不是手臂下压借力，注意不要过度抬起背部，以免造成胸腰椎损伤。

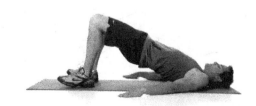

（四）腰背酸痛的日常护理

1. 正确的坐姿

生活中我们要时常注意自己的坐姿并且避免久坐，坐位时应保持胸部的直立挺拔，头不能歪，也不要长时间含胸驼背地坐着，工作一段时间后要起身活动，伸展背部和四肢。因为后腰支撑着人体绝大部分的重量，坐姿不正确会使脊椎受力不均，肌肉长时间被不对称地牵拉，就会造成下背部疼痛。

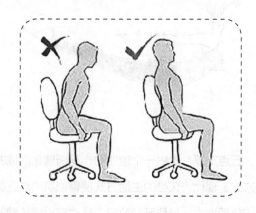

2. 正确的睡眠习惯

要想预防和缓解腰背疼痛，保持脊椎的正常生理曲度和脊椎不同节段受力均匀非常重要，尤其是在睡眠时，因此我们建议不要选择过于柔软的弹簧床垫，而是选择支撑力较好的记忆棉床垫或硬板床，腰背痛的女性朋友在睡觉时可以将一个小枕头放在腿下，这样能够在一定程度上解除腰椎的压力而缓解疼痛。

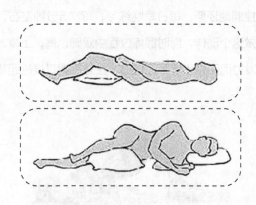

3. 避免弯腰过度

腰背疼痛的人有几个千万要注意避免的动作，比如仰卧起坐、仰卧抬腿和各种用手够触脚尖的动作（如弯腰系鞋带、立位体前屈）等，因为这些动作都会导致脊椎过度屈曲。需要系鞋带或拿重物时，我们要学会调动手臂、腰部和腿部的力量共同完成，而不是弯腰、直起这种完全依靠腰背部力量的方式，我们可以先弯曲膝关节蹲下，提起重物后腰腿部同时发力站起，这样可以避免腰部过度弯曲，减轻腰椎负荷，此外，提重物的时候，应尽量让两只手臂承受的重量基本相同，避免一边过重一边过轻导致脊柱受力不均。

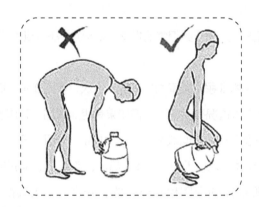

4. 腰背部的保暖

寒邪和湿邪最易引起或加重腰背疼痛，因为寒冷和潮湿会引起小血管收缩、肌肉痉挛，增加腰椎的压力。因此注意腰背部的保暖，避免受寒与受潮十分重要。生活中要避免淋雨受寒或久居湿地，睡觉、休息的地方要尽量保证温暖干燥，夏天不要贪凉，不要让冷气直吹腰部。

5. 适量的运动

无论跑步、骑车、倒退行走还是前面介绍的锻炼方法都能有效地增强腰背部肌肉的力度和柔韧性，为脊柱提供良好的支撑作用，预防腰背疼痛的发生。规律的运动也是保持体重的重要方法，腹部肥胖时腰椎的负荷增加，同时身体为了保持前后的平衡必然会使腰椎曲度加大，稳定性降低，腿部肥胖则会使行走过程中腰部负荷增加，因此每周要至少做3次运动。

《 第二节 》

温补肾阳，尿频遗尿不再有

一、肾阳虚为何会导致尿频遗尿

中医认为，肾阳是人体一身阳气的根本，对全身各脏腑组织起到温煦、推动的作用。

正常情况下，人体排尿的频率为白天3 ~ 5次，夜间0 ~ 1次。排尿次数会因为天气、出汗以及喝水情况有所不同，但如果有明显增加，就属于病态了。尿频有虚实寒热之别，尿液清长，夜间次数多者，为虚证、寒证，多是肾气、肾阳不足；小便黄赤短少，尿频尿急以白天为主，属于热证、实证，多为膀胱湿热。

中年女性出现遗尿的原因也是一样的。并且，先天禀赋不足，素体虚弱的女性，一般在小时候就有遗尿史，其在更年期阶段，出现遗尿的可能性会更大。

中年女性出现尿频遗尿，除了肾阳不足以外，还往往与自身阳虚的体质相关。

中医认为人的体质与性别也相关，女性属阴，更多地秉承了自然界的阴气。生理上有经、带、孕、产、乳，形体一般纤细柔弱、肌肤细腻、腠理疏松、性格文静温和，脏腑功能一般较弱，抵抗外邪的能力也较弱。

上述可见女性体质总的特点就是阳气少、阴气多，再加上年龄一过四十岁，身体开始走下坡路，肾精衰少，都会出现肾虚的表现，尤其是处于更年期的妇女，肾阳虚更为明显。并且，经过现代流行病学的大量调查，中年女性人群中属阳虚体质的人数确实是最多的。所以，许多女性到中年则出现怕冷怕风、抵抗力下降、浮肿、尿频等，此时就应当从阳虚体质的角度进行调理、保健与治疗。具体而言，阳虚体质是由于阳气不足、失于温煦，以形寒肢冷等虚寒现象为主要特征的体质状态。

1. 阳虚体质人群的表现及特征

【总体特征】一身阳气不足，以手足不温、畏寒怕冷等虚寒表现为主要特征。

【形体特征】面色偏白，肌肉松软不结实。

【常见表现】日常怕冷明显、手足不温、喜温喜热、精神不振、舌一般淡胖嫩、脉沉迟。

【心理特征】性格内向、沉静，喜欢安静。

【发病倾向】易患虚寒、痰饮、肿胀、泄泻等病症；感邪易从寒化。

【对外界环境适应能力】能耐受夏季，不耐冬季的寒冷；易感受风、寒、湿等邪气。

2. 阳虚体质人群的调理方法

阳虚体质的人群日常养生建议可多吃胡椒、辣椒、牛肉、羊肉等温阳之品，少吃雪梨、西瓜、荸荠等寒凉水果，也少饮绿茶。

二、中年女性如何防治尿频遗尿

从中医的角度看，肾司二便，尿频、遗尿皆与肾有关，所以对中年女性的尿频、遗尿问题，多通过温补肾阳的方法治疗和预防即可。

（一）防治尿频遗尿的药食两用之品

药疗不如食养，下面就介绍一些具有温补肾阳作用，可防治尿频、遗尿的药食两用之品。

1. 覆盆子

【性味】味甘、酸，性温。

【药用价值】补肾固精、缩尿止遗、养肝明目。可治疗肾虚导致的尿频遗尿；治疗女性白带清稀、宫冷不孕。

2. 核桃仁

【性味】味甘，性温。

【药用价值】滋补肝肾、强身健骨、补脑、温肺润肠。核桃果仁内含丰富的不饱和脂肪酸、蛋白质、维生素等成分，可营养大脑、促进细胞的生长、延缓脑细胞的衰弱进程、提高思维能力。

3. 板栗

【性味】味甘，性温。

【药用价值】补肾强筋、补脾健胃、活血止血。能防治高血压、冠心病、骨质疏松等疾病，是日常养生、抗衰老的滋补佳品。

4. 芡实

【性味】味甘、涩，性平。

【药用价值】益肾固精、补脾止泻、祛湿止带。治疗遗尿尿频、脾虚久泻、梦遗滑精、带下等病症。

5. 韭菜

【性味】味辛，性温。

【药用价值】韭菜的叶、种子及根部均可入药，具补肾壮阳、健脾暖胃等功效。

6. 羊肉

【性味】味甘，性温。

【药用价值】助元阳、补精血、补肺虚、益劳损。能够滋补强壮身体，也适合健康人冬季进补。羊肉能温补脾胃，用于治疗脾胃虚寒出现的反胃、畏寒怕冷等，或久病体虚、产后体弱出现的神疲乏力等病症；温补肝肾，用于治疗肾阳虚所致的腰膝酸软冷痛、尿频夜尿等；补血温经，用于治疗产后血虚宫寒所致的腹部冷痛，或月经失调、不孕。

7. 虾

【性味】味甘，性温。

【药用价值】补肾壮阳、产乳通乳、托毒。对肾阳虚衰引起尿频遗尿、性欲减退、腰膝酸软等，气血虚弱引起四肢无力、产妇乳汁不下、产后缺乳或无乳、皮肤溃疡、疮痈肿毒等症状，都有很好的防治作用。另外，虾皮和虾米中含有十分丰富的矿物质钙、磷、铁，可以满足人体对钙质的需要，磷有促进骨骼、牙齿生长发育、加强人体新陈代谢的功能。

8. 淡菜

【性味】味甘、咸，性温。

【药用价值】补肝肾、益精血、助肾阳、消瘿瘤、调经血、降血压。适用于高血压病、动脉硬化、中老年体虚、瘿瘤（甲状腺肿）、疝瘕，肾虚引起的腰痛、阳痿、盗汗、尿频、遗尿、带下色白量多等病症。

（二）防治尿频遗尿的食疗方

1. 山药益智汤

【配料】山药、益智仁、乌药各60克，猪脬1个，白醋、荬粉、盐各适量。

【制法】首先，将猪脬用清水清洗两次，然后放入锅中，烧水，翻动数次，水微微沸时把猪脬取出，再把猪脬两面的污物清除干净，去血水；将猪脬用清水再洗两次，加适量白醋和荬粉擦洗猪脬，去掉异味，再用清水洗干净；将猪脬翻转，用食盐搓擦内部，彻底去除异味，清水冲洗干净后放入锅中。前三味中药研磨成细末，用纱布包好，与处理干净的猪脬一起炖熟即可。吃肉喝汤，1日2次。

【功效】温补肾阳、固精缩尿。

2. 杜仲巴戟排骨汤

【配料】杜仲、巴戟天各30克，猪排骨300克，香叶、肉桂、茴香、盐适量。

【制法】将杜仲、巴戟天用水冲洗一遍，然后放入纱布包中，和洗干净的排骨一同放入锅中；加清水和香叶、肉桂、茴香、盐适量，炖煮2个小时。吃肉喝汤，1日1次。

【功效】温补肾阳、固精止遗。

3. 核桃巴戟炖猪脬

【配料】核桃仁30克，巴戟天30克，猪脬1个，盐5克。

【制法】将核桃仁、巴戟天洗净，猪脬用粗盐擦洗干净，用沸水烫过；将核桃仁、巴戟天放入猪脬中，置于锅内炖1小时，加盐调味。吃肉喝汤，1日2次。

【功效】温肾固阳、固精缩尿。

4. 金樱子酒

【配料】金樱子500克，白酒2000毫升，冰糖适量。

【制法】将金樱子洗净后置入干净的瓶子等容器中，然后加入白酒，浸泡，密封。放于阴凉干燥处贮存1个月。1日饮用1次，每次15～30毫升。

【功效】温肾助阳、固精缩尿。

5. 鸡肠螵蛸汤

【配料】鸡肠300克，桑螵蛸15克，盐适量。

【制法】将鸡肠剪开，用食盐搓擦、洗净、焙干、研成细末，备用；桑螵蛸洗净，放在砂锅内，加入清水；先用武火煮沸，再用文火煎熬40分钟；滤取药液，投入鸡肠末，搅拌均匀。当茶饮用，1日1次。

【功效】补肾止遗、涩精缩尿。

6. 山药芡实猪肾汤

【配料】猪肾2只，芡实80克，淮山药40克，陈皮10克，盐5克。

【制法】选鲜猪肾对半剖开，去净白色筋膜和臊腺，洗净；淮山药、芡实、陈皮分别用水浸透、洗净；将以上材料放入煲滚的水中，用中火煲3小时即可。佐餐，食肉饮汤。

【功效】健脾补肾、涩精缩尿。

7. 淡菜猪肉汤

【配料】猪瘦肉200克，淡菜50克，盐2克。

【制法】将淡菜、猪瘦肉煲汤，食用时加食盐调味即成。佐餐，食肉饮汤。

【功效】补肾缩尿。

8. 八宝荔枝饭

【配料】糯米200克，糖50克，食用油、荔枝干、山茱萸、枸杞子、蜜枣、山楂糕、葡萄干、松子、豆沙适量。

【制法】将糯米浸泡4小时以上，沥干水分；蒸笼布浸湿挤去水，将糯米均匀铺在上面，隔水大火蒸20分钟左右；取出蒸熟的糯米饭，加入白糖拌匀；荔枝干去壳取肉，山茱萸、枸杞子、松子、葡萄干冲洗一下，山楂糕切成丁儿，连同蜜枣一起放入抹上一点油的大瓷碗内，并按喜欢的样式排列好；铺上糯米饭，再铺豆沙，把剩余的糯米饭铺满碗内，压实；再次上蒸锅，大火蒸30分钟，取出饭碗，趁热倒扣在盘中。成品香甜软糯，可当主食，也可当点心食用，1日2次，适量。

【功效】补精血、益肝肾、止遗泄。

（三）穴位艾灸，补肾温阳保健康

艾灸具有温经散寒、温通气血、补虚助阳、扶阳固脱、消瘀散结、防病保健等功效。况且，艾灸有针、药所不及的独特疗效。

1. 艾灸选取的穴位

临床上，艾灸最擅长治疗阳虚的病症，遂用于中年女性肾阳不足所致的尿频遗尿，效果非常好。不过，想要达到治病防病的目的，选择合适的艾灸穴位也是很关键的。下面，介绍几个具有温补肾阳作用，可治疗尿频遗尿的穴位。

（1）气海

【定位取穴】在下腹部，前正中线上，当脐中下1.5寸。

【功效】气海是养生保健、强壮补虚的要穴之一，艾灸此穴可防治水肿、遗尿等病症。

（2）关元

【定位取穴】在下腹部，前正中线上，当脐中下3寸。

【功效】关元是养生保健、强壮补阳的要穴之一，可经常艾灸此穴位。艾灸此穴可治疗虚劳冷惫、小便

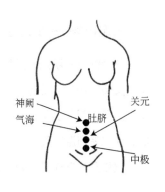

不利、尿频、尿闭等病症。

（3）中极

【定位取穴】在下腹部，前正中线上，当脐中下4寸。

【功效】利尿通经。艾灸此穴可防治小便不利、遗溺不禁、尿频、水肿等病症。

（4）命门

【定位取穴】在腰部，后正中线上，第2腰椎棘突下凹陷中。

【功效】命门是养生保健、强壮补阳的要穴之一，可经常艾灸此穴位，以补助命门之火。可防治遗尿、尿频等脏气虚寒等病症。

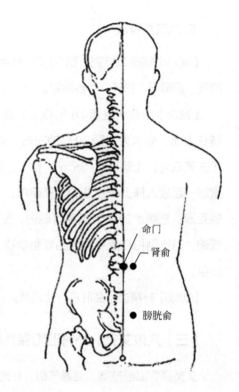

命门
肾俞
膀胱俞

（5）肾俞

【定位取穴】第2腰椎棘突下，旁开1.5寸处。

【功效】肾俞是养生保健、强壮补阳的要穴之一，可经常艾灸此穴位，以达到补肾壮阳的效果。可防治遗精、遗尿等泌尿系统疾病以及腰酸乏力、虚寒怕冷之症。

（6）膀胱俞

【定位取穴】在骶区，为横平第2骶后孔，按之有凹陷感，骶正中嵴旁开1.5寸处。

【功效】利尿通便。可防治小便不利、遗尿等膀胱气化功能失调病症。

2.温和灸——少火生气

艾叶性温，所治的多是虚寒病症，其中肾阳虚所导致的小便频数、清冷尤其适宜。艾灸的操作方法有很多种，日常保健，一般多选用艾条进行温和灸。温和灸属于艾条灸中悬起灸的一种，是将艾条燃着的一端与施灸部位的皮肤保持1寸左右距离，使患者有温热而无灼痛感的一种艾灸方法。

温和灸的操作要点如下。

施灸时将艾条的一端点燃，对准应灸的穴位或者患处，约距皮肤2～3厘米，进行熏烤，使局部有温热感而无灼痛为宜，一般每处施灸15分钟左右，如果怕冷严重者，可施灸30分钟，至皮肤出现红晕为度。艾灸温热刺激产生的热量能够经腧穴局部达到皮下甚至肌层，又可沿着经络传至更远距离，最终达到疏通经络气血、补虚助阳的功效。

3.隔盐灸——咸能入肾

隔盐灸是用纯净干燥的粗盐填平脐窝，上置艾炷施灸的方法，常用于治疗肾阳虚所致的尿频、小便不利、虚寒腹泻等，在泌尿生殖系统疾病方面的相关报道很多，也是日常养生保健的一种方法。

"咸入肾"，与艾的温阳作用相结合，并且一般取位于神阙穴（肚脐），所以隔盐灸比单纯的艾条灸补肾、温阳、散寒的功效更好，可以直接补肾益元气。由于隔盐灸具有回阳、救逆、固脱、温补下元的作用，其常用于治疗虚寒、阳虚重症，如阴寒腹痛、泄泻、霍乱、吐泻、痢疾、小便不通、尿频遗尿、四肢冰冷和中风脱证。

隔盐灸操作方法如下。

取仰卧位，暴露脐部。取炒制过的纯净干燥粗盐适量，纳入脐中，使与脐平。然后上置艾炷，点着尖部，令其缓缓燃下，至稍感烫热，即易炷再灸。一般每次灸3～5壮。

隔盐灸之所以选用肚脐来进行，是与此处独特的生理特性相关。脐，穴名"神阙"，为任脉循行之处，是经络之总枢，经气之会海，通达全身百脉。任脉为阴脉之海，调节阴经气血，主胞胎。且任、督、冲三脉一源三歧，均起于胞中，气血互相贯通，调节全身气血。现代研究表明，肚脐部位角质层薄，无皮下脂肪，筋膜与腹膜直接相连，而脐动脉又无胆固醇堆积，周围有许多小静脉连于门静脉和脐周静脉丛，这种结构有利于药物透过皮肤吸收。敷脐疗法是常用有效的中医传统外治法，将药物敷于脐中来达到治疗疾病的目的，艾灸肚脐也是脐疗法之一。

4.温灸器灸——方便安全

由于治疗尿频遗尿的穴位都集中在小腹部和后腰部，所以艾灸操作时往往是对两个部位的施灸，若长期手持艾条进行艾灸可能不太方便，我们可以运用一些工具进行辅助。这种利用专门工具施灸的方法叫做"温灸器灸"。

用灸器施灸，在我国已有悠久的历史，最古老的灸器是以某种物品来充当的，如瓦甑、苇管、铜钱、阴阳瓦、泥钱、灸板和灸罩。在古代医家制作灸器的启发下，现代已制成多种艾灸器皿。由于用温灸器施灸，可以较长时间连续地给人以舒适的温热刺激，且使用方便、安全，目前在医疗机构艾灸治疗与自身家庭保健中都广泛使用温灸器。

5.艾灸的注意事项

（1）专心致志，耐心坚持

施灸时注意力要集中，不要分散精力做其他事情，以免艾条移动，损伤皮肉。艾灸用于日常养生保健，需长期坚持，偶尔灸一下难以达到预期效果。

（2）防火

施灸时一定要注意防止艾条落火，尤其是用艾炷灸时更要小心，以防艾炷翻滚脱落，导致皮肤烫伤或衣物烧着。艾条灸结束后，可把艾条点燃的一端塞入直径比艾条略大的瓶内，以利于熄灭。

（3）注意保暖和防暑

因施灸时要暴露部分体表部位，在冬季要注意保暖，在夏天高温时要防中暑，同时还要注意调节室内的温度和开换气扇，及时换取新鲜空气。

（4）注意施灸时机

不要在饭前空腹或在饭后立即施灸；不要在醉酒或十分疲劳状态时施灸。

（5）循序渐进

初次使用灸法，要注意掌握好刺激量，先少量、小剂量，如用小艾炷，或灸的时间短一些，壮数少一些，以后再加大剂量，不要一开始就大剂量进行。

（6）注意施灸温度的调节

对于皮肤感觉迟钝的人群，艾灸时用食指和中指置于施灸部位两侧，以感知施灸部位的温度，做到既不致烫伤皮肤，又能收到好的效果。

（7）防止晕灸

晕灸虽不多见，但是一旦晕灸则会出现头晕、眼花、恶心、心慌、汗出，甚至晕倒的表现。出现晕灸后，先不要慌张，应立即停止艾灸，并躺下静卧，喝一点温的糖水或盐水后，再加灸足三里，温和灸10分钟左右。

（8）防止感染

化脓灸或因施灸不当，局部烫伤可能起疮，若产生灸疮，一定不要把疮搞破，如果已经破溃感染，要及时使用消炎药内服与外敷。

（四）穴位贴敷，防治尿频遗尿

针对中年女性尿频遗尿的问题，除了选择艾灸有关穴位达到温补肾阳、化气行水的效果，穴位贴敷也是日常可选择的保健方法之一。

穴位贴敷疗法，是以中医经络学说为理论依据，把药物研成细末，用水、醋、酒、蛋清、蜂蜜、植物油等调成糊状，或将中药汤剂熬成膏，或将药末散于膏药上，再直接贴敷穴位、患处（阿是穴），用来治疗疾病的一种无创痛穴位疗法。其机制主要表现在两个方面，首先是刺激穴位的药物，通过渗透、弥散、吸收等作用，通过"腧穴-经络"系统而产生局部与全身性的效应，提高机体的非特异性免疫力，以达到治疗疾病的目的；其次是经络系统的整体调节，经络在膏药的持续刺激作用下而产生的类似针灸和按摩等治疗效果，具有调节脏腑气血、平衡阴阳的作用。

穴位贴敷疗法是中医学传统外治方法之一，具有历史悠久、简单便捷、作用安全等特点，在治病、防病、强身等方面既可自立一门，又可补内治之不足。下面具体介绍几种适用于肾阳不足所致尿频遗尿的穴位贴敷方法。

1.缩泉法

【药物组成】益智仁6克，乌药6克，山药10克，覆盆子10克，金樱子10克，细辛3克，打粉，加醋调成膏状。

【贴敷方法】取气海、关元、肾俞等穴位，清洁穴位局部皮肤。取药膏一匙置于纱布上，包裹为直径约1.5厘米小饼，置于穴位上，以透气胶布固定。每次贴敷6～8小时，每晚1次，间隔1天贴敷，2周为一个疗程。贴敷期间注意观察局部皮肤有无发红、过敏、破损等现象，一旦出现不适要立即取下药贴。

【功效】健脾益肾、固精缩尿。

2.五倍子法

【药物组成】五倍子、何首乌各30克，研末。

【贴敷方法】取6克，用醋调敷，置于脐部，睡前用纱布覆盖，每晚1次，连用3～5天。

【功效】补肾固精、缩尿止遗。

3.四子温肾法

【药物组成】覆盆子、金樱子、菟丝子、五味子、仙茅、补骨脂、山茱萸、桑螵蛸各60克，丁香、肉桂各30克，研末装瓶备用。

【贴敷方法】每次6克，填入肚脐中，滴1～2滴工业乙醇或白酒后，外用暖脐膏固定，3天换药1次。

【功效】温补肾阳，固精缩尿。

4.硫黄法

【药物组成】生硫黄末50克，鲜葱根7个。

【贴敷方法】先将葱根捣烂，再与硫黄末拌匀，睡前置药于脐部，油纸覆盖，纱布固定，隔日1次。

【功效】补肾壮阳、缩尿止遗。

5.三伏贴

穴位贴敷通过中药和穴位的双重作用，达到补肾温阳、改善膀胱气化功能的效果，从而减少排尿次数和夜间遗尿的问题。在日常生活中，大家耳熟能详的三伏贴其实就是穴位贴敷疗法中的一种，因为在三伏天进行穴位贴敷，所以命名为三伏贴。患有阳虚尿频、遗尿的中年女性也适宜贴三伏贴，并且可以从整体上调理虚寒的体质。

三伏贴治疗哮喘、过敏性鼻炎等慢性呼吸道疾病，已经是现代医学认可的一项重要和规范的治疗手段，能起到调节免疫、改善肺功能、平喘止咳的效果。其次对疼痛性质疾病和阳虚怕冷病症，比如颈椎病、肩周炎、腰腿痛、风湿性关节炎、腹泻、尿频等具有遇寒加重特点的疾病也都可以起到很好的疗效。

一般来说，三伏贴的治疗疗程为连续贴敷3次，即3年，方能达到一个良好的，甚至治愈慢性病、疑难病的效果。

6.穴位贴敷的注意事项

① 进行穴位贴敷前需用酒精棉签清洁皮肤，以防感染。

② 中年女性体弱者，注意取穴不要太多，贴敷时间不要太久，并在贴敷期间注意有无不良反应。

③ 穴位贴敷治疗不宜空腹进行，贴药期间不宜吃生冷、海鲜、辛辣等刺激性食物。

④ 穴位贴敷后尽量减少剧烈运动与出汗，同时注意局部防水。

⑤ 穴位贴敷后如果出现局部皮肤微痒、烧灼感、潮红、色素沉着、轻微红肿、轻度水疱、轻微疼痛等反应，无需特殊处理；如果贴敷处有强烈烧灼感或针刺样剧痛，发红、起疱无法忍受，就要揭掉穴位贴。

⑥ 贴敷部位出现水疱或溃疡后，等皮肤愈后再行治疗。小的水疱一般不必特殊处理，让其自然吸收。大的水疱应以消毒针具刺破，排尽疱内液体，涂以碘伏等消毒，覆盖消毒敷料，防止感染。

（五）耳穴疗法，防治尿频和遗尿

针对长期被尿频困扰，甚至患有遗尿的中年女性，耳穴疗法不仅操作简单，对医学知识的要求不高，而且安全、无副作用。具体可选用的穴位有耳部的肾、膀胱、神经衰弱点、皮质下、神门、脾、三焦、脑点等穴位，可调节大脑及肾、膀胱等的功能，加强膀胱的约束，使肾气充盛，膀胱恢复正常的排尿功能，从而达到治疗尿频遗尿的作用。

耳穴疗法中最适宜日常保健的为耳穴压豆法，俗称"贴耳豆"，耳豆一般是由中药王不留行籽、小绿豆、圆磁珠等贴于0.6厘米×0.6厘米的小块胶布中央制作而成。

"贴耳豆"就是将耳豆贴在相应的穴位上，然后用两个手指对准耳穴贴紧并稍加压力，给予适度的揉、按、捏、压等动作，使其产生酸、麻、胀、痛等刺激感应，以达到治疗目的的一种外治疗法。该方法运用广泛，尤其是对于各种慢性疾病、美容瘦身以及小儿近视

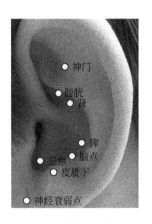

等的保健效果不错。它的好处在于可以在空闲的时候随时按压，从而对耳穴起到持续刺激作用，达到治疗和保健的目的。操作要点如下。

① 进行耳穴贴豆前，先根据病情选择1～2组耳穴。

② 进行耳穴探查，找出阳性反应点，并结合病症，确定主穴和配穴。

③ 正式压豆：用酒精棉球轻擦耳部皮肤进行消毒，然后左手手指托持耳郭，右手用镊子夹取制作好的耳豆，对准穴位紧贴皮肤压其上，并轻轻揉按3～5分钟。

④ 每次以贴压5～7穴为宜，每日按揉耳穴3～5次，每个穴位要按揉使其产生酸、麻、胀、痛等刺激感。

⑤ 隔2～3天换1次耳豆，两耳交替贴。

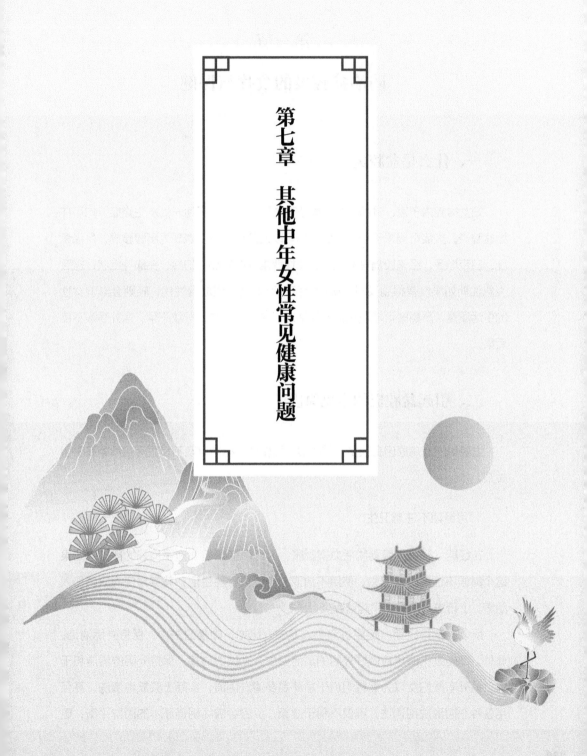

第七章　其他中年女性常见健康问题

防治盆腔炎的食疗与保健

一、什么是盆腔炎

妇女盆腔内子宫、输卵管及卵巢或其周围的组织，任何一处发生炎症，均可称为盆腔炎。炎症可局限于一个部位，也可以是几个部位。表现为腰酸腰痛、月经紊乱、白带增多、经来腹痛等症状，在急性期常伴有发热、怕冷、头痛等症状。盆腔炎急性期如果没有得到及时正确的治疗，可能会演变成慢性病，轻则会影响女性的生活质量，严重时可能发生输卵管粘连、输卵管积脓，导致不孕、宫外孕等不良后果。

二、引起盆腔炎的常见原因

盆腔炎的发病原因有很多，与年龄、性生活、感染以及不良生活习惯等有密切关系。

1.月经期不注意卫生

在经期，子宫内膜剥脱后血窦膨胀，为细菌的繁衍创造了良好的环境，如果这个时候不注意个人卫生，使用不洁卫生巾或进行性生活，就容易使病原菌侵入阴道，上行进入盆腔而引起盆腔炎。

所以，在月经期一定要讲究个人卫生，比如，勤换卫生巾，保持外阴清洁。此外，即便是平时也应做好外阴的清洁卫生，勤换洗内裤，保持外阴的清洁和干燥。另外有些妇女以为保持阴道干净就是多清洗阴道，实际上频繁地清洗，甚至用各种杀菌清洗剂清洗，不仅不利于健康，反倒会破坏阴道原本的菌群平衡，更容易导致盆腔炎。在临床上，不少慢性盆腔炎患者都有经常冲洗阴道的不良习惯。所以，如果不是因为疾病由医生建议进行阴道冲洗，一般情况下不要经常进行阴道冲洗。

2.性生活频繁，不加节制

频繁的性生活也是盆腔炎重要的致病原因。由于性爱次数过多，性器官经常兴奋，会造成盆腔持续充血，长此以往即可诱发慢性盆腔炎。

另外，在性生活之前忽视局部清洁，事前事后也没有及时清洁，甚至在经期进行性生活，这些不好的习惯都会导致外界各种细菌进入阴道，这些细菌会破坏阴道内正常的菌群平衡，造成病菌不断生长繁殖，甚至向上迁延，感染盆腔器官或组织而引起盆腔炎。所以，女性在性爱的过程中，一定要注意卫生，并且要有节制，经期严禁性生活。

3.反复流产，手术感染

多次人流也是诱发盆腔炎的主要原因。现在人流多为无痛人流，虽然减轻了痛苦，但导致有些年轻女性误以为人流手术并不可怕，因而在性生活中并未实施避孕措施，这样就很容易导致怀孕。

意外怀孕后，有些女性并无生小孩的计划，于是选择去做人流手术，多次人流会损伤机体，使抵抗力下降，术后不注意休息以及个人卫生，往往诱发盆腔炎。而有些女性因嫌正规医院人多、检查麻烦，同时不觉得人流手术是个多大的问题，往往在一些小诊所接受不规范、不安全的人流手术。一次不安全的手术就有可能导致盆腔炎。专家提醒，在无生育计划时一定要好好避孕，如果要做人流，一定要到正规的医院。

4.久坐不动

很多女性尤其是一些中年女性由于工作的需要，坐着办公时间较长，有时候一坐就是大半天。但是久坐不动，女性的盆腔静脉回流就会受阻，导致瘀血阻滞，引起盆腔炎症的发生。所以，经常坐办公室的女性，一定要定时起身走走，运动一下。下班后也可适当参加一些体育活动，如健步走、瑜伽等，同时也能舒缓一天的疲劳。

5.常穿紧身裤

经常穿紧身内裤或紧身牛仔裤会使阴道的分泌物聚积，若紧身裤为非棉质材质，透气性差，使得分泌物在湿闷环境中无法散发，会刺激外阴引起外阴炎，由外及内，又会诱发盆腔炎、尿道感染等。因此，女性朋友在选择内裤时一定要选择透气的棉质内裤，并且不宜过小过紧，外裤也亦宽松。即便穿紧身裤也不要经常穿。

三、盆腔炎有哪些表现

盆腔炎的临床症状因急性和慢性的不同而有区别。

（一）急性盆腔炎

急性盆腔炎最常见的症状是下腹痛和阴道分泌物增多，腹痛多为持续性，一般在活动或性交后加重。病情严重时可见寒战、高热、头痛、食欲不振等症。急性盆腔炎患者月经期可出现经量增多、经期延长等症；若盆腔炎形成盆腔脓肿可引起局部压迫症状，压迫膀胱可出现尿频、尿急、尿痛；压迫直肠可出现腹痛、频频欲便等症状。急性盆腔炎进一步发展可引起弥漫性腹膜炎、败血症、感染性休克，严重者可危及生命。

（二）慢性盆腔炎

急性盆腔炎若未及时彻底治疗，或因治疗不当导致久治未愈，病程迁延，就会转变成慢性盆腔炎。常见临床表现如下。

1.小腹疼痛

腹痛是盆腔炎最主要的表现，一般为无明显诱因（也可在同房后或月经前后）而出现的持续性疼痛，有时可有阵发性加重，这多与盆腔脓肿有关。疼痛往往会出现放射痛，如向腰背部或大腿侧发射。腹痛症状常在劳累、性交后及月经前后加剧。

2.经带异常

盆腔炎会导致妇女出现月经不规则，尤其中年女性尚未绝经之时会导致月经紊乱，常表现为月经提前、错后，或月经量少、有异味。盆腔炎由于炎性反应，会出现白带量多，或清稀或浑浊，有异味。

3.泌尿、生殖系统疾病

盆腔炎病情严重了会引起盆腔炎性包块，若包块形成可压迫膀胱或直肠，引起肛门坠胀、尿频等一系列并发症状。更甚者炎症反复发作，还可导致月经失调、带下、不孕、输卵管妊娠（宫外孕）等疾病，严重影响妇女的身体健康。

4.其他异常表现

由于盆腔炎病程长、反复发作以及有诸多临床不适，导致很多女性朋友心烦气躁，出现精神不振、失眠等神经衰弱症状。

四、中医对盆腔炎的认识

中医认为盆腔炎多由经期、产后或同房时，寒、热、湿、毒之邪内侵胞宫，再加上患者素体虚弱或机体原本就有血瘀、气滞等病机，内外合邪蕴积于冲任胞宫所致。由于虚实夹杂，故病势缠绵难愈。

五、盆腔炎的食疗与防治

（一）盆腔炎的食疗

1.盆腔炎吃哪些食物对身体好

① 若兼有带下量多、色黄，或伴有发热症状，可食用具有清热作用的食物，如赤小豆、绿豆、冬瓜、扁豆、马齿苋等。

② 若兼有腹胀或腹痛，气滞血瘀之症，可食用具有活血、理气、散结之功效的

食品，如山楂、桃仁、果丹皮、橘核、橘皮、玫瑰花、金橘等。

③ 如体弱，营养匮乏，应适当补充营养，多吃高热量、高蛋白且易消化的食物，如各种瘦肉、豆制品、动物肝脏、鱼类、甜瓜、燕麦等。

④ 患者平时还应多饮水，可配合半流质饮食，如米汤、果汁等。

2.盆腔炎最好不要吃哪些食物

① 少食生冷之物如冷饮以及存放在冰箱内的葡萄、梨等水果。

② 因盆腔炎患者病性属热居多，如出现带下黄稠、口苦、身热等症者，食用温热食物犹如火上浇油，所以忌食煎烤、辛辣、刺激性食物，如酒、浓茶、咖啡、辣椒、狗肉、羊肉、龙眼肉、人参、鹿角胶等。

③ 油腻之物往往会引起食欲下降，影响脾胃功能，阻碍营养物质的吸收，导致体质下降，所以，盆腔炎患者亦不可总吃油腻食物。

3.盆腔炎的食疗方

（1）苦菜莱菔汤

【配料】苦菜100克，青萝卜200克（切片），金银花20克，蒲公英25克。

【制法】将金银花、蒲公英入药包，与苦菜、青萝卜共煎煮，去药后吃萝卜喝汤。每日1剂。

【功效】清热解毒。能抑制各种炎症。

（2）银花冬瓜仁蜜汤

【配料】冬瓜子仁20克，金银花20克，黄芩10克，蜂蜜50克。

【制法】先煎金银花、黄芩，煎煮20分钟，去渣取汁，用药汁煎冬瓜子仁，15分钟后兑入蜂蜜即可。每日1剂。

【功效】清热解毒。消除炎症，缓解腹痛、带下异常等病症。

（3）生姜大枣粥

【配料】鲜姜12克，大枣6枚，粳米90克。

【制法】将鲜姜洗净后剁成碎末，加入大枣、粳米煮粥。可作为早、晚餐食用。

【功效】温里祛寒、健脾益气、温经止痛。可缓解盆腔炎引起的腹痛、月经不调等症。

（4）双皮汤

【配料】葫芦皮50克，冬瓜皮30克，大枣5枚。

【制法】将上述三味共加水400毫升煎煮，煎至150毫升左右，去渣留汁。饮用，每日1剂。

【功效】清热利湿、止带。可缓解盆腔炎兼有带下量多之症。

（5）黑芝麻茯苓粥

【配料】黑芝麻6克，茯苓20克，粳米90克。

【制法】将茯苓切碎，放入锅内煎煮20分钟，再放入黑芝麻、粳米文火煮至米烂成粥即可。每日2次，早、晚餐食用，连服15天。

【功效】健脾益肾、化湿止带。

（6）山药粥

【配料】鲜山药120克，粳米60克。

【制法】将山药洗净切成片，与粳米共同煮成粥。每日2次，可作为早、晚餐长期食用。

【功效】健脾益气、增强免疫力，可防治盆腔炎。

（7）桃仁饼

【配料】面粉、桃仁适量。

【制法】桃仁研成细末与面粉充分拌匀，用沸水和后冷却，揉成长条形，用刀切段，每段约30克，擀成圆饼，在平底锅上烤熟即可。早、晚餐随意服食。

【功效】理气活血、散瘀止痛。适用于盆腔炎兼见腹痛等症，可缓急止痛。

（8）青皮红花茶

【配料】青皮10克，红花10克。

【制法】将青皮与红花同入锅中，加水浸泡30分钟，煎煮30分钟，过滤、去渣、取汁即成。代茶饮。

【功效】理气活血、消肿止痛。

（9）荔枝核蜜饮

【配料】荔枝核30克，蜂蜜20克。

【制法】将敲碎的荔枝核放入砂锅中，加水浸泡片刻，煎煮30分钟，去渣取汁，趁温热兑入蜂蜜，搅拌均匀，即可。早晚分服。

【功效】理气、利湿、止痛。适用于慢性盆腔炎兼有小腹疼痛、胸闷不舒、心情抑郁、带下量多等症者。

（二）预防盆腔炎的经络按摩法

除了以上为大家介绍的食疗方，还有很多简便易行的方法也能够预防盆腔炎，如在中医理论指导下的经络按摩，下面就给大家介绍一种循经按摩法来防治盆腔炎。（第七章视频）

第七章视频

1.准备

取坐位，双脚与肩同宽，双手掌上下重叠，一手掌心置于小腹部。闭目，呼吸调匀，静坐1～2分钟。

2.揉按肾俞穴

双手叉腰，拇指按在左右两侧肾俞穴（脊柱两侧，脊柱旁开1.5寸平脐的位置）上，拇指用力揉按肾俞穴1分钟。可温补肾阳、强腰壮骨。

3.推擦腰骶

将双手掌分别放在后腰部两侧，四指朝下，掌跟用力反复自上而下推擦腰骶部1分钟，以腰部发热为佳。可强腰健肾，活血通络。

4.按揉下腹

右手在下，左手掌心叠放在右手手背上，右手掌心放在下腹部，适当用力顺时针揉擦50次，再逆时针揉擦50次，以腹部发热为佳。可益气壮阳、调经止痛。

5.按揉中脘穴

以右手拇指按揉中脘穴（胸骨体下缘与肚脐连线的中点）上，适当用力揉按1分钟。可疏肝和胃、理气健脾。

6.按揉关元穴

以右手拇指放在关元穴（肚脐下四指宽的距离）上，适当用力揉按1分钟。可益气壮阳、调理气机。

7.点按内、外关穴

将一手中指和拇指同时放在对侧的外关穴（腕背横纹中点向上三指宽处）和内关穴（掌侧，腕横纹中点上三指宽处）上，两指对合用力点按穴位1分钟。左右交替进行。可和胃理气、镇静安神。

8.按揉足三里穴

将一手中指指腹按压同侧足三里穴（屈膝，外膝眼下四横指处），适当用力按揉1分钟。两侧交替进行或同时进行均可。可补脾健胃、调气和血。

9.揉按三阴交穴

坐位，自然屈膝，将左（右）脚平放在对侧膝盖上方，内踝向上，将拇指指腹按压三阴交穴（小腿内侧，内踝尖向上四横指处），适当用力揉按1分钟。两侧交替进行。可镇静安神、调经止痛。

10.搓足心

坐位，自然屈膝，将左（右）脚平放在对侧膝盖上方，内踝向上，以右（左）手掌心反复搓擦足心，以足心发热为度。两侧交替进行。可镇静安神、通关开窍。

（三）辅助治疗盆腔炎的中药热敷法

1.粗盐热敷法

【盐包制作方法】取粗盐700克，茴香50克，花椒50克。用粗布制作长25厘米，宽15厘米的袋子，将三种配料装入布袋后，封口。放入蒸锅蒸20～30分钟，也可在微波炉中加热3～4分钟，取出使用。

【使用方法】加热好的药包温度以手感稍烫为宜，注意不可太烫，以免烫伤皮肤。仰卧位，用毛巾包裹药包，放在小腹上，药包上面可覆盖毛巾，以减少热量散失。每天早晚各一次，每次热敷20～30分钟。

【功效】温里祛寒、活血、消肿止痛。热敷能改善血液循环，缓解组织粘连，改善局部营养，而且热敷小腹部还可以促进肠道蠕动，促进炎症吸收，对盆腔炎、输卵管粘连、痛经、宫寒等妇科疾病有很好的辅助治疗作用。

2.中药包热敷法

【药包制作方法】野菊花、蒲公英、败酱草、栀子、龙胆草、大血藤、赤芍、丹参各等份，共研细末，装入布袋中，封口，蒸煮20～30分钟，取出使用。

【使用方法】将加热好的药包用毛巾包裹，手摸微烫为度，放在肚脐或小腹部热敷，药包上面可覆盖毛巾，以减少热量的散失。一日两次，每次20～30分钟。

【功效】清热燥湿、活血止痛。

（四）运动疗法

中年女性运动量逐渐减少，体质逐渐变差，这也是产生各种疾病的一个主要因素。适当运动既可强身健体，又可防治疾病。给大家介绍一种简单易行的运动方法——仰卧起坐，仰卧起坐是一种可以增强躯干肌肉力量和伸展性的练习方法，既能很好地锻炼腹肌，也是防治盆腔炎等妇科疾病的辅助方法。

具体方法为仰卧位，双腿伸直并拢，两手上举，利用腹部肌肉的收缩，上身抬起成坐姿，上体继续前屈，两臂向前两手触脚面，然后还原成坐姿。简单的动作重复进行。建议10个为一组，一次三组，每天可早晚各一次。

通过仰卧起坐，使腹部肌肉收紧，可以更好地保护好腹腔内的脏器。同时，做仰卧起坐可以刺激腹股沟的血管，加速血液流动，治疗和缓解盆腔炎。

做仰卧起坐时注意调理呼吸。仰卧时吸气，屏气收腹、上体抬起，做屈体动作，当上体抬起至腹部有胀感时，快速呼气，向前引体双手触足完成动作。

此外，特别强调，经期不可做仰卧起坐。如经期做仰卧起坐可能使经血从子宫腔逆流入盆腔，子宫内膜碎屑若随经血内流至卵巢，就会形成囊肿。另外，剧烈活动、抓举重物、腹部挤压等都可引起卵巢破裂，不但不能预防疾病反而会加重病情。

六、女性特殊时期的盆腔保健

女性一生有五个特殊时期需要特别注意，即经期、孕期、围产期、产褥期、更年期。这五个时期，女性的身体抵抗力较差，容易受到疾病的困扰，尤其是盆腔炎，常常趁机而入。这五个时期女性要做好盆腔保健。

（一）经期

经期是指月经的周期，一般为28天。在经期尤其要注意个人卫生，使用合格卫生用品，勤换卫生巾，保证外阴清洁。另外经期严禁房事，经期性交容易将细菌带入阴道内，且细菌在阴道内极易滋生、扩散，感染子宫内膜，甚至可累及输卵管和盆腔器官，引起盆腔炎。

（二）孕期

孕期就是指怀孕的时期。在孕期可以说是一人饮食两人吸收，饮食上应该加强营养，防止贫血。同时增强体质，适当参加体育锻炼。值得注意的是孕期在用药时一定要遵医嘱，切不可擅自用药，以免影响胎儿的正常发育。

（三）围产期

围产期是怀孕28周到产后1周。在整个围产期，孕妇应避免剧烈运动，避免劳累，以减少出血、防止感染。

（四）产褥期

产褥期就是我们俗称的"月子"。这是妇女产后重要的一个恢复阶段，这段时间内，要注意身体的恢复，防止感染。对此，需要注意个人卫生，常换内衣，保持心情舒畅，进行适当的身体活动，注意阴部清洁，避免恶露瘀滞。

（五）更年期

更年期是指卵巢功能从旺盛状态逐渐衰退到完全消失的一个过渡时期。这段时期，多会表现出失眠、多梦、盗汗、潮热等症状，有时心情极度烦躁，还有的会出现腰酸背痛等现象。这段时间内的女性可适当多增加人际交往，多与人交流沟通，保持心情舒畅，适当增加体育锻炼。

《 第二节 》

带下病的食疗与保健

一、什么是带下病

女性自青春期开始以后，或多或少都有些白色分泌物从阴道溢出，即白带。白带通常是白色或透明的黏液状物体，它是由脱落的阴道上皮组织、白细胞、微生物等组成。如果白带分泌过多、过少，或色质异常，并伴有其他不适症状，则为白带异常，统称带下病。

二、带下病是怎样形成的

带下病常见于各种妇科常见疾病中，如生殖器官的炎症、内分泌功能紊乱、子宫黏膜下肌瘤、宫颈癌等。当然，其他原因也可引起带下病，如不洁性交或过多生育，经期不卫生等。带下病是妇科疾患中最为常见的疾病，因此也有"十女九带"之说。

三、辨带色识病

白带常常可以帮助女性及早发现疾病的蛛丝马迹，当白带出现量、色、味的改变时，就预示着发生疾病了。那么，从颜色上来讲，哪些疾病可以从白带上反映出来呢？它们又具有什么特点呢？

1.白色

如果白带呈白色糊状、凝乳状或豆腐渣样，若有阴道或外阴瘙痒，则常常提示有霉菌感染，即霉菌性阴道炎。

2.灰白色

如果白带呈灰白色，稀薄，均匀一致，有鱼腥臭味，则提示可能有细菌性阴道病。

3.黄色

如果白带呈黄色糊状或凝乳状，伴有尿骚味或外阴瘙痒，特别是绝经后的女性，因为盆底肌松弛导致不同程度的漏尿，碱性的尿液中和了阴道的酸性环境，引起阴道黏膜损伤，破坏了阴道的自洁系统，导致阴道炎时常发作，白带经常呈黄色。

4.褐色

如果白带呈褐色，一般提示阴道内有少量出血，因为少量的血流出速度慢，所以会停留在阴道壁上被氧化，从鲜红色变为褐色。特别是同房后出现的褐色白带，则要考虑是否有宫颈糜烂、宫颈息肉或宫颈癌等。

5.淡红色

如果白带呈淡红色的洗肉水样，且有恶臭味，则要警惕是否为子宫内膜癌或输卵管癌等肿瘤疾病引起。

综上所述，白带异常往往是妇科疾病的信号，如果不治疗或延误治疗，可能会导致宫颈炎、子宫内膜炎和盆腔炎，严重时还会引起不孕或宫外孕，所以，一旦出现了白带异常，首先自己要重视，要会自我观察，发现问题一定要及时就医。

四、健康生活防治带下病

带下病的防治还需要从饮食起居等方面进行调理，只有保证健康的生活方式，才能更好地预防疾病，同时有利于疾病的康复。

（一）饮食护理

饮食以清淡、易消化、富有营养之品为宜。忌食辛辣、油腻、煎烤食物。少吃生冷食物，例如蛤类、蟹、黄瓜、冬瓜、丝瓜、莲藕、水梨、西瓜等。

（二）情志护理

有些女性朋友因患带下病长时间不愈，又难以启齿，往往心情不悦。而中年女性由于生理变化的特点，处于更年期前后，时常出现或抑郁或烦躁等不良情绪，经常处于这些不良情绪中，则会导致身体功能发生明显变化，造成新陈代谢紊乱，出现各种妇科疾病，所以保持愉悦的心情，才能更好地防止疾病的发生，或有利于疾病的治疗。

（三）健康起居

1.防劳累，节房事

要劳逸结合，不要过度疲劳；房事节制有度。防止耗伤精力。

2.穿着舒适

不穿紧身兜裆裤，内裤更须宽松、透气，并以棉制品为宜，忌穿化纤内裤或透明裤。内裤单独清洗并在阳光下晾晒，不能阴干，防止有害物质滋生。

3.适当运动

避免长时期保持坐位姿势，适当运动，以促使盆腔血液循环顺利。

4.保持外阴清洁

外阴要时常保持清洁、干燥，不用热水烫洗，每周用温水清洗2～3次即可。即便是患有带下病也要遵医嘱使用外洗药物，不要随便使用护阴液擦洗。清洗会阴部的用具应清洁，专人专用。提倡淋浴，忌盆浴。

5.注意经期卫生

行经期间勤换卫生巾，勤换内裤，平时尽量不用护垫，以免潮湿，加重炎症。

6.治疗原发疾病

遵医嘱，积极给药治疗。如阴道炎患者，应连续复查三个月经周期，直至痊愈为止。

五、带下病的饮食调理

女子得了带下病以后，除中西医的治疗之外，还可以通过各种食疗方防治带下病。中医认为带下病发生的原因主要是脾虚肝郁、湿热下注，或肾气不足、下元亏损。致病因素不同，临床表现不同，平时应该对症选用食疗方。

（一）带下病的食疗方

1.莲子乌鸡汤

【配料】乌鸡1只，香菇50克，莲子100克，豇豆芽150克，葱、姜、盐、料酒、鸡精适量。

【制法】将宰杀后的乌鸡清除内脏，去爪，洗净，投入开水锅中焯一下捞出，剁成小块，香菇去蒂，切成片。将鸡块、莲子、姜片、葱段放入锅中，加水炖煮，开锅后加入适量盐、料酒，炖煮到鸡肉软烂，加入香菇煮沸，加豇豆芽及少许鸡精即可服用。

【功效】乌鸡可补益肝肾、养阴益气、退热调经。莲子有养心益肾、补脾涩肠等功效。豇豆可健脾利湿、清热解毒。莲子乌鸡汤用以治疗白带过多，兼有心悸失眠、崩漏、糖尿病等病症。

2.扁豆山药粥

【配料】白扁豆50克，山药100克，糯米100克，冰糖25克。

【制法】将白扁豆洗净，切末；山药刮皮切丁；糯米淘洗干净。锅内加水煮沸后，下糯米、白扁豆、山药煮至黏稠，再放入冰糖和匀即可食用。

【功效】白扁豆健脾化湿、利尿消肿、清肝明目。山药益气养阴、补脾肺肾。

扁豆山药粥专治白带过多之症。

3.白果乌鸡汤

【配料】白果6克，莲肉15克，粳米50克，乌骨鸡1只。

【制法】先将白果、莲肉研成细末，放入鸡膛内；再加入米、清水，慢火煮熟。肉熟烂后即可。食肉饮粥，日服2次。

【功效】补肝肾、止带浊。适用于白带清稀兼有下元虚惫，如腰膝酸痛、下肢不温等症。

4.莲子墨鱼猪肉汤

【配料】干莲子90克(去心)，干墨鱼90克，鲜猪肉100克，盐适量。

【制法】将干墨鱼洗净，与干莲子、鲜猪肉一起放入锅中，加适量食盐。用武火炖熟后文火再熬15分钟即可食用。食肉饮汤，每日2餐，连服3天。

【功效】莲子能补脾益胃、涩精止带；墨鱼能补肝肾、滋阴养血；鲜猪肉能滋阴润燥、补血。诸食配伍，不但味美，而且可在固涩止带、健脾益气之基础上养阴补血。

5.芡实核桃粥

【配料】芡实粉30克，核桃仁15克，红枣7枚，糖适量。

【制法】先将核桃仁打碎，红枣去核。芡实粉用凉开水打成糊状，放入滚开水中搅拌，再入核桃、红枣，煮成粥，加糖食用。每日1次，可作点心，可作早餐。

【功效】益气温肾、祛湿止带。适用于带下病而见带下量多、秽浊色白者。

6.山药羊肉粥

【配料】羊肉500克，山药50克，生姜、葱少许，胡椒、食盐等适量。

【制法】把羊肉切片放入适量沸水中汆去血水，将山药用清水洗净切片，与羊肉同煮，加入葱、姜和调料，大火烧沸后，再以小火炖至熟烂，即可食用。

【功效】补脾益肾、温中暖下。羊肉温肾益精，山药健脾益气。此食方适用于带下量多、色白，兼见手脚不温、大便清稀者。

7. 芡实糯米鸡

【配料】芡实50克，莲子50克，乌鸡1只，糯米100克，调味品适量。

【制法】将乌鸡去内脏，洗净，将莲子、芡实、糯米放入鸡腹中，用线缝合后，放在砂锅内，加水适量，大火煮沸后，用小火炖烂熟，加以调味品即可。分次酌量食用。

【功效】健脾补肾、除湿止带。此方适用于带下量多、色白清稀、兼见大便清稀者。

8. 马齿苋炖鸡煲

【配料】乌鸡250克，马齿苋、甜菜各100克，葱花、姜末、猪油、酱油、料酒、盐、香油适量。

【制法】将鸡肉洗净切块后放入砂锅中，加清水煮成七成熟，鸡汤备用。炒锅加热后放入少许猪油，烧至九成热，下葱花、姜末爆香，加入鸡块炒香，加入酱油、料酒、盐，最后加入鸡汤，用大火煮沸倒入砂锅中，加盖小火煎煮至鸡肉熟烂，加入甜菜、马齿苋，煮沸，淋入少许香油即可食用。

【功效】马齿苋清热解毒、利湿止痢。甜菜清热解毒、祛瘀止血、止痛。马齿苋炖鸡煲专治赤白带下、带下量多、色黄或白、稠浊、有臭味，或伴有腰腹坠痛、外阴瘙痒、小便黄热等症。

9. 茯苓车前粥

【配料】茯苓粉、车前子各30克，粳米60克，白糖适量。

【制法】用纱布将车前子包好，水煎煮半小时，去药留汁，加入粳米煮粥，粥成时加入茯苓粉、白糖适量稍煮即可。可每日服用。

【功效】利水渗湿、清热解毒。此食方适用于带下色黄、量或多或少，或有异味，兼有外阴潮湿、瘙痒等症。

（二）食疗小偏方

1. 治疗白带过多

① 鲜马齿苋60克洗净捣烂滤汁，生鸡蛋2枚，去蛋黄，将蛋白加入马齿苋汁

搅匀，开水冲服，每日一次。

② 冬瓜子30克捣烂，加入开水中，加30克冰糖，溶化后顿服，早晚各一次。

③ 白果仁10粒，冬瓜子30克，加两碗清水煎煮，煎成一碗的量即可，放温服用。

④ 白扁豆适量，炒熟后研成粉末，每次16克，米汤送服，一日两次。

⑤ 杜仲60克，薏苡仁50克，猪肾一对。杜仲煎煮15分钟，去药渣，加入薏苡仁，和洗净切碎的猪肾同煮，分数次服用。

以上5个小偏方，具有祛湿止带的作用，专治白带过多。

2.治疗赤白带下

① 白果仁、莲子肉各9克，乌骨鸡肉60克(一般鸡也行)，米酒30克，炖熟吃，每天一次。

② 黑木耳焙干研末，以红糖水冲服，每次6克，一日两次。

③ 向日葵茎或根、荷叶各12克，红糖适量。以水三碗，煎向日葵茎或根、荷叶至半碗，加红糖溶化或熬化成糖浆即成。一日两次，饭前空腹饮下。

（三）带下病茶饮方

1.茯苓菟丝子茶

【配料】茯苓15克，菟丝子、芡实各10克，枸杞子10粒。

【制法】将上述所有材料放入杯中，冲入开水，加盖闷泡约15分钟后饮用。

【功效】茯苓能利水渗湿、健脾胃，可增强机体免疫功能。枸杞子、菟丝子可滋补肝肾。芡实益肾固精、去湿止带。任何类型的白带异常者都适宜饮用。容易上火、阴虚火旺者不宜饮用。芡实性质较固涩收敛，大便干结者不宜食用。一般人也不适合一次食用太多。

2.冬瓜子茶

【配料】冬瓜子15克。

【制法】将冬瓜子放入砂锅中，倒入适量清水，大火烧沸后小火煎煮约20分钟后饮用。

【功效】本茶饮具有清热利湿的功效。湿热型白带增多者适宜饮用，这类人常见症状有白带量多、色黄白、质黏腻、有臭味等。脾胃虚寒及便溏者不宜饮用。

3.白菜绿豆饮

【配料】白菜根茎1个，绿豆芽30克。

【制法】将白菜根茎、绿豆芽洗净，一同放入锅内，加水适量，大火煮沸后，改用小火熬15分钟，去渣，待凉装入罐中，代茶频饮。煎好后尽快服用，防止变质。

【功效】清热解毒、利湿止带。

六、带下病的中医保健方法

（一）卵巢保养防治带下病常用穴位

卵巢是女性重要的性器官，主要是产生卵子，并分泌雌激素，雌激素可以促进和调节女性的生殖器官发育，中年女性卵巢逐渐衰老，加之生活的压力，都会使卵巢的功能降低，内分泌失调，出现各种妇科疾患。卵巢保养既能调节雌激素分泌，防治带下病，又能美容养颜，使中年女性从内到外重塑自我。

卵巢保养多以艾灸为主，艾叶性温，味苦，自古为妇科主药。适用于虚寒腹痛、崩漏下血、月经不调、带下病及皮肤瘙痒等，可温气血、通达经络、治疗各种寒痛证，增强人体免疫力。艾灸方法可用艾条悬灸，也可隔姜灸或隔盐灸。常用穴位如下。

1.神阙

【定位取穴】神阙穴即肚脐。

【功效】调和气血、调补冲任。使宫腔功能得到保养和维护，促进女性生殖器官的发育，可以防治带下病。

2.水分

【定位取穴】脐上1寸，前正中线上。

【功效】调冲任、行气血。可缓解带下病所致小腹疼痛。

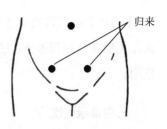

3.归来

【定位取穴】下腹部，当脐中下4寸，当前正中线旁开2寸。

【功效】活血化瘀、调经止痛，防治带下病以及月经不调、卵巢炎、泌尿系统疾病。

4.关元

【定位取穴】前正中线上，脐下3寸。

【功效】补肾益气、温阳固脱。防治带下病，兼见月经不调、痛经、崩漏及阴挺（子宫脱垂），还能缓解妇科病表现出来的小腹疼痛、小便异常等症。

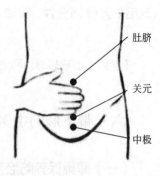

5.中极

【定位取穴】下腹部，当脐中下4寸。

【功效】补肾气、利膀胱、调任脉。能增强腹部肌纤维的弹性，增强生殖和泌尿系统的功能，并可防治带下病见月经不调、崩漏等。

6.子宫

【定位取穴】在下腹部，当脐中下4寸，中极旁开3寸。

【功效】调经理气、升提中气。防治带下病伴子宫下垂、月经不调、痛经等症。

（二）按摩治疗白带异常的常用穴位

白带异常多与子宫及其附件功能异常有关，穴位按摩防治带下病所取的穴位，多与调理子宫及其附件的功能有关。常取的穴位有带脉、气海、关元、地机、三阴交、肾俞、子宫、太冲等。（第七章视频）

1.带脉

【定位取穴】在第11肋骨游离端直下，与肚脐水平线交点处。

【按摩方法】侧卧位，两手中指分别按于两侧带脉穴处，顺时针方向按揉2分钟，以有酸胀感为度。

【功效】健脾利湿、调经止带。治疗白带过多、白带气味腐臭伴月经不调、腰背无力等症。

2.关元

【定位取穴】当脐下3寸。

【按摩方法】仰卧位，用食指或中指顺时针方向按揉关元穴2分钟，再点按半分钟，以局部有酸胀感为度。

【功效】益气固本、强身保健。治疗白带异常，兼见月经来潮前腹痛、腹胀、腹泻及闭经、不孕、遗尿等。

3.子宫

【定位取穴】在下腹部，当脐中下4寸，向外旁开3寸。

【按摩方法】取坐位或仰卧位，用双手拇指或食指中指按于两侧子宫穴，顺时针方向按揉约2分钟，点按半分钟，以局部感到酸胀并向整个腹部放射为好。

【功效】调经理气、益气升阳。治疗白带异常，兼见痛经、月经不调、崩漏等病症。

4.气海

【定位取穴】位于腹正中线脐下1.5寸。

【按摩方法】采用仰卧的姿势，按摩气海穴时，可以右掌心紧贴于气海的位置，按照顺时针方向分小圈、中圈、大圈，按摩100～200次，然后再以左掌心逆时针方向按摩100～200次，按摩出热感即有效果。

【功效】益气助阳、调经固经。治疗妇科白带

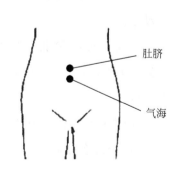

肚脐

气海

异常，兼月经不调、子宫脱垂等病症。

5.三阴交

【定位取穴】小腿内侧，内踝尖上3寸，胫骨后缘。

【按摩方法】按住三阴交穴位，分别顺时针、逆时针各旋转100下，然后再点按，即按下之后停留3秒然后再缓缓放松，重复点按3～5分钟。

【功效】三阴交穴为妇科常用穴位，能活血调经、调节肝脾肾经络气血运行，对各种妇科疾患具有很好的调养作用，尤其是带下、月经不调以及更年期综合征等。

6.肾俞

【定位取穴】在腰背部，第2腰椎下旁开1.5寸，左右各一，与肚脐平齐。

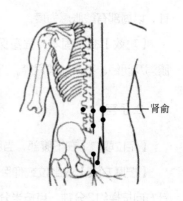
肾俞

【按摩方法】用拇指或中指顺时针按揉肾俞穴100～200次，以酸胀为度。也可以他人相助，搓热掌心放于肾俞穴，上下或顺时针擦动，自觉穴位自内向外发热为度。

【功效】补肾助阳、调节生殖系统功能。防治带下病，并对月经不调、耳鸣、腰痛、精力减退等症都有很好的治疗作用。

7.太冲

【定位取穴】在足背，第1、第2跖骨间，跖骨结合部前方凹陷中，或触及动脉搏动处。

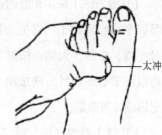
太冲

【按摩方法】用拇指指腹揉按太冲穴，有酸胀感为宜，可两侧同时揉按也可交替进行，各揉按1分钟左右。

【功效】清热利湿、通络止痛。治疗带下，兼月经不调、痛经等病症。

8.地机

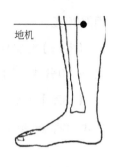

地机

【定位取穴】位于小腿内侧，由膝下胫骨内侧凹陷中向下3寸。

【按摩方法】食指或拇指指腹点按地机穴及其周围，寻找最敏感点，由轻及重地按压敏感点，以能忍受为度。坚持按压1分钟，每天进行1～2次。

【功效】健脾渗湿、调经止带。治疗带下量多、清稀，兼见疲乏无力、面色淡白等症。

（三）艾灸防治带下病

带下病常见脾虚湿滞型、肾阳虚衰型以及湿热下注型。针对艾灸防治带下病，以前两个证型为宜，而湿热下注型因本有热故不再适合艾灸治疗。艾灸防治带下病，可让患者取适宜体位，术者右手如持笔写字状拿艾条，使艾条与局部皮肤成45°角，将艾条的一端点燃对准穴位处，点燃的艾头与皮肤的距离约1寸，以局部温热、泛红但不致烫伤为度。于每穴施艾条温和灸15分钟，每日1次，连续10次1疗程。具体分型施灸取穴如下。

1.脾虚湿滞型

（1）症状特点　带下色白、淋沥不断、面色萎黄少华、神疲肢冷、腹胀冷坠、纳少便溏。

（2）艾灸穴位　带脉、三阴交，加灸脾俞、足三里、隐白。

2.肾阳虚衰型

（1）症状特点　白带清冷、腰膝酸软、少腹冷坠、溲清便溏、舌质淡红苔薄白、脉沉迟或五心烦热、失眠多梦。

（2）艾灸穴位　带脉、三阴交，加灸关元、肾俞、次髎。

（四）带下病外洗中药方

【配方】苦参30克，黄柏30克，蛇床子30克，川椒10克，苍耳子10克，生百部30克。

【制法】将配方中各药加水煎煮，煎至1500毫升，汤液可先熏蒸，不烫时坐浴15～20分钟，每日1次，每次1剂，10次为1疗程。

【功效】苦参、黄柏燥湿祛湿；蛇床子、川椒、苍耳子和百部均有杀虫止痒的功效，能抑制真菌，对各种因素引起的带下病均有很好的疗效。

《 第三节 》

预防贫血的食疗与保健

一、什么是贫血

贫血是指血液中血红蛋白、红细胞数量等指标低于同性别正常人的最低值。贫血对健康最根本的危害之一就是携氧能力低下，影响全身各个系统功能的发挥，导致一系列常见症状，如肢体软弱无力、疲乏困倦；皮肤、黏膜、指甲、口唇等颜色淡白不润；气短、心悸；头晕、头痛、耳鸣、眼花、注意力不集中、嗜睡；食欲减退、腹部胀气、恶心、便秘等。

引起贫血的原因有很多，因此，根据病因和发病机制，贫血可以分为多种类型，如缺铁性贫血、巨幼红细胞贫血、再生障碍性贫血、溶血性贫血、失血性贫血等。但最常见、最易患、侵害对象最广的是由造血物质（如铁、叶酸等）不足引起的缺铁性贫血。

二、什么是缺铁性贫血

缺铁性贫血是临床最常见的贫血，也是营养性贫血的一种。也就是说，缺铁性贫血主要是铁营养缺乏导致的贫血。引起缺铁性贫血的原因主要有营养因素、慢性失血、吸收障碍。缺铁性贫血大多是可以预防的，得到及时有效的治疗也是可以治愈的。中年女性有时因为受宫内节育环、子宫肌瘤等影响，月经量较多，铁的流失已成必然，若再有慢性疾病，胃肠道吸收功能减退，造血功能衰弱，就很容易发生缺铁性贫血。

三、缺铁性贫血的症状表现

1.原发病表现

中年妇女缺铁性贫血多由许多原发病引起，常见的如月经量多，消化道溃疡、痔疮导致的大便出血，肿瘤性疾病导致的血管内溶血等。

2.贫血的早期表现

贫血早期往往乏力、易倦、头晕、眼花，继而出现耳鸣、心悸、气短、纳差、面色苍白、心率增快等症。

3.组织缺铁表现

组织缺铁表现是身体某局部组织因缺铁而表现出来的症状，如毛发干枯、脱落；皮肤干燥、皱缩；指(趾)甲无光泽、脆薄易断，甚者指(趾)甲变平，或凹下呈勺状(反甲)；口腔炎、舌炎、舌乳头萎缩、口角皲裂；烦躁、易怒、注意力不集中；体力、耐力下降。

四、中医如何看贫血

贫血属于中医虚劳、血虚的范畴，病位在心、脾、肝、肾，由于先天不足或饮食失宜，或久病体虚所致心、脾、肝、肾虚弱，功能失调所致。

五、贫血的防治与食疗

（一）防治贫血的生活小贴士

1.养成良好的生活习惯

良好的生活习惯有助于身心健康，所以平时应尽可能少吸烟、少喝酒、不偏食、不熬夜、少吃零食，在月经期以及围产期等特殊生理阶段应禁止性生活。同时要做到起居有时、娱乐有度。

2.劳逸结合

轻度贫血的年轻患者，可以参加一些运动量不大的体育锻炼项目，如散步、快走、广播操、太极拳等，以不会感到疲劳为度；中度贫血的年轻患者和轻度贫血的老年患者，尽可能以休息为主。

3.保持心情愉悦

愉悦的心情对疾病的恢复有一定的促进作用。所以贫血患者也应正确地认识疾病，保持情绪乐观，遇事不急、不恼，适时地看娱乐性节目和书籍，聆听轻松的音乐。身心健康的生活有利于促进骨骼内的骨髓造血功能旺盛，使得皮肤红润、面有光泽。

4.调理饮食

调理饮食在贫血的防治中起到至关重要的作用，甚至有些贫血是不合理的饮食习惯导致的。缺铁性贫血患者的平时饮食中一定要注意补铁与补血同步进行，两者是相辅相成的关系，缺其一都会影响到实际效果。可以多吃些富含铁的食物，如肉类、海带、黑木耳、紫菜等，同时可以适当地摄入维生素C以促进铁质的吸收，可以适量食用一些新鲜水果和蔬菜。总之，生活中饮食结构要遵照荤素搭配的原则。

（二）食疗预防和治疗贫血

1.调整饮食结构

由于饮食结构不合理，饮食不规律等因素使得机体对营养物质的摄入不均衡，会导致贫血的发生，所以要调整饮食结构，充分合理摄入各种营养物质，保障身体需要。合理的饮食结构应注意以下几个方面。

（1）适量补充高蛋白食物

蛋白质是合成血红蛋白的原料，要适时补充蛋白质，每日以80克左右为宜。蛋白质包括动物蛋白和植物蛋白。奶、畜肉、禽肉、蛋类、鱼、虾等富含动物蛋白。大豆、黄豆、黑豆等豆类，芝麻、瓜子、核桃、杏仁、松子等干果类富含植物蛋白。由于动物性蛋白质所含氨基酸的种类和比例较符合人体需要，所以动物性蛋白质比植物性蛋白质营养价值高，贫血患者可以通过食用以上食物补充蛋白质。

（2）宜食含铁丰富的食物

女性朋友贫血一般以缺铁性贫血比较常见，针对这一类贫血除了补充营养物质，还需补充适当的铁元素。含铁量丰富的食物有动物的肝、瘦肉、鱼类等，这些食物中的铁可直接被吸收利用，不受其他饮食因素的影响。植物性食物中小米、面粉、大豆及其制品含铁量较高。蔬菜的颜色越深含铁量越高，如黑木耳、海带、香菇、紫菜含铁丰富。坚果中大枣、桂圆、葡萄干、黑枣、山楂等含铁较多。

（3）宜食维生素多的食物

适量补充维生素有利于铁的吸收，尤其是维生素C和B族维生素。各种新鲜蔬菜和水果均含丰富的维生素C，如猕猴桃、梨、橘子、葡萄、橙子、草莓等水果，青椒、黄瓜、西红柿、小白菜等新鲜蔬菜。含B族维生素多的食物有西红柿、橘子、香蕉、葡萄、梨、核桃、栗子、猕猴桃等。

（4）贫血饮食禁忌

贫血患者在饮食中除了要加强一些食物的补充以外，还应注意哪些饮食禁忌呢？

首先，贫血者最好不要喝茶、咖啡。因为茶和咖啡中含有鞣酸，与铁结合易形成不易溶解的鞣酸铁，难以被人体吸收。

其次，蛋类、牛奶含有不利于铁吸收的化合物，蛋类中的蛋黄，牛奶中的乳铁蛋白都会影响铁的吸收，真正被人体利用的就很少。因此常喝牛奶、吃鸡蛋，而不吃肉类、绿叶蔬菜的人，不大可能很快改善缺铁性贫血。

补血类食物多甘甜质腻，食用过多容易碍胃，影响食欲或吸收，故应在食用时多配用行气健脾的食物，如莲藕、山楂、萝卜等。

2.四大补血食物

（1）大枣

大枣具有很好的补血效果，但值得注意的是，为更好地发挥大枣的营养价值，最好以熟食为宜，蒸、煮、熬汤均可，营养丰富、健脾养胃、益血宁神。药王孙思邈就极力推崇大枣，认为大枣养气补血的功效能让人叹为观止。

（2）阿胶

阿胶同大枣一样，也含有丰富的氨基酸和微量元素，但是阿胶能刺激骨髓的造血系统，更快地造血、生血，增加血液细胞的数量，还能促进钙的吸收。阿胶既可以补血养血又可以止血，还对女性有着特殊的滋补作用，可以改善月经不调等症状。

（3）黑豆

很多人认为黑豆属于豆类，可能只知道它能够补充蛋白质，却不了解黑豆是绝佳的补血食物，黑豆的活血补血、利水滋阴功能是非常好的，经常食用黑豆可软化血管、促进血液循环。黑豆不仅富含微量元素，而且不含胆固醇，非常适合心血管病的贫血患者补血。

（4）动物肝脏

各类动物肝脏，如猪肝、牛肝、鸡肝、鹅肝中不仅含有丰富的铁，还含有丰富的维生素A，在促进造血功能的同时，还对视力有极大的好处。维生素A又能促进人体对铁的吸收利用，所以，动物肝脏的补血效果非常明显。

3.蔬菜和水果中的补血佳品

根据季节可食用各种新鲜的蔬菜水果，以下介绍几种，每一款都是补血良品，经常食用可养血保健，让你恢复迷人光彩。

（1）猕猴桃

猕猴桃被认为是营养价值比较丰富的水果，每天食用，可补充身体中的钙质和维生素，可促进人体对食物的吸收，减少肠胃胀气，还能改善睡眠。猕猴桃含有丰富的维生素C，有效促进铁的吸收，且果肉含有丰富的维生素E，可以防止发生黄斑病变。

（2）葡萄

葡萄是平时常见的水果之一，葡萄含有丰富的钙、磷和铁，以及多种维生素和氨基酸，是贫血患者的滋补佳品；中老年妇女或孕妇也可多多食用，不但能促进血脉通畅，恢复面色红润，而且对营养胎儿也有益。

（3）石榴

石榴富含多种人体所需的营养成分，包括维生素C及B族维生素，有机酸、糖类、蛋白质、脂肪，以及钙、磷、钾等矿物质。其中维生素C的含量比苹果高

1～2倍，而脂肪、蛋白质的含量较少。

（4）甘蔗

甘蔗是人们喜爱的冬季水果之一，含有大量的铁、钙、锌等人体必需的微量元素，其中铁的含量非常多，居水果之首。

（5）樱桃

樱桃含有丰富的维生素C，而且富含铁和胡萝卜素，另外果酸、矿物质的含量也很高，因此是补血养颜佳品，具有抵抗黑色素的形成，使皮肤嫩白光滑、面色红润的功效。

（6）龙眼肉

龙眼肉就是桂圆肉，除了含丰富的铁质外，还含有维生素A、B族维生素和葡萄糖、蔗糖等。补血的同时还能治疗健忘、心悸、神经衰弱和失眠。

（7）菠菜

菠菜是常见的蔬菜，也是有名的补血食物。菠菜内含有丰富的铁质和胡萝卜素，所以菠菜可以算是补血蔬菜中的重要食物。如果不爱吃胡萝卜，那就多吃点菠菜吧！

（8）胡萝卜

胡萝卜含有丰富的 β－胡萝卜素，这种营养物质对补血极有益处，平常可多用胡萝卜煮汤，让您的餐后汤饮变成平时就可喝的补血汤品。

（9）南瓜

南瓜被称为"补血之妙品"，富含植物性蛋白质、胡萝卜素、维生素，人体必需的氨基酸、钙、锌、铁、钴、磷等，常吃南瓜有利于血液的生成，蒸、煮、炖，各种食用方法均可。

4.防治贫血的食疗粥

（1）龙眼红枣粥

【配料】龙眼肉15克，红枣3～5枚，粳米100克。

【制法】同煮成粥，热温服。

【功效】养心补脾、滋阴补肾。具有促进血液生成的作用。

（2）首乌红枣粥

【配料】制何首乌60克，红枣3～5枚，粳米100克，红糖适量。

【制法】先以制何首乌煎取浓汁，去渣，加红枣和粳米入浓汁中煮粥将成，可放入红糖适量，再煮一二沸即可。热温服。何首乌忌铁器，煎汤煮粥时需用砂锅或搪瓷锅。

【功效】补肝益肾、益气养血。此方具有补气血的作用，能促进血液的生成。

（3）黄芪鸡汁粥

【配料】母鸡1只(重约1～1.5千克)，黄芪15克，粳米100克。

【制法】将母鸡剖洗干净熬煮，待鸡肉熟烂，取其鸡汤；另将黄芪煎汁，以鸡汤、黄芪汁3：1的比例取其混合汤汁，每次以粳米100克煮粥。早晚趁热服食。

【功效】益气养血、填精补髓、补气升阳、固表止汗。适用于久病体虚、气血双亏、营养不良的贫血患者。

（4）羊骨粥

【配料】羊骨1000克左右，粳米100克，盐、生姜、葱白末各适量。

【制法】先将羊骨切成小块儿，加水煎煮，清除浮沫，下米同煮，待粥将成时，加入细盐、生姜、葱末，稍煮二三沸即可。温热空腹食用。10～15天为一疗程。宜于秋冬季食用。

【功效】补益肾气、强筋健骨、调养脾胃。是贫血患者的补养佳品。

（5）阿胶大枣木耳粥

【配料】阿胶15克，大枣10枚，黑木耳10克，糯米100克。

【制法】黑木耳温水泡发，洗净。大枣去核。将黑木耳、大枣与糯米煮粥，将熟时，加入阿胶，搅化即可，注意要不断搅拌防止粘锅。每日早、晚餐温热服食。

【功效】黑木耳益气补血；阿胶能促进骨髓造血功能，明显提高红细胞和血红蛋白含量；大枣养血补气。此粥补气养血，适用于血虚头晕及缺铁性贫血等症。

（6）猪肝粥

【配料】猪肝100～150克，粳米100克，葱、姜、油、盐各适量。

【制法】将猪肝洗净切成小块，与粳米、葱、姜、油、盐一起放入锅中，加水约700克，煮成粥，待猪肝、米稠烂即可食用。每日2次，早晚热服。

【功效】补肝、养血、润目。适用于贫血，还可用于气血虚弱所致的眼目昏花等症。

（7）小米龙眼粥

【配料】小米50～100克，龙眼肉30克，红糖适量。

【制法】将小米与龙眼肉同时入锅，同煮成粥。待粥熬熟时，加入红糖。空腹食，每日2次。

【功效】养心安神、补血益智。适用于贫血以及心脾两虚所致的失眠健忘、惊悸等症。

（8）莲子龙眼粥

【配料】莲子15克，龙眼肉10克，糯米30克。

【制法】将糯米洗净入锅，将莲子、龙眼肉入锅同煮，熟烂成粥即可服用。温热食，每日2次。

【功效】养心健脾、益气补血。适用于月经过多等出血量较多所致的贫血。

（9）猪血菠菜粥

【配料】猪血100克，粳米100克，菠菜适量。

【制法】将猪血切成小块放沸水中稍煮，捞出备用。菠菜放入沸水中，焯一下捞出，放凉切碎。粳米洗净加水煮粥，待粥成时放入猪血、菠菜，依个人口味调味即可。作早晚餐服食。

【功效】养血补血。猪血补血，菠菜补铁，此方尤其适合缺铁性贫血患者。

（10）猪肝菠菜粥

【配料】猪肝、粳米各100克，菠菜150克，葱、姜粉、盐适量。

【制法】将猪肝切丁，菠菜洗净去根切段。粳米洗净，入锅加水熬制，然后放入猪肝和菠菜，加少许葱花、姜粉及盐调味，熬至猪肝熟即可。可作早晚餐服食。

【功效】益肝养血。尤其适合缺铁性贫血患者食用。

（11）鸡蛋猪腰粥

【配料】鸡蛋1个，猪腰1只，糯米60克，调味品适量。

【制法】将猪腰去筋膜切片，鸡蛋打碎加入调料拌匀。将糯米洗净，入锅煮粥，将成时加入鸡蛋、猪腰稍煮即可。可作早晚餐或点心服食。

【功效】补肾健脾，能够补益气血，纠正贫血症状。

（12）芪枣羊骨粥

【配料】羊骨1000克左右，黄芪30克，大枣10枚，粳米100克，盐、生姜、葱白各适量。

【制法】先将羊骨打碎与黄芪、大枣入砂锅，加水煎汤，然后取汁代水煮粥，待粥将成时，加入细盐、生姜、葱白调味，稍煮即可。温热空腹食用，10～15日为1个疗程。

【功效】补肾强筋、健脾益气。适用于贫血尤其见疲乏无力、短气、懒言之症。

5.防治贫血的汤羹

（1）黑豆大枣猪皮汤

【配料】黑豆250克，大枣10枚，猪皮250克，香菜、黄酒、盐适量。

【制法】将黑豆、大枣、猪皮洗净，香菜切段备用。将猪皮放入沸水中，焯水至变色发硬，捞出切成块。将猪皮、黑豆、大枣一同放入砂锅中同煮，加入黄酒将水烧开，再转为小火慢慢炖。当黑豆猪皮炖至糊烂时，加入盐、香菜等调味品即可。

【功效】养血安神、补中益气、提高免疫力。适用于各种贫血。

（2）二冬甲鱼汤

【配料】甲鱼1只，天冬、麦冬各15克，枸杞子5克，生地黄15克，火腿50克。

【制法】将甲鱼洗净，放入锅中先煮20分钟，取出，剔去上壳和腹甲，切成3厘米段，放入锅中与各配料同煮，待甲鱼熟透即可。

【功效】养肝益肾、调气养血。可纠正贫血所致的常见症状。

（3）补血瘦肉汤

【配料】人参9克或党参20克，当归10克，生地黄、熟地黄各15克，大枣20枚，瘦猪肉60克，八角、茴香、料酒、盐、味精适量。

【制法】锅中加水煮沸，放入瘦肉，去浮沫，加入人参、当归、大枣、生地黄、熟地黄，水沸后放入料酒、八角、茴香，开锅后用小火煮1～2小时，佐以适量食盐、味精调味即可。每日1次，汤食共用。

【功效】养阴补肾。适合贫血患者长期服用。

（4）补血养颜莲藕汤

【配料】猪脊骨500克，生地黄60克，莲藕500克，大枣10枚。

【制法】将各配料洗净待用，将猪脊骨斩段，放入锅中，待水沸后，去浮沫，加入所有配料，大火煮滚后，小火煲3小时即可食用。

【功效】补血养颜。适用于贫血患者食用，尤其是面色淡白、无光泽者。

（5）大枣黑木耳汤

【配料】黑木耳15克，大枣15枚，冰糖适量。

【制法】用温水将黑木耳、大枣泡发，取出放入碗中，加水和冰糖适量，将碗放置蒸锅中，蒸1小时，出锅即可食用。每日2次，汤食同服。

【功效】清热补血。长期服用能改善因贫血而出现的常见症。

（6）山药天花粉汤

【配料】山药30克，天花粉30克。

【制法】将山药、天花粉放入锅中，加入适量清水煎汤，煎煮至山药软烂即可。每日分2次服完，可汤食同服。

【功效】补脾胃、益气血。适用于各类贫血。

（7）归参炖母鸡汤

【配料】当归15克，党参15克，母鸡1只，各种佐料适量。

【制法】将母鸡洗净，清除内脏，将当归、党参放入鸡腹，置砂锅中，加各种佐料及清水，先用大火煮沸后，改为小火煨炖，至鸡肉熟烂即可。汤食同服，佐餐食用。

【功效】健脾益气、养血生血。各类型贫血患者均可服用。

（8）羊肉参羹

【配料】羊肉500克，太子参30克，何首乌15克，龙眼肉20克，葱白、姜、绍酒、盐等各适量。

【制法】将羊肉洗净切丁备用，太子参、龙眼肉、何首乌用洁净的纱布做成药包，将羊肉和药包放入砂锅，加入清水煮沸，去浮沫，加葱白、姜、绍酒、盐等调料适量，水沸后，改为小火煨至羊肉烂熟，捞去药包及葱、姜即可食用。可佐餐食用。

【功效】羊肉营养丰富，能补气生血；龙眼肉有补益心脾、养血安神的作用；何首乌补肾精、养气血，太子参补气。适用于贫血患者食用。

6.防治贫血的膏方

（1）人参桂圆阿胶膏

【配料】阿胶150克，黄酒350毫升，人参粉适量，桂圆（无核）适量，冰糖适量。

【制法】将阿胶浸泡至海绵状，加入少量水调和，再将人参粉加入调匀，最后再放入桂圆，以小火慢慢熬煮，蒸煮时放入适量冰糖，煎熬成膏状即可。冷却后可冷藏。

【功效】桂圆补气养血，有很好的滋补作用；人参是补气佳品，可加强血液循环抗衰老。每天早晚各吃1～2勺，补气养血，改善贫血症状。

（2）羊髓蜜膏

【配料】羊髓250克，蜂蜜250克，炙甘草25克。

【制法】以500毫升水煎煮炙甘草25分钟，去药渣，加入蜂蜜及羊髓，煎煮半小时后过滤取汁，文火熬至饴糖状，放入容器中贮存。每日早晚各1次，每次2匙，开水冲服。

【功效】温肾健脾。羊髓性质温和，具有养血滋阴、补精益髓的功效，平时多食有利于改善贫血症状。

（3）羊腰膏

【配料】新鲜羊腰2对，熟地黄300克，红糖1000克。

【制法】将羊腰对半切开，去掉筋膜，洗净切碎，放入锅中，加水与熟地黄一同煎煮，水沸后，文火炖煮1小时，取汁；余渣加水炖煮取汁，重复操作。共煮取汁3次，合并3次汤汁，文火浓缩成胶状，加红糖收膏即成。每日服用3次，每次2匙，开水冲服。

【功效】益气养血、温阳益肾。适用于贫血症见手脚发凉、疲乏无力者。

7.贫血食疗菜谱

（1）补血炒肝片

【配料】猪肝250克，黄芪30克，当归9克，山楂9克，鸡蛋1个，笋片、黄瓜片各50克，葱、姜、淀粉、盐、酱油、料酒、油等适量。

【制法】将猪肝切成薄片，用鸡蛋、淀粉、盐，调拌挂浆。笋片焯水备用。黄芪、当归、山楂放入锅中，加水浓煎至20毫升，加入酱油、盐、料酒兑成药汁备用。炒锅中加油烧至六七成热，下调制好的肝片翻炒至熟，加葱、姜末煸炒，再加入笋片、黄瓜片，加入药汁，翻炒片刻，勾芡后即可出锅。佐餐食用。

【功效】补肝养血。适合贫血患者食用，有利于缓解贫血症状。

（2）芹菜炒猪肝

【配料】猪肝200克，芹菜300克，料酒、油、酱油、白糖、盐适量。

【制法】将猪肝洗净切成大小适中的薄片，加适量盐、料酒搅匀，备用。芹菜洗净、切段、备用。炒锅加油烧至六成热时，加入猪肝，炒至七成熟，加入芹菜旺火煸炒，加入适量酱油、白糖、盐，翻炒几下，即成。

【功效】芹菜炒猪肝富含铁和叶酸，对贫血患者或者中年女性的日常滋补都是上好菜品。

（三）补铁保健品使用时的注意事项

中年女性的贫血大部分属于缺铁性贫血，生活中人们往往会使用补铁剂来缓解贫血症状，但有时效果并不明显，或出现不良反应。在使用补铁剂时会有很多因素影响铁的吸收，所以在使用补铁剂时应注意以下问题。

1.贫血补铁应坚持小量、长期的原则

补铁剂的使用剂量一定要严格遵循医嘱，切勿自作主张改变剂量，以免因剂量的过大、过小造成服用无效或者铁中毒。铁中毒时常常表现为头晕、恶心、呕吐、腹泻、腹痛、休克等，严重者还可出现昏迷、惊厥等症，甚至死亡。

2.应在饭后服药

饭前空腹服用补铁剂会刺激胃肠道引起恶心、呕吐等症，故应在饭后服用。服铁剂同时可适当服用维生素C或鲜果汁，有利于铁的吸收。

3.不和含钙食品同服

含钙类食品和高磷酸盐食品等与铁剂能结合而形成沉淀，不利于吸收，故应避免合用，如豆腐、牛奶等。

4.忌浓茶或咖啡

浓茶、咖啡中含有大量鞣酸，能与铁生成不溶性的沉淀，从而影响铁的吸收，应避免同时服用。

5.注意药物对铁剂吸收的不良影响

四环素类抗生素可与铁剂生成不溶性结合物，有碍铁剂的吸收，故应尽量避免

同时服用。若因病情需要，两者都需要服用，应间隔数小时。

6.坚持服用，防止复发

在服用补铁剂几个月后，贫血的临床症状会有所改善，血红蛋白能够恢复正常，但此时也不能立即停药，还应在医生指导下继续服用一段时间，以补充体内的贮存铁，防止贫血的复发。

值得注意的是在口服铁剂治疗期间，大便会呈褐色或者黑色，此时不必担心，停用铁剂后即恢复正常。

（四）预防和治疗贫血的按摩手法

中医认为贫血属于虚证，往往以气血亏虚为主，中医保健按摩可以从补气养血入手，改善女性贫血。常用穴位及按摩方法如下。（第七章视频）

1.血海

【定位取穴】屈膝，在大腿内侧，髌底内侧端上2寸，当股四头肌内侧头的隆起处。简易取穴法：用自己的掌心盖住膝盖骨（右掌按左膝，左掌按右膝），五指朝上，手掌自然张开，大拇指端下面便是血海穴。

【按摩方法】每天拍打或按摩两侧血海穴，每侧3分钟，要掌握好力道，以感觉到穴位有轻微酸胀感为度。按摩后可艾条悬灸10～20分钟。

【功效】血海穴属足太阴脾经之穴，是脾经所生之血聚集之处，有化生气血之功能，具有补血养肝的作用。对妇女因气血亏虚或气滞血瘀所致的贫血、月经不调、痛经等病症有很好的改善作用。

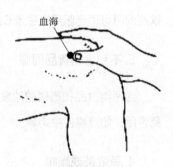

2.天枢

【定位取穴】在中腹部，肚脐左右两侧三指宽处。

【按摩方法】双手食指和中指按压左右两边天枢穴，同时两指由外向内打圈按摩，以产生酸胀感为度，每次100次左右。

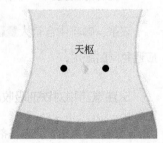

【功效】天枢穴为足阳明胃经之穴。胃经为多气多血之经，有助于充盈气血，增强消化功能，按摩天枢穴可调理脾胃、补气养血、缓解贫血症状。

3.三阴交

【定位取穴】在小腿内侧，当足内踝尖上3寸，胫骨内侧缘后方。

【按摩方法】拇指或食指中指两指端按压对侧三阴交，一压一放为1次，按压30～50次，再按先顺时针方向、再逆时针方向揉三阴交，左右可交替进行，持续5分钟。

【功效】三阴交穴属足太阴脾经之穴。是肝、脾、肾三经交汇的穴位，中医认为脾统血，肝藏血，肾藏精，精血互化，因此，三阴交有调和气血、补肾养肝的功用。常按三阴交穴，可补血活血、缓解贫血症状。

4.涌泉

【定位取穴】足底心，约当足底第2、第3趾趾缝纹头端与足跟连线的前1/3与后2/3交界凹陷处。

【按摩方法】用拇指指腹或食指第一指指关节点按涌泉穴，左右交替进行。用力稍重。

【功效】点按涌泉穴可促进全身的血液循环，除能改善贫血所导致的气色不佳、眩晕外，还能改善指甲、趾甲淡白等症。

5.神门

【定位取穴】掌心向上，前臂靠小指侧的腕横纹上。

【按摩方向】用拇指指尖按压神门穴约30秒，然后松开5秒，反复操作，直到感觉酸胀为止，左右手交替进行。

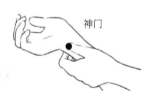

【功效】经常按摩此穴可改善贫血所致的失眠、多梦、神经衰弱、心慌等症。

6.关元

【定位取穴】位于下腹部，人体前正中线上，在脐中下三寸处。

【按摩方法】用食指中指两指或掌根轻轻按压关元穴，并顺时针按摩3～5分钟，以微热为度。

【功效】关元穴是任脉之穴，具有培元固本、补益精血之功。按摩此穴可治疗各种血证，并能强健女性生殖系统功能，注意饱食后不可立即按摩此穴。

7.足三里

【定位取穴】位于小腿外侧，犊鼻下3寸，即位于膝关节外膝眼下四横指，胫骨外侧。

【按摩方法】拇指或中指指端按压两侧足三里穴，一压一放为1次；也可顺时针或逆时针旋转按揉，持续5分钟。

【功效】足三里穴是足阳明胃经的要穴，属于养生保健、调养身心的常用穴位。可益气养血、培补元气、滋养脑髓、燥化脾湿、生发胃气。按摩足三里可以改善气血亏虚引起的头晕、耳鸣等症，还能增强消化功能、增加食欲，达到补充营养、纠正贫血的目的。

8.肾俞

【定位取穴】在背部，由肚脐引水平线至背部脊椎，可找到第2腰椎，第2腰椎棘突下再水平向外两指宽的距离，即此穴。

【按摩方法】双手拇指指腹或拇指指关节点按肾俞穴50次，以感觉胀痛为宜。

【功效】温补肾阳，改善肾功能。按摩肾俞穴可以调理月经不调、白带异常等，另外，补肾填精以养血，还能改善贫血所导致的耳鸣、耳聋、腰痛等症。

《 第四节 》

预防甲亢的食疗与保健

一、什么是甲亢

甲亢是甲状腺功能亢进症的简称，是指人体内甲状腺功能出现障碍，甲状腺激素分泌过多，导致神经、循环、消化、骨骼等系统功能出现亢奋而引起的多种疾病的统称。任何年龄段都可患病，20～50岁为高发年龄，女性患病率高于男性，尤其是中年女性。甲亢的产生跟精神刺激、情志失调关系最为密切，由于家庭、工作等压力不断增加，甲亢发病概率也呈明显增长趋势，目前甲状腺疾病早已成为内分泌领域的第二大疾病。由于甲亢顽固、难治，易造成全身多系统受累，给西医治疗造成很大困难，于是很多学者纷纷将目光放到祖国医学上面，研究表明，中医药在缓解甲亢临床症状、减轻抗甲状腺药物毒副作用和预防甲亢复发等方面具有很大的优势。

二、甲亢常见哪些症状表现

甲亢患者在发病期常有心悸、发热、失眠、多汗、焦虑等症状，部分患者会出现视力下降、眼睑水肿等现象，甚至还会出现其他方面的问题，现将甲亢常见的症状表现归纳为以下几个方面。

（一）代谢功能增强

有些人经常感到乏力、怕热、容易出汗、饭量大，一天吃四五顿，但是体重明显下降，一个月体重减少十几斤，这是代谢异常增强的典型症状。

（二）神经系统功能亢进

甲亢患者有时会出现情绪焦虑、容易失眠、记忆力减退、手不由自主地震颤的临床表现，这是甲状腺功能亢进影响了神经系统所致。

（三）交感神经兴奋

还有些甲亢患者会表现出心率快，严重时会心律失常，出现心脏增大和心力衰竭，这是因为甲亢导致交感神经高度兴奋，心肌处于缺血、缺氧状态，引起了甲亢性心脏病。

（四）消化系统疾病

部分甲亢患者会出现消化系统症状，如排便次数增多、脾大、肝功能异常等。

（五）眼疾

甲亢患者除了会出现以上系统疾患以外，有些患者还会出现眼球突出，眼睛异物感、胀痛、怕光、流泪、斜视、视力下降等，严重者还会出现眼球固定，眼睑闭合不全，甚至失明等，这是甲亢引发的一系列眼症。

除了以上常见症状外，一些女性患者还会出现月经失调或者闭经。

三、甲亢是大脖子病吗

一提到甲亢，很多朋友就会想到大脖子病，甲亢到底是不是我们常说的大脖子病呢？其实甲亢不一定会出现脖子大，而脖子大也不一定是甲亢，这是两个不一样的概念。脖子大是形态的改变，甲亢则是功能的改变，就是甲状腺的功能亢进。

大脖子病就是甲状腺肿大，甲状腺肿大可以有很多的原因，可以是甲亢引起的，也可以不是甲亢所致，单纯性甲状腺肿大、结节性甲状腺肿，都不是甲亢。也就是说，大脖子病是甲状腺肿大，而甲亢全称为甲状腺功能亢进，即使没有得甲亢，也可能会出现甲状腺肿大。

四、为什么中年女性易患甲亢

现代生活节奏较快，女性生活压力普遍较大，既要工作，又要兼顾家庭。女性所承受的压力有呈持续性与明显阶段性的特征，比如妊娠期、哺乳期、更年期等。这些特殊阶段的交替出现，使得女性精神紧张度增加，且波动幅度较大。女性在生活中，如遇婚姻破裂、工作变化、亲人去世等重大事故的打击，甚至是被一些家庭琐事长期困扰，往往会带来精神压力，导致高度紧张，这些就是危害甲状腺的罪魁祸首。

甲亢在中医中并无相对应的病名，从症状和体征归类，属"瘿病"范畴。从病因病机分析，多因情志不舒、阴虚气滞，导致痰气郁结、化火伤阴而成。

1.常见的中医证候分型及表现

① 气滞痰郁型　表现为颈部轻度或中度肿大，肿块较软，同时伴胁肋

胀痛、走窜不定。烦躁易怒，常因情志不舒而诱发。治疗宜扶脾抑肝，疏肝理气。

② 肝火亢盛型　表现为颈项粗大、眼球突出、手指震颤、眩晕面红、口苦口干、食欲亢进、烦躁易怒。治疗宜清肝泻火、平抑肝阳。

③ 气阴两虚型　表现为甲状腺肿大，心悸不宁、失眠多梦、自汗乏力、腰膝酸软、气短胸闷、口干烦热。治疗宜滋阴降火、宁心柔肝。

2. 甲亢与中医肝藏象密切相关

（1）肝与情志密切相关

中医认为，肝可以调节全身气血的运行，气血运行顺畅，则心情舒畅愉快；全身气血畅达又取决于人的心理状态，故肝与情志活动的关系特别密切。中医讲的"肝喜条达"理论，就是说积极乐观、舒畅开朗的情绪是肝功能正常的前提。在病理情况下，情志异常会导致气机紊乱，影响血液运行，因此情志过度可伤及肝，使肝的调节功能失常。

（2）甲亢的形成与情志不调密切相关

中医认为甲亢的形成多与外界刺激出现闷闷不乐的抑郁心情或烦躁易怒的暴躁脾气有关。情志不舒，影响肝气的升发，使得肝气瘀滞，全身气血运行受阻，就会导致气血瘀滞，瘀滞于局部，就会出现胀满疼痛，若痰气互结或气血互结，则在其结滞的局部可出现肿块。

有些更年期女性合并甲亢时，表现出潮热、阵发性心悸、纳差、体重减轻等症状，往往以为是更年期综合征，以更年期综合征治疗，治疗效果往往不好，症状改善不明显，这一时期如果伴有静息状态心率快，体重持续性下降，应充分考虑合并甲亢问题，不要因疏忽大意导致疾病进一步发展。

五、甲亢患者的健康调护

甲亢是一种身心类疾病，它的出现、发展都与心理、社会密切相关。因此，健康教育是非常有必要的。通过健康教育可以有效改善患者的不良情绪，改进其生活状态，提高其生活质量，对提高患者的治疗配合度以及护理满意度有着极大的帮助。

（一）饮食护理

甲亢患者饮食搭配很重要，需食用高热量、高蛋白、高维生素和低纤维的食物，多饮水。甲亢患者血液中的游离碘与结合碘的含量均显著高于正常人群，所以甲亢患者在饮食中应避免含碘较高的食物。伴有甲亢性心脏病的患者，应禁食生葱、生蒜、辣椒、酒等刺激性食物。

（二）心理调护

甲亢的形成多因情志因素引起，有时患者会因为一点小事与同事、家人争吵，导致病情加重，且不能自控。因此，患者要学会控制自己的情绪，保持心情愉悦、心态平和，尽量减少和避免不良刺激。有时甲亢患者甲状腺肿大和突眼症影响其外观，患者往往会产生社交焦虑症，也会对情绪有一定的影响。甲亢是一种治愈率较高的疾病，一定要保持积极乐观的态度。因此，缓解内心的焦虑，改善对疾病的恐惧心理很重要。家人和同事应对甲亢患者给予充分的理解、支持和鼓励，创造一个较好环境，维护一个良好的关系，以避免对甲亢患者产生不良的精神刺激。

（三）避免过劳

很多甲亢患者总觉得生病并不妨碍工作，从而继续工作或参加应酬。其实，过度的活动，会增加基础代谢，会刺激甲状腺素分泌过度，加重病情或延长病程。甲亢患者一定要注意休息，轻者不宜经常熬夜，饮食要有规律，不适合进行长跑、游泳、爬山等剧烈活动；重者则宜静养，甚至卧床休息。此外，由于甲亢患者常伴有突眼，容易视力疲劳。一些患者在读书、看报，尤其是看电视时，就感觉眼球胀痛，所以，建议甲亢患者减少读书看报时间，尽量避免看电视、看手机，减少对眼睛的刺激和引起视力疲劳。女性患者在妊娠期和哺乳期，更要注意加强休养。

（四）积极治疗

在发现甲亢后，要积极听取医生建议，积极治疗。目前现代医学对甲亢在治疗方案上主要有两种：药物治疗和放射治疗。药物治疗时间一般较长，有时需要1年以上。抗甲亢的药物，可能会出现损害肝脏与血液系统的现象，因此，在治疗过程中，要定期监测肝功能及血液系统的变化。药物治疗的副作用使许多患者难以坚持按时服药，导致病情反复。肝功能较差患者、孕妇不适合选用药物治疗。放射治疗甲亢，适应性广、治疗简单，但要注意防止发生甲状腺功能低下。

目前中医药在治疗甲亢方面呈现明显优势，能降低甲状腺激素水平，改善甲状腺功能，缓解颈部不适、眼突、心律失常等症状，在配合现代医学治疗甲亢时可以降低西医治疗的不良反应，缩短治疗疗程、减少复发。

无论接受中医治疗还是西医治疗，都要正确面对疾病、积极治疗、减轻病痛、缩短病程、防止病情进一步加重。

（五）预防感染

甲亢患者白细胞总数减少，免疫力低下，容易引起感染。若发生感染，会使已控制较稳定的病情复发或加重，甚至出现甲亢危象，如体温急剧升高，出现心律失常、食欲极差、神志异常等现象。因此，要避免各种感染，一旦发现感染征兆，则应及早控制。

此外，女性甲亢患者不宜妊娠，哺乳期的妇女应暂停哺乳。因为妊娠时，雌激素分泌明显增加，甲状腺素的合成会增高，母体和胎儿都处于消耗状态，特别是妊娠期间若使用治疗甲亢的药物，可影响胎儿正常发育，造成先天性智力低下，故甲亢症状未控制之前，不宜妊娠。如果妊娠中期发现甲亢，除规范治疗外，产后则不宜哺乳。因为药物可经乳汁进入婴儿体内，造成婴儿甲状腺功能减退，影响其正常生长发育。

六、防治甲亢的食疗

（一）甲亢患者的饮食原则

甲亢患者的饮食调养非常重要。每天必须保证足够的热量、蛋白质、碳水化合物和各类维生素，保持饮食结构合理，补充其消耗，才能改善全身营养状况。

1.高热量

结合患者进食情况而定，一般较正常增加50% ~ 70%。正确的做法是可适当增加2 ~ 3餐，一般一天可为5 ~ 6餐，病情减轻后适当控制饮食。

2.高蛋白

甲状腺分泌过多时可加速蛋白质分解，故蛋白质供给量应高于正常人，但是动物蛋白有刺激兴奋作用，应适当食用，可以大豆等植物蛋白为主。

3.高维生素

甲亢患者应多选用含维生素B_1、维生素B_2及维生素C丰富的食物，多吃新鲜绿叶蔬菜、新鲜水果，必要时还可以补充维生素制剂。

4.适量矿物质

甲亢患者应适当增加矿物质摄入，尤其是钾、钙、磷等，如有腹泻的情况则更应该注意。富含钙、磷的食物有牛奶、酸奶、果仁、鲜鱼等。低钾时，可多食用橘子、苹果等水果。

5.低纤维

甲亢患者胃肠蠕动增强，常伴有排便次数增多或腹泻的症状，所以要限制高纤维食物的摄入，增加低纤维食物，如粥、烂饭、软面条、饼干、切碎制成软烂的嫩肉、豆腐、菜汁等。

6.忌碘

碘是合成甲状腺激素的原料，所以应少食含碘高的食物，如海带、紫菜、海鱼、虾皮、发菜等，忌用某些含碘药物，各种含碘的造影剂也应慎用。

7.补充水分

甲亢患者还需注意补充充足的水分，每天饮水2500毫升左右，忌咖啡、浓茶等兴奋性饮料，以免加重交感神经兴奋。

（二）甲亢患者饮食禁忌

1.宜选食物

① 各种淀粉食物：米饭、面条、馒头、粉皮、土豆、南瓜、红薯、芋头、莲藕等。

② 各种动物食物：牛肉、猪肉、羊肉、各种淡水鱼类、动物肝、肾、蛋黄等。

③ 各种新鲜蔬菜：胡萝卜、冬瓜、芹菜、生菜、菠菜、油菜、木耳等。

④ 各种新鲜水果：低钾时可多选橘子、苹果、香蕉等。

⑤ 富含钙、磷的食物：牛奶、酸奶、果仁（瓜子、松子、腰果、杏仁等）、蛋类、骨粉、骨头汤、各类豆制品等。

2.忌选食物

① 忌用含碘食物。主要见于我们的含碘盐，大部分的海鲜，包括海鱼、海带、紫菜、贝类等食物。

② 少吃辛辣食物。如葱、姜、蒜、韭菜、辣椒、花椒、胡椒、桂皮、八角、小茴香等。

③ 少喝浓茶、咖啡。

④ 忌碘制剂。甲亢患者还应慎用碘酒、含碘喉片、含碘造影剂等药物。

另外尽量不吸烟、不饮酒。

（三）甲亢患者的食疗方

1.甲鱼汤

【配料】甲鱼1只(约750克)，枸杞子10克，冬笋25克，香菇（鲜）50克，黄芪10克，大枣3枚，葱、姜、料酒、盐、胡椒粉各适量。

【制法】将甲鱼放入热水中宰杀，剖开，去掉肠子和内脏并洗净。将宰杀后的甲鱼放入70～80℃的热水中，烫3～5分钟，捞出后除去表面白膜。二次焯水后冲洗，进一步除去腥味。第二次焯水的时候可以加葱段、姜片和料酒，用水冲洗干净后将甲鱼放入锅中，放入备好的枸杞子、香菇、冬笋、黄芪和大枣，锅中加入纯净水，水开后将精盐、料酒、胡椒粉放入锅中，待水沸腾后中火炖35分钟，甲鱼炖烂后即可食用。

【功效】滋阴潜阳、补气养血。适用于气阴两虚型甲亢患者食用。

2.鲫鱼炖豆腐

【配料】鲫鱼1条（约250克），豆腐1块，油、盐、葱、鸡精、料酒、姜、蒜、香菜、香油适量。

【制法】鲫鱼去腮去内脏和黑色薄膜，洗净后表面划几刀，用适量盐和料酒腌制半小时。豆腐改刀切薄块备用。锅入油（少于平时炒菜量），烧热快冒烟时，一手提鱼尾，另一只手用勺把热油浇在鱼的表面，使鱼定型（炖时不会烂掉）捞出后备用。把葱、姜、蒜入油锅（浇鱼用过的）爆香后，入定过型的鱼，加热水，水多一些，超过鱼表面2～3厘米，大火烧开15分钟左右，直到汤变成乳白色，再加入豆腐块，大火烧开后中火炖10分钟，加盐、鸡精调味即可出锅。最后撒香菜，淋一点儿香油。

【功效】鲫鱼炖豆腐营养价值很高，尤以热量、蛋白质和维生素最为丰富，是一道益气健脾、调理身心的上品，非常符合甲亢患者高热量、高蛋白、高维生素的饮食原则。同时还有预防高血压、动脉硬化、冠心病等心脑血管疾病的作用。

3.红烧冬笋

【配料】冬笋250克，香菇100克，生抽、耗油、料酒、油、白糖适量，葱、姜、青蒜少许。

【制法】先将冬笋切好备用，香菇用水泡软去蒂。葱切段、姜切片，蒜切片。然后将笋块用水焯一下，方便炒制。在锅内加入少许油，放入冬笋块煸炒，等笋块煸炒至微黄时放入葱、姜炒香，放入料酒，再放入适量生抽炒匀。放入适量耗油炒匀，方便上色。加入适量清水将冬笋焖10分钟。冬笋焖好后撒入少许白糖炒匀。倒入香菇，大火收汁，汤汁收净后装盘，摆盘后撒入少许青蒜末提味点缀。

【功效】健脾和胃，适用于腹胀、便溏、食欲不振、疲劳乏力的甲亢患者。冬笋还能滋养肝脏，保护肝细胞，使其免受毒素伤害，减少服用治疗甲亢的药物对患者肝脏的损伤。

4. 番茄炒菜花

【配料】菜花300克，番茄1个，油、白糖、醋、淀粉、香油各适量。

【制法】将菜花洗净，切成小块，在开水中焯2分钟捞出，沥干水分。番茄洗净，切成小丁。锅内加油烧热，加入白糖、醋、番茄丁、菜花翻炒，加水煮开后，淀粉勾芡，淋香油，出锅装盘即成。

【功效】番茄能生津止渴、降压降脂、补充维生素；菜花营养丰富，含有丰富的膳食纤维及维生素E，具有很好的保护肝脏的作用，同时还能保护心脏，预防心血管疾病。

5. 腰果西兰花

【配料】西兰花350克，腰果50克，胡萝卜适量，食用油、盐、味精、白糖、淀粉。

【制法】将西兰花洗净分成小朵、胡萝卜切片备用，开火放入清水，在清水中加入几滴食用油，少许盐。将处理后的西兰花，胡萝卜焯烫2～3分钟，捞出过凉，控水备用；锅内放入适量食用油，待油六成熟时，放入腰果，炸至金黄色取出待用；锅内留少许油烧热，放入西兰花、胡萝卜煸炒，加入盐、味精、白糖及适量水，烧开后用淀粉勾芡，再放入腰果略炒，出锅即可。

【功效】西兰花含有丰富的维生素C，可增强肝脏解毒能力，并能提高机体的免疫力。腰果含有丰富的油脂，可以增加热量、提高抵抗力。

6. 海带大骨汤

【配料】猪棒骨2根、海带600克、生姜、盐、味精适量、草果1颗。

【制法】将猪棒骨从中间劈开，冷水下锅焯水，水开后再煮10分钟以上，骨头较大者，可多煮一会煮出血水。捞出大骨头用温水洗净，沥干水分。大骨放入砂锅中，一次性加足水，加上生姜、草果，大火煮开后改最小火煲1.5小时，加入冲洗干净的海带，继续煲半个小时。煲至海带滑烂，调上适量的盐和味精即可。

【功效】海带含有丰富的营养物质，尤其是钙和矿物质，大骨富含蛋白质，同时也含有丰富的钙质。适合甲亢患者服用。但碘超标的甲亢患者要少食。

7. 紫甘蓝苹果浓汤

【配料】紫甘蓝180克，苹果1个，土豆1个，淡奶油少许，色拉油适量，浓汤宝半盒，百里香少许，番茄沙司1大勺，黑醋1大勺。

【制法】将紫甘蓝切成丝，苹果、土豆去皮分别切成小丁，起油锅，放入紫甘蓝翻炒，接着放入土豆和苹果丁翻炒片刻，加入适量的黑醋，加入适量的番茄沙司炒匀，加入适量的清水和半盒浓汤宝煮15分钟左右，煮好的食材放入料理机搅打成泥，把紫甘蓝苹果泥重新倒回不粘锅中，加点百里香翻炒均匀，最后可以淋上淡奶油装饰一下，同时也增加了口感。

【功效】苹果富含矿物质、维生素、有机酸等多种成分，能生津止渴，养心健脾，养血安神，浓郁的果香味能使人心情愉悦、舒缓情绪；而紫甘蓝中则含有丰富的叶酸、维生素C、维生素E和B族维生素，以及丰富的花青素和纤维素等，是甲亢患者理想的食疗方。

8. 龙眼莲子粥

【配料】酸枣仁10克，五味子5克，麦冬10克，去芯莲子20克，龙眼肉10克，圆糯米60克。

【制法】先将酸枣仁、五味子捣碎，与麦冬同煮，浓煎取汁，把莲子入水煮烂待用。将糯米常法煮粥，至八成熟时，兑入酸枣仁等浓煎药汁，加入莲子、龙眼肉煮熟即可。

【功效】益气养阴、滋养肝肾，提高机体免疫力，有利于甲亢的恢复。

9. 佛手粥

【配料】佛手9克，海藻15克，粳米60克，红糖适量。

【制法】将佛手、海藻用适量水煎汁去渣后，再加入粳米、红糖煮成粥即成。每日1剂，连服10~15天。

【功效】疏肝清热、调畅情志。尤其适用于情志抑郁、情绪变化无常的甲亢患者。

10.川贝薏苡粥

【配料】川贝、海带、丹参各15克，薏苡仁30克，冬瓜60克，红糖适量。

【制法】将海带、冬瓜切片备用。川贝、丹参煎汤，煎煮20分钟，去渣后，汤中加入海带片、薏苡仁，待薏苡仁熟烂，加入冬瓜片，熬煮10分钟，冬瓜片软烂即可，盛碗中兑入适量红糖，溶化即可食用。每日晨起空腹温服，连服15～20天。

【功效】活血祛瘀、消肿散结。适用于颈部肿大伴有恶心、便溏症的甲亢患者食用。

11.银耳莲子羹

【配料】莲子50克，干银耳30克，鲜百合100克，枸杞子5克，冰糖100克。

【制法】先将莲子、干银耳用清水泡发，再将银耳撕成小朵。加清水适量，再泡30分钟后加冰糖、鲜百合、枸杞子入蒸笼用武火蒸1个小时即可。

【功效】润肺养胃、补气养阴。对有甲状腺肿大、乏力气短、出汗较多的甲亢患者更加适宜。

12.竹菇淡菜饮

【配料】竹菇、淡菜各15克，牡蛎30克，红糖适量。

【制法】将牡蛎入水先煎30分钟，再加入竹菇、淡菜煎煮20分钟，去渣后兑入适量红糖，饮用。每日1次，连服7～10天。

【功效】化痰利湿、软坚散结。尤其对甲亢见有甲状腺肿大患者，能消肿散结。

13.青柿子糕

【配料】青柿子1000克，蜂蜜200克。

【制法】将青柿子去核洗净，捣烂绞汁，放锅中煎煮浓缩至黏稠，再加入蜂蜜，继续煎至黏稠时，离火冷却，装瓶备用。每日2次，每次1汤匙，以沸水冲服，连服10～15天。

【功效】清热润燥。甲亢患者兼有烦躁易怒、面部烘热表现者食用效果好。

七、防治甲亢的保健方法

（一）穴位按摩

【常用按摩穴位】气瘿、内关、间使、足三里、丰隆、三阴交。（第七章视频）

【定位取穴】

气瘿：颈前，胸锁乳突肌前缘，喉结旁颈总动脉跳动处向下一指。

内关：仰掌，腕横纹正中直上2寸，尺桡骨之间取穴。

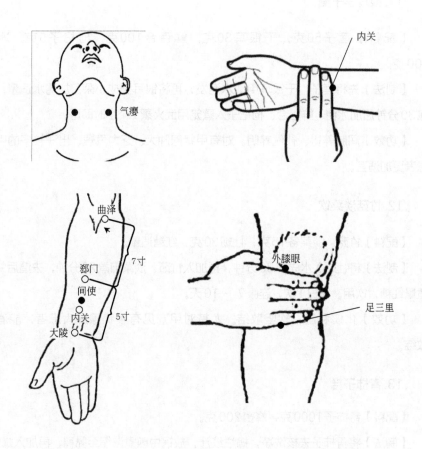

中年女人食疗养生与穴位按摩

间使：仰掌，腕横纹上3寸，尺桡骨之间取穴。

足三里：屈膝，外膝眼下3寸，胫骨前嵴旁开一横指处取穴。

丰隆：外踝尖上8寸，距胫骨前缘二横指处。（简易取穴方法：外膝眼和外踝尖连线中点，距胫骨前缘两指的宽度就是丰隆穴）

三阴交：内踝尖上3寸，胫骨后缘取穴。

【按摩方法】拇指与中指相对适当用力，揉捏颈前两侧气瘿穴30～50次。

拇指指端分别按揉内关、间使、足三里、丰隆和三阴交穴，每穴50～100次。

穴位按摩采用按、揉、压等手法，1天1次，10天为1疗程。

【功效】内关、间使清心泻火；足三里、丰隆补中益脾、祛痰；三阴交滋肾养阴、滋养肝阴；配以颈部气瘿穴以化痰、散结消瘿。通过按摩可疏导痰瘀气滞，调理气血阴阳失衡，消除甲状腺肿大，提高甲亢的治疗效果。

（二）耳穴贴压法

【耳穴取穴】神门、心、肝、肾、脾、胃、内分泌、耳尖等穴位。

【定位取穴】见图。

【贴压方法】用磁疗耳贴或自制王不留行籽耳贴，贴压在相应耳穴处，每天按压各穴1分钟，3个月为1疗程，耳贴可1周更换1次。

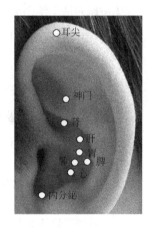

【功效】耳穴神门、内分泌可调节大脑皮层兴奋与抑制、镇静安神、协调阴阳；耳穴肝能疏肝利胆、养血明目；耳穴肾益精生髓；耳穴肝、肾能补益肝肾，滋阴潜阳；心主神志，配耳穴心以宁心安神、清泻心火；耳穴脾、胃健脾和胃，调和气血。通过耳穴贴压可达到疏通经络、调节脏腑、行气散结的作用。

（三）足部按摩方法

【足部按摩取穴】取足部垂体、甲状旁腺、目、肾上腺、肾、心、肝、胆、甲

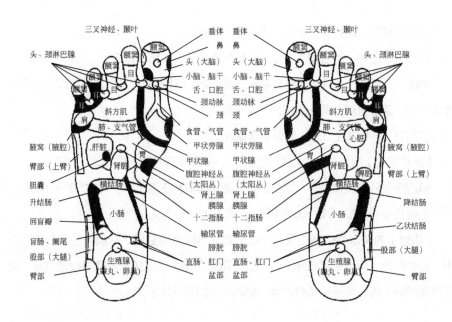

状腺等穴区。

【定位取穴】按照图对应取穴。

【按摩方法】给予全足按摩，重点加强垂体、甲状旁腺、目、肾上腺、肾、心等穴区，每区按50下，肝、胆、甲状腺等穴区每区按100下。每隔1天按1次。连续按20次。

【功效】通过足部按摩可使心、肝、肾及内分泌系统得到调节，调整内分泌腺的分泌功能，而内分泌激素的正常分泌又是调整身体各器官平衡的重要因素。配合足部按摩法，可提高甲亢治疗的疗效，缩短疗程，减少患者的痛苦。

（四）甲亢膏外敷法

【甲亢膏药物组成】生大黄10克，栀子10克，青黛50克，贝母10克，山慈姑50克，黄药子50克，冰片20克，夏枯草50克。

【制法】以上前7味中药研为细末。将夏枯草用水煎3次，浓缩滤液至400毫升，加95%乙醇130毫升，调制夏枯草酒液，然后和以上7味中药末共调成软膏状，贮于密闭容器中，置凉暗处，备用。每次用甲亢膏适量敷于肿大的甲状腺体处，外用油纸等固定，每晚睡前敷上，次日晨起取下，每日夜敷1次，连用50天。

【功效】甲亢膏中大黄、栀子、夏枯草、青黛既可清热泻火，又善活血散瘀；黄药子消肿散结为治甲亢专药；山慈姑化痰散结；冰片芳香透窍，与行气活血之酒水结合，使各药的作用迅速透达皮肤，到达病变部位。甲亢膏可清热、活血、散瘀，化痰散结，对甲亢兼见甲状腺肿大者，用此膏可消减肿大的甲状腺。

防治肥胖的食疗与保健

一、肥胖到底是怎么回事

提起肥胖，大家一定都不陌生，随着世界经济的不断增长，肥胖已成为全球性疾病。我国肥胖人群比例也是越来越多。很多女性朋友，尤其是中年女性，工作压力越来越大，体育锻炼越来越少，脸庞越来越圆润，肚子越来越突出，体质也越来越差。东方女性大部分都是以瘦为美，因此，很多女性也是将减肥当作一生的事业。那么是什么原因引起的肥胖呢？我们如何能改善肥胖的现状？

中医学认为，肥胖的成因有很多，如先天禀赋、饮食不节、缺乏运动、情志不舒等，最主要原因是饮食不节，过食肥甘，同时又缺乏运动。《黄帝内经·素问》认为，饮食不节制，脏腑运化失调，水液代谢障碍，痰湿内生，就会形成肥胖。

二、中年女人的"游泳圈"

许多女性朋友进入中年以后渐渐发胖，尤以腹型肥胖多见，出现好多层的小肚腩。为什么中年以后发胖会比较明显呢？这是因为人进入中年以后，基础代谢率逐渐降低，能量消耗又少，女性尤其在绝经以后，体内激素分泌减少，尤其表现为雌激素减少，因此新陈代谢水平下降，在摄入不变情况下消耗减少，加上久坐，不喜锻炼，长久下去必然会胖。另外下腹部内有很重要的生殖器官，子宫、输卵管等，如果下焦受寒，水湿停于下腹部，也会导致女性朋友腹部肥胖。

三、减肥要把握的关键问题

女性朋友都想拥有优美的马甲线、一双纤细美腿，那么怎样快速有效瘦掉自己的小肚腩和"大象腿"，拥有一个完美的身材呢？这里跟大家强调几个关键问题。

（一）减肥的误区

有一些女性朋友因为减肥心切，不注意方法的选择，不仅减肥不成功，而且还会导致越减越肥，我们在这里列举一些错误的减肥方法，以帮助女性朋友们走出减肥的误区。

1.只吃蔬菜水果不吃主食

肥胖的原因不一定是单一的营养过剩，有时也是因为缺乏将脂肪转换为能量的营养素，所以不能过于偏食。有些女性朋友为了减肥只吃蔬菜水果，那也是不对的，如果缺乏维生素B_2、维生素B_6及叶酸等营养素，脂肪不易转变为能量，自然堆积在身体里而造成肥胖。富含维生素B_2、维生素B_6及叶酸等营养素的食物，如奶类、蛋、瘦肉等蛋白质类食品还是要适量食用。越来越多的研究表明，脂肪、蛋白质、碳水化合物对新陈代谢的促进功能及在减肥中的作用，并不总是反面的。

2.高强度的运动有助于减肥

很多减肥的朋友认为，运动量大，消耗热量多，减肥效果就好，所以每天进行长时间高强度的运动。其实长期坚持高强度的锻炼，不仅不利于减肥，还会对身体造成伤害。高强度的锻炼不如适度持久的锻炼消耗的脂肪多，即便运动强度不大但坚持半小时以上，如慢跑、快步走等有氧运动，都会消耗体内的脂肪达到减肥的目的。

（二）减肥的要点

从热量上讲，肥胖的根本原因是热量摄入超过热量消耗。身体热量来源于摄入食物中的蛋白质、脂肪、碳水化合物。热量消耗的途径主要有基础代谢、身体活动和食物热效应。减肥的目标是使热量摄入量小于热量消耗量。所以要想很好地控制体重，关键在于"管住嘴、迈开腿"，另外还需调情养性，起居适宜。

1.管住嘴是减肥的关键

减肥的关键是饮食摄入要均衡，各种营养素都不能或缺，还要注意烹饪方法等。一般来说要注意以下几点。

① 低脂原则。尽可能降低食物中脂肪的含量，如可以用低脂的肉类（鸡、鱼肉）代替高脂肉类（猪肉），或用豆制品代替部分荤食，也同样能补充体内的蛋白质。尤其是豆腐属于优质植物蛋白质食品，热量低，是减肥的绝佳食品。

② 多吃含纤维多的谷物、蔬菜、水果。因为纤维多的食品体积一般较大，在胃中占的体积较大，这样就能很快有饱腹感，有饱腹感才不想进食多余的食品，防止撑出个"大肚腩"，控制体重增加。

③ 每餐进食量要少。如果不知道各种食物的热量而随意选择的话，尽量控制进食量，不要多吃。控制分量比控制热量还重要。

④ 烹调中多用炖与蒸的方法，少用炒与炸。研究表明，炖与蒸的方法不会增加很多热量，而炒与炸的食品由于增加了很多油脂，会使原有食品增加很多热量，从而增加了热量的摄入。

⑤ 推荐减肥食物。即使减肥也需要饮食，可以从蔬菜、水果、米饭、饼、面条、土豆、番薯、低脂肪牛奶等非油炸或炒的食物中选择，适量食用。

⑥ 禁忌食用的食物。尽量少食用汉堡包、香肠、熏肉、奶油饼、蛋糕等高热量、高脂肪的食物。这些食物多半含有大量钠、油脂及糖分，热量很高，非常容易引起肥胖。

2.迈开腿是减肥的保障

如果你已经管住了嘴，可减肥效果还未见效，那不妨"迈开腿"。打个比方说，假设一天消耗的热量等于吃进的热量，那么身体就会维持在平衡状态，若是在三餐之外，再多吃一顿夜宵，活动量却不增加，那么长此以往体重不仅不会减反而会增加。所以配合有计划的适量运动，再想不瘦也难了，赶快行动起来吧！

3.一张一弛是减肥的"文武之道"

目前有一种肥胖叫"压力型肥胖",是由情志因素导致的。就是越紧张、越劳累,肥胖越严重。这种情况的出现,与紧张的情绪引起机体内分泌失调有关,紧张的情绪会导致糖、脂肪、蛋白质三大物质代谢紊乱以及脂肪堆积。因此,一定要学会"一张一弛",劳逸结合、调畅情志。劳累的工作之余不妨利用周末外出登山、赏花,在早晨和傍晚外出慢跑、散步、打球等,既锻炼了身体,又陶冶了情操。

4.作息规律是减肥的基本保障

现代快节奏的生活方式和多元化社会需求使许多人的生活节律被打破。作为中年女性,家庭、工作、生活的重担都很多,忙完这个忙那个,忙完单位忙家里,甚至是昼夜颠倒。这种无规律的生活方式也可能是肥胖之源。现代研究表明,昼夜颠倒和夜间过度光照会降低身体免疫力,影响内分泌,干扰脂肪代谢,从而造成肥胖。因此,你要想减肥成功,作息习惯必须学会"跟着太阳走",这样才能通过综合调理,养成好习惯,练就好身体。

5. 春、夏季节有利于减肥

减肥贵在坚持,那是不是一年四季都要持续坚持呢?当然坚持是必要的,但是选择适时的季节才能更好地达到减肥的目的。中医认为,人与自然界是息息相通的,春、夏季节自然界阳气生长,人体气血津液也趋于体表,这时基础代谢率增高,人体出汗较多,脂肪分解增加;而到了秋冬季,刚好相反,所以民间有"贴秋膘"的说法。因此,减肥最佳时节是在春、夏季,尤其是夏季为好。

6. 肥胖者需戒酒

1千克酒精能转换成29.3千焦的能量,经常大量饮酒会使大量的能量堆积起来转换成脂肪堆积在体内,从而导致发胖,因此,肥胖者需要戒酒。

7. 减肥需长久的坚持

要想减肥成功,就要知道这不是一天两天的事情,需要长久的坚持才能达到明显的成效。一旦确定减肥目标,就要采取严肃的态度来对待,严格按照健康的生活方式执行减肥计划，当达到减肥目标以后，也要保持健康、良好的生活方式，防止其反弹。这是因为当你通过各种方式减肥成功的初期，脂肪细胞的数目并未变化，只是脂肪细胞体积变小，当恢复不良的饮食方式时，原本体积变小的脂肪细胞立马增大，减肥失败。所以坚持良好的饮食习惯尤为重要。手术抽脂方法虽然会抽掉大量的脂肪细胞，但剩下的脂肪细胞会代偿性增大，如果不注意饮食，依然会肥胖。

8. 避免节食减肥

避免节食减肥对身体健康非常重要。节食减肥对身体健康不利，极易出现厌食症，进而引起很多疾病，可能出现低血糖造成昏迷、维生素缺乏导致口腔问题，或营养下降导致肝功能异常等，很多女性因节食减肥出现闭经问题。

四、减肥食疗方

1. 马氏五行瘦身汤

这一瘦身汤对肥胖的各种证型——脾虚痰湿、心肺气虚、血液瘀滞、肝郁气滞、肾元亏虚，都有很好的效果，下面为大家详细介绍马氏五行瘦身汤。

【配料】荷叶10克，生薏苡仁20克，红小豆10克，人参叶10克，生黄芪10克，生山楂10克，决明子10克，甘菊10克，玫瑰花10克，生何首乌10克。

【制法】将以上药材，先用适量清水浸泡半小时，后大火煮沸，改文火煎煮20分钟，去渣取汁，饮食汤汁即可。

【功效】方中荷叶、生薏苡仁、红小豆健脾祛湿降脂；人参叶、生黄芪补心肺气，促进脂类分解排泄；生山楂化瘀消脂；决明子、甘菊、玫瑰花疏肝理气、清热消脂；生何首乌补益肾元、降脂通便。夏季连续服用三个月，可以达到减肥美体的效果。

2. 减肥茶饮方

【配料】桑白皮、茯苓、荷叶、生山楂、泽泻各5克。

【制法】煎茶饮。将以上材料洗净，放入开水中浸泡，待水温合适时饮用。

【功效】桑白皮平喘、利水消肿。茯苓健脾除湿。荷叶清热利湿，可降血脂和胆固醇。生山楂化痰通瘀、降脂。泽泻淡渗利湿、除肾浊。合用减肥效果好。

3. 荷叶橘皮汤

【配料】鲜荷叶20克，橘皮10克，蒲黄粉5克。

【制法】荷叶、橘皮洗净杂质，加水没过药材，武火煮沸，文火煎煮15分钟，加入蒲黄粉，煮沸即可，早晚分服。

【功效】化痰减肥、散瘀降脂。荷叶清暑利湿、升清降浊、排毒。橘皮即中药当中的陈皮，理气、调中、燥湿、化痰。蒲黄用于心、腹、膀胱的寒热证，利小便、活血止血、消瘀。荷叶橘皮汤适用于单纯性肥胖，尤其对痰湿内阻的脂肪肝有效。

4. 瘦身降脂汤

【配料】枸杞子15克，何首乌5克，草决明5克，生山楂5克，丹参15克。

【制法】将以上材料洗净，放入开水中，煎煮20分钟，改小火煮15分钟，饮食汤汁即可。

【功效】健脾益肾、疏肝利胆、活血化瘀、清利湿热，对肥胖伴高脂血症有很好效果。枸杞子可降脂，预防高血压、动脉硬化。何首乌、草决明促进肠蠕动，增加脂肪代谢，减少胆固醇吸收，进而减肥降脂。另外丹参具有活血化瘀、宁心安神作用，生山楂消食化积，尤其可促进肉类食物的消化。全方合用，共起减肥之功效。

5. 杞菊薏橘茶

【配料】枸杞子20克，杭菊花30克，生薏苡仁50克，橘皮20克，绿茶30克。

【制法】将上述材料洗净，放入锅中，大火煮沸后改小火煎汤即可。

【功效】清肝明目、利水渗湿、美容养颜、醒脑开窍、瘦身减肥。适用于痰多性肥胖。

6. 决明山楂茶

【配料】决明子5克，山楂5克。

【制法】开水冲泡，每日2次。

【功效】祛脂降压、瘦身美体，另外可缓解冠心病和高脂血症。

7. 桑枝瘦身茶

【配料】嫩桑枝20克。

【制法】将桑枝洗净切成薄片，沸水煮15分钟，待水温合适时饮用。

【功效】祛风行湿、化气利水，长期坚持可减肥瘦身，尤其适用于肥胖伴有关节疼痛者。

8. 醋拌小黄豆

【配料】黄豆400克，白醋200克，蜂蜜适量。

【制法】将黄豆洗净晒干，然后在锅里炒熟，放入干燥玻璃瓶中，在瓶中加白醋适量，密封后置于阴凉处，一周后打开，加适量蜂蜜调味即可食用。

【功效】通便美容，有效预防高血压和肥胖症。

9. 糖醋拌黄瓜

【配料】嫩黄瓜300克，白糖30克，老醋30克，香油3克。

【制法】将黄瓜洗净切成细小段，加入白糖和老醋，腌制半小时，加香油即可食用。

【功效】清热解毒、生津止渴、利小便，对中老年肥胖症尤其适用。

10. 芹菜拌花生

【配料】鲜花生300克，芹菜200克，食用油少许，精盐、酱油、味精、白糖、醋各适量。

【制法】首先将花生剥皮，放入锅中油炸3分钟捞出，将芹菜洗净切小段，放入开水中，5分钟后捞出。将花生米与芹菜拌好，放入适量盐、酱油、味精、糖、醋调味即可。

【功效】可缓解高脂血症，有助于减肥瘦身。

11. 山楂粳米粥

【配料】山楂50克，粳米200克。

【制法】先将山楂煮沸取汁，洗净粳米，加入山楂汁中，然后加入适量水小火熬成粥即可。

【功效】山楂活血祛瘀、善于消脂，长期服用可减肥瘦身。

12. 薏苡粳米粥

【配料】薏苡仁150克，粳米40克。

【制法】将粳米和薏苡仁洗净，放入锅中大火煎煮，煮沸后改小火，熬成粥即可。

【功效】有助于体内水液代谢和脂肪分解，减肥瘦身。

13. 茯苓粳米粥

【配料】粳米120克，白茯苓20克。

【制法】将白茯苓打碎制成粉，粳米洗净熬粥，粥成加入茯苓粉煮沸即可。

【功效】健脾利湿、利水消肿，可用于老年性肥胖症兼小便不利者。

五、预防肥胖的保健方法

（一）运动疗法

1. 步行减肥

步行减肥法是最绿色环保的减肥运动方法，简单易行、运动量小、强度不大，也不会因为运动过度对人体造成损害，每日坚持1次，1次40分钟左右，饭后半小时运动效果更佳，这样一个月就能看到明显效果。具体方法为行走时抬头挺胸收腹，行走步幅要大，上肢摆动幅度要大，频率适中，以最舒适、最放松的状态行走。

2. 慢跑减肥

慢跑前注意做准备活动，使全身放松。另外注意慢跑要逐渐加大运动量，刚开始跑步时，时间不宜过长，可以采取慢跑与快走结合方式进行，然后慢慢加大运动强度，增加运动时间，使身体一直适应跑步的运动强度，在习惯了慢跑之后，身体会没有疲劳感，找到这个适宜的运动速度。运动量为每天30～40分钟，每周3～5次。

跑步时脚掌先着地，另外应注意保持平稳的呼吸，注意练习腹式呼吸，吸气时，腹部鼓起，呼气时，腹部凹下。运动后注意做几组拉伸运动，让身体舒展开来，不要立马进入温度较低的空间里，不要立即饮冷水。

3. 跳绳减肥

跳绳减肥一直以来为大多数女性朋友所喜爱，跳绳简便有趣，不受场地和地点的限制。跳绳运动能使心肺系统和血管系统同时得到锻炼，有效消除臀部和大腿部多余的赘肉。初练习者，每次跳60～100下，每天2～3次。待身体适应后，每次跳400～500下，每天2次。

运动时保持平稳有节律的呼吸，身体上部分不要大幅度晃动，保持协调平衡，放松身体，开始的时候用双脚同时跳，然后慢慢过渡到双脚交替跳，注意不要跳太高。

4. 游泳减肥

游泳运动也是比较快速有效的减肥方法，在水中，水的浮力抵消了体重的重力，因此能够减轻在陆地上锻炼下肢的负担。并且在水中散热快，水中阻力较大，因此游泳消耗能量更大，减肥效果更好。游泳的适宜运动量是每天30～45分钟。

（二）敲打瘦身法

1. 敲带脉

中医认为腹部肥胖，是因为带脉气血不通，津液代谢失常所致。带脉环腰一周，有约束纵行诸经的作用。如果带脉瘀堵，经过带脉的其他经脉都会发生瘀堵，各脏腑气化不利，就会气滞血瘀，或气滞津停，最终导致腹部的肥胖。我们可以通过敲打带脉以及带脉穴来解决这一问题。

双手轻轻握拳，从背后腰中部开始，向两侧沿着带脉横向敲击。每晚睡觉前敲击30～50圈，并重点在腰部两侧的带脉穴上敲击50～100下，对恢复带脉的约束能力和减除腰腹部的脂肪，有非常好的作用。

需要注意的是，敲带脉力度不可太重，并且需要长期坚持。妇女在月经期间、怀孕期间应停止敲击。

2. 敲胆经

中医认为胆能贮藏胆汁、排泄胆汁，当我们进食的时候，胆汁会疏泄到十二指肠帮助消化油腻的食物。所以只有胆的功能正常，胆经通畅，脂肪代谢才能正常，否则就会堆积在体内，形成肥胖。足少阳胆经从头部走向足部，跨越整个人体纵向，敲打胆经不但可以加快脂肪代谢，帮助全身减肥，还可以加快腿部脂肪燃烧，帮助腿部塑形，使双腿更加纤瘦。

正确的做法是每天早晨起床后拍打双胁下、胯部和双腿外侧中线，就是人体两侧中间位置，上至头部，下至脚踝，即胆经的循行部位，每次100下，每天做2～3次，坚持一个月。在此提醒大家，减肥瘦身不是一朝一夕的事，需要长久的坚持练习才有明显效果。

（三）常见穴位及按摩方法

众所周知，我们的身上有很多穴位，不同的穴位各有其效，当然存在一些穴位具有减肥的效果，以下为大家介绍通过穴位按摩来减肥的方法。（第七章视频）

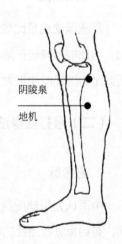

阴陵泉
地机

1. 地机

【取穴】位于人体小腿内侧，内踝尖与阴陵泉穴的连线上，阴陵泉穴下3寸即是。

【按摩方法】用大拇指指甲垂直于皮肤按摩，先顺时针10次，再逆时针10次，左右每次各按3分钟，每天早晚各1次。

【功效】解痉镇痛、行气活血、健脾利湿。长期坚持可强健脾胃功能，适用于腹部肥胖患者。

2. 滑肉门

【取穴】位于人体的上腹部，肚脐上方一横指，人体正中线上旁开2寸处。

【按摩方法】仰卧或正坐位，以中间三指指腹垂直向下按压穴位，以适度的力左右按揉刺激，每次坚持3分钟，每日3次，在饭后进行，坚持每天按压此处有助于减肥瘦身。

【功效】健脾化痰、瘦身美容、防止身材发胖。

3. 梁丘

【取穴】位于膝关节处，大腿前侧当髂前上棘与髌底外侧端连线上，髌底上2寸处。

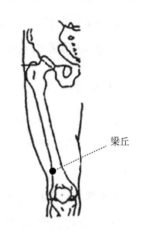

梁丘

【按摩方法】以掌心朝下，食指叠于中指上，中指指腹垂直深入按揉，每日3次，每次2～3分钟。

【功效】理气和胃、舒筋活络。长期按压具有紧致大腿肌肉的功效。

4. 天枢

【取穴】位于中腹部，横平肚脐，旁开2寸处。

【按摩方法】掌心向内，以中间三指指腹垂直向外按压，每日3次，每次3～6分钟，若希望减肥效果迅速，可以每次坚持按揉100下，每天2次。

【功效】长期按压此穴位，可以改善胃肠道功能，有缓解便秘和腹泻，达到减肥燃脂的功效。

5. 伏兔

【取穴】位于大腿前侧，在髂前上棘与髌骨外缘连线上，在髌骨上缘6寸处。简易取穴方法为，仰卧或正坐位，屈膝90度，以手掌后第一横纹中点按在髌骨上缘中点，手指并拢压在大腿上，中指指尖处即是。

【按摩方法】以拇指和食指交替按揉，每日可多加按压，每日3次，每次2～3分钟。同时也可用敲打和按揉交替进行，每天100下。

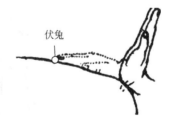

伏兔

【功效】长期坚持按伏兔穴可以达到瘦身美腿的功效。

6. 丰隆

【取穴】位于小腿外部，外踝尖以上8寸处，即外膝眼与外踝尖的连线中点处。

【按摩方法】以中指和食指交替按揉，顺时针按3分钟，逆时针按3分钟，每天可多次按揉，每次坚持6分钟以上，按压此穴位可配合足三里穴，效果更佳。

【功效】丰隆穴是祛痰要穴。经常刺激按压此穴，可以有效降低食欲、控制饮食，达到减肥瘦身的效果。

7. 环跳

【取穴】位于人体的臀部，侧卧屈股，股骨大转子最凸点与骶骨裂孔连线的外1/3与中1/3的交点处。

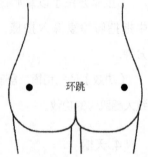

【按摩方法】用同侧手叉于臀部两侧，四指在前，拇指在后，拇指用力按揉，每侧2～3分钟，每日3次，可以敲打按压交替进行。

【功效】长期刺激此穴位，不但可以改善下半身血液循环，还可以瘦腰、美臀，有效缓解下肢静脉曲张和腿部水肿，使双腿变得纤细。

（四）艾灸轻松好身材

艾灸可以加速脂肪代谢，起到减肥降脂的作用。

所取的穴位为脐周七穴：水分（1个）、天枢（2个）、三阴交（2个）、外陵（2个）。

水分：前正中线上，肚脐上1寸。

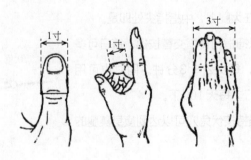

天枢：横平肚脐，人体正中线旁开2寸。

三阴交：内踝尖上3寸。

外陵：天枢穴下1寸。

【方法】采用隔姜灸的方法，先把生姜切成薄片，在姜片上扎几个圆孔，将艾炷放于姜片上，然后点燃进行艾灸。时间为15～20分钟。

【功效】根据中医经络学说，脐周穴位分别属于任脉（阴脉之海）和胃经（多气多血，阳气旺盛）。主管三焦的气化利水功能。因此，艾灸此七个穴位可以调理全身水液代谢和气血的运行，达到减肥的目的。

《 第六节 》
卵巢囊肿的食疗与保健

卵巢囊肿多见于卵巢功能较强的中青年妇女。近年来，其发病率逐渐提高，已成为妇科临床常见病之一。这种疾病不仅影响妇女的健康和生育能力，而且对妇女的心理健康构成威胁。

一、什么是卵巢囊肿

卵巢囊肿是生长在卵巢上的囊性包块，"囊肿"是形态特征，我们把类似于气球，外面有皮，里面可装东西的非常规的形态结构称为囊肿，是良性肿瘤。

二、卵巢囊肿的前因后果

现代医学认为，出现卵巢囊肿有多种原因。人体自身因素，如精神压力、家庭变化；或外界环境因素，如打击、创伤等变化；或由于盆腔炎性渗出等原因。

中医认为，卵巢囊肿主要是人体自身正气不足，风、寒、湿、热等邪气乘虚而入引起，也可能是过度的情绪紧张、过度劳累，性生活过度或不协调，饮食失宜等不良的饮食习惯引起内脏功能失调，导致气机阻滞，然后引起血、痰、湿等有形之邪聚集起来，在小腹处停留，并逐渐累积形成。

（一）卵巢囊肿发生的原因

现代医学认为卵巢囊肿与长期饮食失调、生活环境因素、内分泌失调及家庭遗传有关。

1.生活环境因素

快节奏的工作及生活引起的高度精神紧张，吸烟、熬夜等不良生活习惯，高电离辐射的生活环境，甚至某些化妆品的滥用都是形成卵巢囊肿的原因。

2.饮食结构因素

饮食结构不合理、高胆固醇饮食、饮酒、长期喝高碳酸或高咖啡因饮料导致体质过酸，人体整体功能下降，进而发展为卵巢组织异常增生，最终发展为卵巢囊肿。

3.内分泌因素

卵巢体积虽小，但它可分泌性激素。卵巢囊肿多见于卵巢功能旺盛期，可见本病的发生与内分泌因素密切相关。

4.家族遗传因素

据统计，5%～7%的卵巢囊肿患者有其家族史。

（二）卵巢囊肿的症状都有哪些

早期卵巢囊肿无明显临床表现，患者常因其他疾病在妇科检查中被发现，后期随着囊肿的生长，患者有所感觉。卵巢囊肿常见以下表现。

1.下腹不适

下腹不适是患者感觉到的最初的症状。由于囊肿本身的重量以及肠道蠕动和体位变化的影响，囊肿在盆腔内移动并累及韧带，使患者产生下腹胀以及下坠的感觉。

2.腹围增大

卵巢囊肿患者注意到自己的衣服或腰带显得紧小，才注意到腹部增大，于是才发现腹部肿块，有时会伴有腹胀不适。

3.腹痛

如果卵巢囊肿没有并发症，很少发生疼痛，因此，卵巢囊肿患者感到腹痛，尤其是突然发生，大多是由于囊肿蒂扭转，或因为囊肿破裂、出血或感染引起。

4.月经失调

卵巢囊肿并不破坏所有正常卵巢组织，一般不会引起月经失调，但盆腔的血管由于卵巢囊肿发生分布的变化，就可以使子宫内膜异常充血、脱落并导致出血。

5.压迫症状

膈肌被囊肿压迫可能引起呼吸困难和心悸，卵巢肿瘤腹水多也可引起此类症状。

如有上述症状，女性朋友需重视，以早期发现、早期诊断、早期治疗。

（三）卵巢囊肿的危害及易发人群

1.卵巢囊肿的危害

卵巢囊肿会对女性身体造成一定的伤害，给我们的生活、工作带来不便，具体而言主要有以下几点。

① 易引起血管扭转、血供阻塞和器官坏死。

② 易破裂并引起腹腔污染、炎症、腹痛、发热等症状。

③ 可以造成合并感染。

④ 女性不孕或异位妊娠。卵巢是卵子发育、成熟和排出的地方。如果发生卵巢囊肿，当囊肿变大或变性时，可能导致精子、卵子或受精卵无法正常发育。

⑤ 流产以及难产。在妊娠早期卵巢囊肿可导致流产，也可能在妊娠晚期发生卵巢囊肿蒂扭转，它可以导致胎位不正常，在分娩期间可能发生难产。

⑥ 卵巢囊肿还会引起女性内分泌失调，使女性出现早衰。

⑦ 卵巢囊肿引起肿胀、下垂、下腹疼痛、食欲不振、呕吐、体重减轻、发热，甚至腹部和四肢水肿，影响正常生活。

⑧ 良性的卵巢囊肿有癌变的可能。

针对卵巢囊肿带来的上述危害，广大女性朋友要重视此病，做好预防工作。

2.卵巢囊肿易发人群的特点

① 青春期女性。青春期女性卵巢内分泌功能尚未成熟，容易发生卵泡黄体化，形成黄体化囊肿。

② 有家族史的女性。母亲、姐妹有卵巢囊肿。

③ 无生育史的女性。妊娠过的女性得卵巢囊肿的概率小于未妊娠过的女性。

④ 在城市中生活的中青年女性。因其承受着巨大的压力，并有不良的生活习惯，还有食品污染、电离辐射等影响。

有很多卵巢囊肿可以早期发现。以上这些女性比其他女性更容易患卵巢囊肿，这些人群如出现早期症状应予以重视。

三、如何预防卵巢囊肿

卵巢囊肿作为妇科常见病，其发病不是一朝一夕。长期不健康生活是重要的诱发原因，处于这种状态的女性，虽然没有明确的疾病诊断，但精神活力和适应能力下降，如果不及时纠正，很容易引起卵巢功能障碍，诱发卵巢囊肿。让我们来谈谈日常生活中如何能预防卵巢囊肿。

1.保持良好心态

要保持好心情，面对生活压力，要学会自我减压，不良的情绪变化会引起脏腑功能失调，导致疾病的发生。女性朋友可以经常参加一些户外活动，如远足、散步，听听舒缓的音乐，从而减轻精神负担，避免负面情绪，保持身体气血通畅，这对预防卵巢囊肿大有裨益。

2.注意饮食习惯

不要吃太多油腻的大鱼大肉，以清淡饮食为主，合理饮食。饮食失调会影响脾胃功能，进而影响气血运行，最终影响身体健康。因此，合理的饮食习惯，也是预防卵巢囊肿的重要措施。在日常生活中，女性要多吃清淡食物，不要吃过多的咸辣食物，不要吃过热、过冷、过期变质的食物，不要吃受污染的食物，如受污染的水、农作物、家禽、鱼、蛋、霉变食品等，可以吃一些绿色有机食物，防止病从口入。

3.适度锻炼

适当的运动可以使血流顺畅，促进人体新陈代谢，保持旺盛的生命力，预防疾病、消除疲劳。从古至今，中医都非常重视保健和运动，许多运动和保健的方法传承至今，包括八段锦、太极拳、荡秋千、放风筝、抖空竹、推拿按摩等。适合女性的运动方法有散步、游泳、瑜伽、慢跑、健身操等。

这里提倡女性朋友们可以通过腹式呼吸的方式，保证卵巢的健康：双手放在腹部，吸气时，最大限度地向外扩张腹部，胸部保持不动。在呼气时，腹部最大限度地向内缩，胸部保持不动。来回反复，保持每次呼吸的节奏一致，每分钟五六次呼吸。每次练习10分钟，每日两次。通过放松和收缩腹壁肌肉，有效地按摩子宫和卵巢。

此外，长期从事案头工作的白领女性也应进行适当的运动，如：坐姿工作40分钟后起立简单运动几分钟，以防止久坐引发气血循环障碍，影响卵巢健康。总之，女性朋友需根据自己的情况来选择合适的锻炼方式，以达到增强体质、疏通气血、预防疾病的目的。

4.月经期及产后调护

中医认为，月经期间，血海由满变溢，月事来，血室开放、任脉充盈、胞脉空虚。另外，产后妇女处于气血亏虚的状态。如果调整不当，外邪容易入侵。因此，经期及产褥期应注意饮食调养，禁止性生活，保持外阴阴道清洁，特别注意保暖，避免感冒，避免进食生冷刺激性食物，保持正气充足、气通血畅。

5.不滥用药物

女性在日常生活中应避免滥用各类药物，包括各种可能含有激素的滋补类保健品，避免内分泌紊乱而诱发卵巢囊肿。

6.充足睡眠

中医认为，人体的营养物质主要存在于血液中，而肝脏以藏血为主，"人夜卧则血归于肝"，女人以肝为先天。因此，充足的睡眠是肝功能强健的重要条件。睡眠可以保存和补充人体精、气、神三宝，调养五脏、协调阴阳、恢复平衡状态。

7.戒除烟酒

吸烟和饮酒都很容易引起内分泌失调形成酸性体质，为囊性肿块的形成埋下隐患，所以女性朋友应尽可能地不吸烟、少饮酒。

8.卵巢囊肿自检法

女性朋友可以在早上醒来排空小便后仰卧，两腿略屈曲，手从一边的腹部触摸到另一侧，仔细触摸有无包块或是否有压迫症状（腹部不适、尿频、便秘）。

四、卵巢囊肿的饮食疗法

（一）卵巢囊肿的饮食宜忌

据报道，世界各地卵巢癌的发病率各不相同，这与当地的饮食习惯有关。中医认为不健康的饮食会导致气滞血瘀或痰凝，是形成囊肿的重要因素之一。良好的饮食习惯可以帮助预防甚至消除囊肿。非恶性的卵巢囊肿，可以通过一些合理的饮食调理，使囊肿缩小。

1.适宜的食物

有的食物，不妨多吃：如海马、龙珠茶、山楂、香菇等食物，中医认为它们有抗卵巢肿瘤的作用；鳖、海带、紫菜、牡蛎等海鲜，具有凉血、活血的作用，软坚散结，能促进囊肿的吸收；富含微量元素和维生素、植物纤维的食物，如卷心菜、芦笋、芹菜、菠菜、黄瓜、冬瓜、水果等，可增强人体抗病能力；常见的食材如瘦肉、鸡肉、豆腐等，蛋白质含量高，脂肪和胆固醇含量低，也是卵巢囊肿患者的首选。

2. 禁忌食物

为了预防和调养卵巢，有些食物和保健品请远离：龙眼、大枣、含阿胶的食品、蜂王浆、蜂胶、蚕蛹、鹿茸、肉苁蓉、鹿角胶等热性、凝血性或含激素成分的食品，会促进囊肿的生长，应忌口；牛肉、狗肉、鹅肉、羊肉、黑鱼、鳗鱼、河虾、蟹、韭菜、芒果、荔枝等"发物"，以及辣椒、花椒、生葱、生蒜、酒类等刺激性食物，在中医看来这些食物也有"助纣为虐"的嫌疑，也应该尽量不吃。至于熏制、发霉、油炸、腌渍等食品，是任何人都不应该多吃的，卵巢囊肿的人更应该注意。

（二）保养卵巢的食物

我们日常生活中经常吃的食物对卵巢囊肿有一定的预防和调节作用，女性朋友可以参考食用。

1. 黄瓜

黄瓜清脆可口，具有清凉解热、生津、利水作用。它含有的纤维素能促进肠道排便，从而减少胆固醇的吸收。黄瓜中还含有能抑制碳水化合物转化为脂肪的物质，具有减肥和调节脂质代谢的作用。

2. 香菇

香菇具有消食、降脂、辅助降压等功效。其中含有纤维素，可促进肠胃蠕动，防止便秘，减少肠道对胆固醇的吸收，香菇亦含可促进胆固醇分解的物质。香菇能降低总胆固醇和甘油三酯。

3. 胡萝卜

经研究表明，经常食用胡萝卜的女性，患卵巢癌的风险比一般女性能够减少

50%，多吃胡萝卜，不仅能够帮助预防卵巢囊肿，而且能够增加维生素A的摄入量，对健康有百利而无一害。

4. 茄子

茄子中含有多种维生素，特别是紫茄子中含有较多的维生素P，能增强细胞黏附力，改善微血管弹性。医学研究表明，茄子可以降低胆固醇，也可以预防高脂血症引起的血管损伤，可以辅助治疗高血压、高脂血症、动脉硬化，预防卵巢功能不全等。

5. 黑豆

黑豆是万豆之王，与其他含有植物雌激素的豆类相比，其含量无疑是最高的。长期饮用黑豆豆浆是非常安全的植物雌激素补充方式，对子宫和卵巢的保养有很好的效果。

6. 苹果

一项研究表明，每天吃一个苹果，可以减少冠心病死亡的风险，这要归功于苹果中的类黄酮，它能有效抑制低密度脂蛋白和极低密度脂蛋白氧化，从而发挥抗动脉粥样硬化作用。此外，苹果的果胶可以降低胆固醇水平，因此有助于防止动脉粥样硬化，保持卵巢良好供血。

7. 海带、紫菜

海带、海带等海藻类食物不容忽视。实验证明，藻类食品的提取物，对动物实验肿瘤确有疗效。研究发现，癌症患者的血液大多是酸性的，而碘和钙含量较高的食物，如海藻，能够调节和平衡血液的酸碱性，以及雌激素的水平。

8. 山楂

山楂可以扩张血管、改善微循环、降低血压，促进胆固醇排出体外而降血脂，调节雌激素的水平。山楂是酸性食物，所以不要空腹吃或吃得太多，最好饭后吃。

（三）药食同源保养卵巢

中医学自古以来就有"药食同源"理论，在这一理论指导下，有些传统中药也是我们平时餐桌上的菜肴，有些还可以维持卵巢功能。

1. 百合

百合有润肺止咳、清心安神、补中益气、清热利尿、凉血止血、健脾和胃的功效。有助于增强体质、提高免疫力、抑制卵巢囊肿的生长，可以保养卵巢、有效推迟女性衰老时间，具有双向调节雌激素水平的作用，可以预防卵巢囊肿的产生。

2. 茯苓

茯苓是寄生在赤松或马尾松根上的菌类，形状像地瓜，外皮淡灰棕色或黑褐色，里面白色稍带粉红，由许多菌丝组成。古人称茯苓为"四时神药"，因为它的功效非常广泛，不分四季，搭配各种药物对不分寒、暑、风、湿所致各病，都能发挥其独特的功效。茯苓味甘、淡，性平，具有利水渗湿、健脾和胃、养心安神的作用。在中国北方和南方有吃茯苓的传统，比如北京的茯苓饼，广东的龟苓膏。现代医学研究表明，茯苓能增强机体免疫功能，具有明显的抗肿瘤和保肝作用。

3. 山药

中医认为山药具有健脾补肺、补肾益精的作用。现代医学证明，它具有助消化、降血糖、增强免疫力的作用。

4. 枸杞子

枸杞子具有养肝、养阴、润肺、滋阴的作用。现代医学证明其具有抗肿瘤和调节免疫的作用，因此是滋养卵巢的良药。

5. 薏苡仁

现代研究表明，薏苡仁具有抗癌作用，对宫颈癌、直肠癌、乳腺癌、胃癌、绒毛上皮癌等都有抑制作用，具有一定的临床疗效。

6. 党参

中医认为它的功效有补中、益气、生津、止咳、止渴等。现代医学研究表明，它具有镇静解毒、改善记忆、降压、解痉、抗肿瘤、抗疲劳、增强造血功能等作用。

（四）防治卵巢囊肿的食疗方

我们每日可以使用一些食疗方，进行卵巢囊肿的辅助治疗，由于卵巢囊肿的不同性质，采用的食疗方会有所不同，下面是女性朋友都可以制作的进行自我调养的食疗方，请参考使用。

1. 桃仁百合茯苓蜜饮

【配料】核桃仁100克，三棱、莪术、当归、百合、茯苓、陈皮各20克，生牡蛎100克，蜂蜜30毫升。

【制法】将核桃仁、三棱、莪术、当归、百合、陈皮、茯苓洗净，晒干或烘干，切成片或切碎，备用。将生牡蛎洗净、晾干、粉碎，放入砂锅中，用水浸泡片刻，高热煮沸，中火煎30分钟，将其他7种药物倒入砂锅中，搅拌均匀，根据需要加入适量温水，水沸后，煎30分钟，煎好后去渣取液，待其温热后，加入蜂蜜，搅拌均匀。上、下午分服，每次约10毫升。

【功效】活血化瘀、行气消疾。治疗女性朋友卵巢囊肿是一种很好的方法，但月经期及妊娠禁忌。

2. 香菇鱼肚羹

【配料】香菇50克，鱼肚150克(泡发好的)，党参15克，虾仁150克，葱、盐、味精适量。

【制法】将鱼肚切成条状，与虾仁一起放入油锅中爆一下，加鲜汤、党参、香菇同煮约15分钟，加葱、盐、味精后即可。可作菜肴吃，每天吃一次，连吃5～7天。

【功效】补肾养阴、补血健脾、和营软坚。适于子宫肌瘤、卵巢囊肿、月经不畅。

3. 花胶薏苡板栗粥

【配料】板栗500克，生薏苡仁100克，花胶(鱼肚)150克，芡实30克，粳米适量，盐少许。

【制备方法】将材料分别用清水洗净备用；取出板栗壳，取肉，用清水浸泡鱼肚，切块；在瓦罐中加入适量清水，然后将其他材料放入瓦罐中，猛火煮至鱼肚卷起，再用中火继续烧制，待锅中薏苡仁开花成粥，然后加盐调味即可食用。

【功效】健脾除湿、散结、补益肝肾。适用于卵巢囊肿并兼有肥胖、白带多、而且色黄、质稠，并有外阴瘙痒、舌淡红苔白腻、脉滑或涩、脾虚湿证。这款粥不燥热，也适合一家大小每日食用，能健脾、养肝、补肾。

4. 党参麦冬鸡肉汤

【配料】党参、茯苓、生地黄、熟地黄各15克，当归、麦冬、玉竹、石斛各9克，鸡肉600克。

【制法】上述原料以水2000毫升熬煮，可放入适量佐料，肉烂即可食用，汤食同服。

【功效】健脾、滋阴润燥。可以调节内分泌、抗衰老，具有预防卵巢囊肿的功效。

5. 菱角炖猪蹄

【配料】菱角250克，枸杞子15克，莲子肉25克，猪蹄3～4个。

【制法】先将猪蹄去毛洗净，用1500～2000毫升水慢火熬3小时后，将去壳的菱角肉、枸杞子和莲子放进去，同煮1小时。每天早上和睡前空腹喝一小碗。

【功效】养血安神、宁心定志。适用于卵巢囊肿并现神疲体倦乏力，并月经量少、月经延后者。

6. 当归核桃仁炖母鸡汤

【配料】母鸡1只，当归20克，核桃仁30克，枸杞子15克，山药50克，水发香菇25克，鲜笋片25克，火腿25克，黄酒、精盐适量。

【方法】将山药去皮切片，核桃洗净，将母鸡去爪，削脊，取出颈部骨与皮，用沸水烫下，洗净血液。将鸡腹向下放在汤碗内加黄酒50毫升，精盐适量，鲜汤1000毫升；将山药、核桃仁、香菇、当归、枸杞子、笋片和火腿片摆在鸡面上，上笼蒸2小时左右，待母鸡熟烂时取出食用。

【功效】益气健脾、活血化瘀。适用于体倦乏力、气短、言语无力、活动无力的卵巢囊肿患者；或有下腹疼痛喜按、经期月经量少、舌质淡暗、边有齿痕、脉细涩、证属气虚血瘀的女性。

7. 山楂百合汤

【原料】山楂100克，百合30克，黑木耳30克，姜糖30克。

【制法】将山楂加水煎约500毫升去渣，加入百合、泡发的黑木耳、姜糖文火煨烂即可。每日2～3次，7天服完，连服2周。

【功效】活血散瘀、健脾补血。适合气滞血瘀的女性朋友：月经不畅伴有卵巢囊肿；痛经，月经前腹部刺痛，月经中见血块，血块出则疼痛减轻。

五、卵巢囊肿的中医保健方法

中医药在治疗卵巢囊肿和调节卵巢方面有着悠久的历史和丰富多样的方法。以下是几种常见的方法。

（一）中药热敷

中药热敷能祛寒祛湿、活血通气、通络，能缓解卵巢囊肿所致的症状，调理卵巢。下面列出几个常用方剂以供参考。

1. 活血散瘀散

【中药组成】当归15克，丹参30克，乳香15克，没药15克，土茯苓30克，鸡血藤20克，白蒺藜20克，三棱15克，莪术15克，路路通20克(另包)，茜草30克。

【药包制作】药剂用布包裹，上锅蒸25分钟后，待温度适度时热敷小腹处，每天2次，每次约25分钟，月经期要暂停。

【功效】活血化瘀、通络止痛。适用于有血瘀表现者：症见腹部包块、肿块坚硬、固定不变、疼痛拒按、皮肤无光泽、口干不欲饮水、经期延长或淋沥不断、脸色发暗、舌质紫、舌苔厚腻。

2. 消瘀除湿汤

【中药组成】苍术30克，川芎15克，桃仁15克，炒延胡索10克，白术10克，猪苓12克，茯苓30克，徐长卿15克，荔枝核10克，青皮12克，海桐皮12克。

【制法】上述诸药武火煎煮，水沸后，文火水煎20分钟后将上药汤汁倒出，取出药渣捣碎再加食醋10毫升、葱白40克，用布袋包起药物外敷患侧小腹，每天1次，每次约30分钟，经期暂停。

【功效】健脾祛湿、祛瘀除痞块。适用于因脾胃虚弱而导致痰湿重者，症见小腹有肿块，但不坚硬，小腹常痛、白带多、颜色白而黏稠、胸闷、有时想吐、月经推迟，甚至没有月经，舌胖舌质淡、苔白腻。

3. 舒肝散加味

【中药组成】柴胡、枳壳、橘核、茯苓、炒延胡索、五灵脂、蒲黄、炒杜仲、川续断、鸡血藤、赤芍、陈皮、香附等各20克。

【制法】以上诸药，水煎煮，30分钟，煎药后，取药渣捣碎，加少量白酒混合，放入布袋中，用微波炉加热2分钟，热敷下腹部，每日1～2次，每次约20分钟，月经期暂停。

【功效】疏肝理气、行气通络、止痛。适用于气滞血瘀者：平时小腹胀痛，经期或经期前腹痛似针扎或痛感较剧烈、疼痛部位固定、月经不调、经量或多或少、月经夹血块色暗、通常伴有头晕、疲劳、情绪不稳定、易激动生气、来月经前后乳房胀痛。

4. 冰黛散外敷

【中药组成】青黛15克，冰片5克，芒硝10克，白矾5克，三棱、莪术、皂角刺、败酱草、茜草、益母草各30克，酒、醋各15毫升。

【制法】将上述药品全部混合，磨成细粉，分别与酒、醋各15毫升混合，放入药袋中，用沸水蒸20分钟取出，稍凉，然后把它们放在患侧腹部外敷。药袋凉后，可反复蒸后使用。每日1～2次，两周1个疗程。

【功效】清热解毒、凉血止痛。适合热毒所致囊肿的人：按压小腹时疼痛，下腹疼痛时伴腰痛、白带较多、白带颜色为黄色、经期提前或延长、经血量较多、经期前腹痛加重、情绪烦躁易怒、发热口渴、便秘、排尿呈黄色、舌红、舌苔黄腻。

（二）艾灸

卵巢囊肿常会出现月经紊乱、痛经、腹胀腹痛等症状，艾灸可以有效改善上述症状。女性朋友在家庭中自我调理可以用艾灸盒，每个穴位灸10～15分钟，每天1次。

1. 气海穴

【定位取穴】位于腹部中线上，在脐下1.5寸的地方，取仰卧位，在肚脐直下两指宽距离处。

【功效】艾灸此穴具有行气固经的作用，可缓解月经不调、小腹痛的症状。

2.关元穴

【定位取穴】位于肚脐之下3寸，即在肚脐下方腹部中线上四指宽距离处。

【功效】艾灸此穴位具有补益下焦的作用。气虚引起的卵巢囊肿可用。

3.中极穴

【定位取穴】位于体前正中线，脐下4寸。即关元穴下1寸处。

【功效】灸此穴可以通经止带、益肾温阳、利湿热。缓解卵巢囊肿引起的白带稀薄、过多及腹痛等症状。

4.带脉穴

【定位取穴】其位在侧腹部，于第11肋骨游离端下方垂线与脐水平线的交点上。

【功效】灸此穴位可通经活血、清热利湿。缓解卵巢囊肿引起的白带、月经不调、腹胀、腹痛等症状。

（三）足底按摩

在双足卵巢反射区和肾上腺反射区按摩，每个反射区按摩数分钟，手法采用轻—中—重—轻，每日1次。月经妊娠期间是禁止的。

卵巢反射区在脚底跟骨区域，另一个在跟骨的外部区域。可以用左手握住左脚，用右手握拳，用食指关节自上而下按摩反射区，也可用左手扶稳左脚，右手按压反射区自下向上推擦，无论何种手法，每次10下，可重复3～5组。

肾上腺反射区在双脚掌第2跖骨与第3跖骨之间，足底部"人"字形交叉点凹陷处。用拇指指腹或食指间关节在固定点按揉，沿足部中心向足跟方向推揉。每次10下，可重复3～5组。

通过足部按摩可以促进血液循环和经络循行，调节月经，缓解卵巢囊肿的腹胀和腹痛症状，调节内分泌，对卵巢起到保健作用。

（四）耳穴贴穴疗法

用耳穴贴压可以调节内分泌，保养卵巢。

【取穴】内分泌、皮质下、盆腔、神门。

【操作方法】将王不留行药籽放在约0.5厘米×0.5厘米大小的胶布上粘住固定，用镊子夹起胶布边角处，将王不留行籽紧贴于所选穴位上，连同胶布一起固定粘牢，后用手按压穴位至有酸、麻、胀、痛或有发热感为度，每次双耳贴压，按压3～5分钟，每天3次，7天更换药籽。

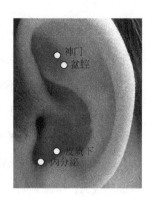

【功效】调节月经、镇静神经、调节内分泌、预防卵巢囊肿。

《 第七节 》
预防黄褐斑的食疗与保健

一、什么是黄褐斑

黄褐斑是一种后天性的因面部皮肤色素改变而引起的黑色素增加性皮肤病。临床表现为在面颊部形成对称性黄褐色、淡褐色斑片，但无自觉不适症状。中医认为本病属于"肝斑""黑斑""蝴蝶斑"范畴。本病多见于女性，尤其是产后的妇女，由于其主要存在于面部，会给广大女性朋友容貌、心理带来不良影响。

黄褐斑的形成与很多因素有关，例如遗传因素、种族因素、内分泌失调、外界紫外线等，另外某些劣质化妆品的使用也有可能产生黄褐斑。

中医上讲，黄褐斑的形成包括以下原因：肝木失调、脾虚不运、肾虚精亏、气血失和不能上荣于面。思虑伤脾、惊恐伤肾、暴怒伤肝均能使气血逆乱，面部失养产生黄褐斑。故应先辨证，再根据证型分别治疗，予以滋阴补肾、疏肝健脾、调和气血、活血化瘀之法。另外，穴位刺激也可调和内外，使五脏气血和调、荣养肌肤，达到祛斑的效果。

二、为何女性常见黄褐斑

为什么女性多发黄褐斑呢？这与女子的生理特征密切相关，中医上说"女子以肝为先天"，而女子黄褐斑的产生与肝息息相关，其中一条很重要的病机就是肝气瘀滞，中医学认为情志不调、抑郁多虑、易怒烦躁，导致气机不畅，肝郁气滞、气血阻滞不畅，不能上荣于肌肤，日久则生淡褐色斑片，并且有黄褐斑的女性患者常常伴有月经不调、乳房胀痛、痛经等症状。

妊娠期也有可能长黄褐斑，尤其妊娠第8到第20周，这是由于此时体内激素水平波动较大，孕激素明显升高，而孕激素促进黑色素的转运，使黑色素细胞活跃，故出现黄褐斑，当女子分娩以后孕激素恢复到正常水平，黄褐斑也会随之消失。口服避孕药也是打乱了体内正常的激素水平，导致黑色素细胞异常活跃而产生黄褐斑。另外，一些女性常见的妇科疾病，如月经失调、子宫颈炎、输卵管炎症、不孕症等都可能产生黄褐斑。

三、黄褐斑的预防与食疗

（一）黄褐斑的预防方法

前面提到黄褐斑的产生原因有很多。那么我们根据不同原因就要采取不同的措施预防和治疗黄褐斑。

1. 积极配合治疗身体的疾病

首先我们要根据实际情况积极配合治疗慢性疾病，尤其是和女性生殖系统有关的妇科疾病，如月经不调、痛经、闭经、宫颈炎、附件炎、不孕症等。另外甲状腺疾病、结核病均可使黑色素细胞活性增强，从而产生黄褐斑。

2. 停止口服避孕药及其他激素

任何改变体内激素水平的方式都有可能导致黄褐斑的产生，口服避孕药有20%的女性可能产生黄褐斑。雌激素可刺激黑色素细胞增多，孕酮可使斑块扩散。因此，敏感体质者，需要改用其他方式避孕，另外长期服用皮质类固醇激素也可能产生黄褐斑。

3. 避免长期暴露在紫外线下

太阳光对黄褐斑的影响很大，如果本身有黄褐斑或者开始出现黄褐斑一定要注意防晒，采取一定的防晒措施，如遮阳伞、太阳镜、防晒霜等，白天尽量不要在强光下暴晒，尤其是上午9点到下午2点，此时紫外线强烈，对皮肤的伤害大，会加深色素沉着，使黄褐斑增大。因此外出做好防晒工作尤其重要。有研究已经表明黄褐斑的产生有90%以上都与长时间日晒有关，因此要不想脸上长斑，一定要注意防晒，防晒是预防黄褐斑的重要环节。

4. 注意调整心态和情绪

情绪不佳也是黄褐斑产生的一个重要原因。有关调查显示，大部分黄褐斑患者有不良情绪史，如烦躁、情绪大起大落、心理压力大、思想负担重，因此要学会自我调整，适当发泄不良情绪，避免精神刺激产生不良情绪，始终保持一颗豁达乐观向上的心，帮助自己保持良好的状态。

5. 谨慎选择化妆品

化妆品的选择是女性的必修课。要选择成分简单的化妆品，以色淡味轻、质量有保证为最佳，每次选择护肤品时应先在耳后做过敏测试，确认无刺激后再选购。很多不良的化妆品是产生黄褐斑的元凶。另外不可乱用化妆品，皮肤有本身稳定平衡功能，乱用化妆品可引起微生态平衡破坏，产生黄褐斑。

6. 保持均衡的营养

维生素A、维生素C、维生素E、锌等物质的缺失可能引起黄褐斑的产生，而补充相应的物质后，黄褐斑明显好转。因此，饮食要注意多食用水果、蔬菜等维生素含量高的食品，更好地防治黄褐斑。

7. 改变不良的生活习惯

睡眠时间少、饮食辛辣、抽烟酗酒等均能引起黄褐斑的产生，皮肤在夜间时处于新陈代谢最佳阶段，夜间皮肤要吸收营养物质，代谢皮肤垃圾，如果睡眠不足，经常熬夜，皮肤新陈代谢不能高效地进行，皮肤的垃圾废物代谢不出去，则出现面色晦暗无光。另外，便秘会导致胃肠功能紊乱，不能吸收水谷精微，面部皮肤得不到荣养，抵抗力也会变得差。为保证肠道正常代谢废物，应养成多喝水的好习惯，另外还应注意多摄入水果蔬菜，少食辛辣油腻，养成良好的饮食习惯。

8. 养成良好的运动习惯

体育锻炼是身体最好的美容师，不但可以增强心脏和血管功能，促进身体的血液循环，加快新陈代谢，还能使皮肤更加细腻光滑，增强皮肤的抵抗力。因此根据不同的年龄阶段，选择适合自己的运动方式对美容很有帮助，如30岁左右的女性可以选择慢跑或快走，40岁左右的女性可以选择瑜伽，既能保持身体健康，又能美化形体、陶冶情操，对黄褐斑有预防和治疗作用。

（二）厨房祛斑小妙招

1. 西瓜皮

洗净西瓜皮，将瓜瓤部分切除干净，切成薄片。用西瓜皮在斑块部位来回摩擦，并不停更换西瓜皮，持续20~30分钟。

2. 黄瓜

将黄瓜洗净，切成薄片，贴于脸上，每日一次，坚持使用可以美白肌肤，淡化黄褐斑，无任何副作用，是一种绿色环保、操作简便的好方法。

3. 柠檬

可以将晒干的柠檬切成圆片，泡水饮用，柠檬中含有大量柠檬酸，还有丰富的维生素C，长期使用可以使肌肤光滑洁白，抑制黑色素沉淀，有效防止黄褐斑产生。

4. 菠菜

菠菜中含有大量的维生素A和维生素E，多吃菠菜可以治疗黄褐斑。另外菠菜内富含叶酸，体内缺乏叶酸可以引起贫血，而怀孕的妇女如果贫血，就会在脸上出现黄褐斑，这个时候如果坚持服用一段时间叶酸片，黄褐斑会自动消失。需要注意的是叶酸在高温下容易被破坏，所以在炒菜的时候注意不要炒太久。

5. 白术醋

将白术放入白醋中，密封7天后开启使用，在面部有斑部位擦拭，每天坚持，擦拭一段时间后，你会发现黄褐斑变浅了，颜色淡了，甚至完全消退了。

（三）黄褐斑的皮肤护理

黄褐斑患者的日常皮肤护理非常重要，必须引起重视，每周至少进行1～2次的皮肤护理。

1.面部清洁

皮肤每28天进行一次循环代谢，如果代谢废物不能及时清除，就会在脸部留下色素沉着，形成黄褐斑，因此，及时除去面部坏死的角质层细胞对预防黄褐斑产生非常重要。每日早晚可清洁面部各一次，每月用1～2次专用去角质的面霜去角质。

2.肌肤补水促进新陈代谢

用离子喷雾机可以有效为皮肤补水，每日10分钟即可。坚持敷面膜可为皮肤提供充足的水分，加快代谢，可以选用祛斑面膜、营养面膜和自制中药面膜。

3.少用磨砂类清洁品

磨砂类的清洁品有助于皮肤的深层清洁，帮助软化坏死的角质层细胞，使皮肤透亮、有光泽。但磨砂类护肤品每月只可使用1～2次，防止其破坏正常的角质层细胞，导致皮肤抵抗力下降，对皮肤造成伤害。

4.配合手法按摩

手法按摩可以让色斑变淡，色斑局部按摩可刺激局部血液循环，若加上祛斑霜配合手法局部按摩可使色斑加速退化，全面部按摩可使用维生素E按摩膏，为皮肤提供充足水分和营养，有效延缓皮肤衰老。

5.每天坚持使用爽肤水

坚持使用爽肤水可以给皮肤提供充足的营养，可辅助达到祛斑美容的效果。

（四）蜂蜜是皮肤的亲密伙伴

下面我们介绍号称美容之王的食品，皮肤的亲密伙伴——蜂蜜。

蜂蜜中含有丰富的维生素、各种酶、氨基酸等成分，有的成分还可以被皮肤直接吸收，营养皮肤，促进皮肤的新陈代谢。蜂蜜中含有的物质可以缓解皮肤的色素沉着，促进上皮组织再生，是一种天然的美容佳品。蜂蜜还可以作为外用面膜敷脸，直接营养皮肤，排泄垃圾和废物。另外，蜂蜜不仅营养丰富，还是一味难得的中药，有止咳、通便、解毒功能，饮蜂蜜水一段时间后，你会惊奇地发现原来的咳嗽居然好了，嗓子不干痛了，吃饭也有胃口了，便秘的老毛病也好了。可以通过各种方法配合使用蜂蜜，来达到其美容养颜的功效。以下具体介绍几种。

1.蜂蜜面膜

蜂蜜一勺，加水稀释2～3倍，用压缩面膜在蜂蜜水中泡开，每日坚持睡前敷脸一次，慢慢地你会发现脸上的斑点变淡了，皮肤更加光滑有弹性了。

2.冲服蜂蜜

蜂蜜和白醋各一勺，加入适量的温开水，冲服，每日2～3次。可在每日饭前服用，长期服用，能使粗糙肌肤变得光滑细嫩有弹性，这里注意的是，蜂蜜不能用开水冲服，因为，蜂蜜含有的酶在高温下会失去活性。

3.蜂蜜鸡蛋面膜

蜂蜜两勺，生鸡蛋一个，将鸡蛋打开，蛋黄与蛋清混合均匀加入蜂蜜，后加入少许橄榄油，放几滴香水调味，搅拌均匀后放入冰箱冷却保存，将调制好的蜂蜜鸡蛋面膜均匀涂于脸上（避开眼周及口鼻），15分钟后清水洗净，一周做1～2次，坚持使用，肌肤细嫩光滑。

4.蜂蜜牛奶面膜

蜂蜜30毫升，牛奶30毫升，面粉60克，三者均匀混合在一起，敷于面部，15 ~ 20分钟后，清水洁面。先将脸部清洁干净，取适量蜂蜜敷于脸部，然后通过给脸部提供热蒸汽让蜂蜜渗入毛孔中，最后，用化妆水浸泡化妆棉，轻帖于脸上，长期坚持效果更佳。

5.蜂蜜芹菜汁

新鲜的芹菜压汁，然后与蜂蜜按1：1混合，每天服用2 ~ 3次，具有润肠通便、润滑皮肤、降脂减肥的效果，饭前饮用减肥效果更佳。

6.蜂蜜番茄汁

番茄一个，洗净打汁，倒入玻璃杯，加入适量的蜂蜜搅拌均匀，每天可饮用2 ~ 3次，坚持饮用，可促进肠胃消化吸收功能，加快身体正常代谢，维持体内酸碱平衡。

7.蜂蜜黄瓜汁

取黄瓜一根洗净，压汁，倒入适量水，最后加入一勺蜂蜜，每天饮用2 ~ 3杯，可润肠通便、滋肾利尿、促进消化、加快新陈代谢、有益于身体健康。

（五）美容佳品——芦荟胶

大家对芦荟胶一定不陌生，芦荟属于百合科草本植物，天然绿色植物，不但含有丰富的蛋白质、氨基酸、维生素等，还富含对人体有益的微量元素。芦荟自古以来都作为美容护肤的上品被人们熟知。其实芦荟还有很多用法和技巧可以帮助我们更好地护肤养颜。

芦荟不但能够使皮肤保湿，还具有消炎、镇静、舒缓、修护肌肤的作用，同时还能够祛斑，治疗皮肤痤疮、脂溢性皮炎。芦荟的使用部位是它的叶子，叶子中含有黏性的组织液是芦荟胶的主要成分。

芦荟胶能够有效杀灭和抑制革兰阴性及革兰阳性细菌。尤其对脸部痤疮有明显的治疗和预防作用。芦荟吸收速度快，具有良好的保湿作用，促进皮肤表皮细胞生长，加速皮肤的新陈代谢，对预防和治疗黄褐斑有良好的效果，芦荟胶还对紫外线有一定的隔离作用。芦荟胶具有润肤生肌、防晒美白、补水保湿的功效，还能祛斑美容，促进伤口痊愈，为天然的美容保健品。

（六）预防和治疗黄褐斑的食疗方

1.化斑汤

【配料】珍珠母20克，丝瓜络20克，白僵蚕5克，白茯苓10克，白菊花30克，玫瑰花30克，大枣10枚。

【制法】珍珠母先煎，大火烧开以后加入其余材料，继续煮开，小火继续煮15分钟，煮汤取汁，每日两次，早晚分服。

【功效】淡斑养颜、润肤。有效缓解黄褐斑，预防黄褐斑的产生。

2.消斑果菜汤

【配料】香菜10克，芹菜两段，西红柿一个，橙子半个，苹果半个，蜂蜜1勺。

【制法】将配料洗净切块，加水适量，打成汁饮用，每日两次，早晚分服。

【功效】长期服用可以使皮肤光滑、细嫩、有弹性，淡化黄褐斑。

3.桃仁牛奶糊

【配料】桃仁30克，纯牛乳300毫升，黑芝麻30克，蜂蜜2勺。

【制法】加水适量，煮沸即可。

【功效】对皮肤黄褐斑和细纹有明显淡化作用。

4.黄芪甲鱼汤

【配料】生黄芪50克，甲鱼600克。

【制法】将生黄芪洗净，甲鱼解剖，放入锅中炖，熟后去渣，加入调料。每日两次，早晚各一次。

【功效】对气血亏虚引起的黄褐斑有明显效果。

5.桑葚芝麻膏

【配料】桑葚100克，黑芝麻100克，制何首乌30克，当归200克，麦冬30

克，生地黄30克，蜂蜜适量。

【制法】首先将上述药材用清水洗净，煎煮半小时后提取上层药液，继续煮沸30分钟再提取一次，共提取三次，后将药液合并，小火慢煎浓缩如膏状，加蜂蜜与药膏同量，拌匀煮沸。冷却至正常温度即可。加水冲服，每日两次。

【功效】补肾中精气、滋肾阴。长期服用可使皮肤光滑白皙。

6. 松花茶

【配料】松花粉适量。

【做法】煎茶饮，每天早晨空腹饮一杯。

【功效】松花粉富含油脂，不仅可以美容养颜抗衰老，还是难得的滋补佳品，适用于年龄稍长出现的皮肤衰老与黄褐斑患者。

7. 祛斑粥

【配料】生山药30克，赤小豆20克，生薏苡仁30克，芡实15克，莲子30克，大枣10枚，粳米100克，蜂蜜适量。

【制法】将前6味药材加水适量，煮水40分钟，放入粳米煮熟熬粥，起锅加入适量蜂蜜调味，早晚各服一次。

【功效】美容祛斑。长期服用效果更佳。

8. 地黄鸭肉汤

【配料】生地黄30克，淮山药30克，白鸭一只（约1000克），葱、姜、蒜适量，胡椒粉、黄酒、味精、盐适量。

【制法】将白鸭洗净，放入葱、姜、蒜腌渍半小时，生地黄、山药切成片一同装入纱布袋，与腌好的白鸭放入锅中蒸至肉熟，加入调味品即可食用。

【功效】活血祛斑、美容养颜。

9. 厚朴猪肘汤

【配料】猪肘500克，香附10克、枳壳10克，厚朴10克，川芎10克，调味品适量。

【制法】将药材洗净放入纱布袋，与猪肘一同放入锅中，大火煮沸。换小火煮熟，加入调味品拌匀即可食用。

【功效】活血行气、养颜祛斑。长期坚持效果明显。

10.当归炖兔肉

【配料】当归30克，百合30克，兔肉500克，调味品适量。

【制法】将百合、当归洗净切片，与兔肉放入锅中，加水适量煮至兔肉烂熟，放入调味品即可。

【功效】补气活血养颜。

11.桑葚牛奶饮

【配料】桑葚50克，生薏苡仁50克，纯牛乳300毫升，冰糖适量。

【制法】将桑葚、薏苡仁捣碎榨汁，与牛奶混合加水适量煮沸，最后加入冰糖调味即可。

【功效】补血祛湿、祛斑美容。

12.萝卜枸杞茶

【配料】胡萝卜50克、大枣10枚，枸杞子15克，冰糖适量。

【制法】将前胡萝卜、大枣、枸杞子加水煮沸后，放入冰糖调味食用。

【功效】理气补血。长期坚持饮用，效果显著。

13.牛肝菊花粥

【配料】牛肝300克，菊花10克，僵蚕9克，白芍10克，茯苓15克，茵陈10克，丝瓜络30克，生甘草3克，大米适量。

【制法】以上药材洗净放入纱布袋，加水适量与大米熬制成粥，煮500毫升，分早晚两次服用。

【功效】祛湿美容、养颜润肤。长期坚持效果更佳。

14.桃杏美容粥

【配料】桃仁、冰糖各10克，杏仁10克，白果10枚，生鸡蛋1个，粳米

50克。

【制法】将桃仁、杏仁、白果研为细末，粳米洗净，加水适量，一起放入锅中，煮沸加入鸡蛋，继续小火熬粥，之后放入白糖调味。每日可服用1次。

【功效】长期坚持食用有活血通便、美容润肤的功效，还可以延缓皮肤衰老，淡化黄褐斑。

（七）自制面膜防斑祛斑

除了采用食疗的方法，外治也必不可少，这样内外合治效果更加明显。以下为大家介绍中药面膜方治疗黄褐斑。

1.白玉修护面膜

【配料】白芷60克，白芍30克，白术30克，冬瓜仁30克，浙贝母10克，滑石粉10克，蜂蜜适量。

【制法】将以上材料制成细粉，加入蜂蜜调匀制成膏状。敷面25分钟清水洗净，每周2～3次。

【功效】疏肝解郁、活血化瘀、滋补肝肾、养颜祛斑。坚持敷用3个月，面部色斑明显减退。

2.祛斑营养面膜

【配料】人参蜂王浆50克，维生素E两粒，面膜粉。

【制法】首先清洁面部，将维生素中液体涂于脸上，然后取面膜粉加入蜂王浆搅拌均匀，迅速敷于脸上，待面膜发干发硬，洗掉，每周1～2次。

【功效】养颜润肤、长期坚持可令皮肤光滑，可明显看到黄褐斑减退。

3.红酒祛斑膜

【配料】红酒适量，蜂蜜适量。

【制法】将红酒慢慢加入蜂蜜中，至浓稠状态，放入冰箱冷却，然后涂抹于脸上，待面膜将要干时用清水洗净即可，每周1～2次。

【功效】红酒能够促进皮肤新陈代谢，带走皮肤的排泄物，淡化黑色素，美化肌肤，使肌肤更加细腻光滑，蜂蜜具有保湿和美白功效。但此方法不适用于对酒精过敏的人。

4.冬瓜桃仁面膜

【配料】冬瓜子仁30克，桃仁20克，蜂蜜200毫升。

【制法】将冬瓜子仁、桃仁洗净晒干研为细粉，加入蜂蜜混合搅拌均匀成膏状，每天睡前涂抹于斑点上，30分钟后洗净，连续使用一个月。

【功效】冬瓜子仁有淡斑美白效果，桃仁中含有丰富的维生素E和维生素B$_6$，不仅能够帮助皮肤抗氧化，还能有效抵御紫外线对皮肤的伤害，蜂蜜美白润肤。

5.茯苓蜂蜜面膜

【配料】白茯苓20克，蜂蜜适量。

【制法】将白茯苓洗净研磨为粉，加入适量蜂蜜调制均匀后敷于脸上，半小时后用清水洗净，每周2～3次。

【功效】美白祛湿、润肤养颜。长期坚持可令皮肤光滑水嫩。

6.杏仁清面膜

【配料】杏仁10个，生鸡蛋1个。

【制法】将杏仁捣碎研为细粉，取生鸡蛋蛋清加入杏仁粉调匀，于每日睡前敷脸，15分钟后洗净。

【功效】坚持使用淡化色斑，令肌肤更加光滑、细腻、有弹性。

7.冬瓜蛋黄蜜面膜

【配料】冬瓜适量，生鸡蛋1个，蜂蜜适量。

【制法】冬瓜适量，去子去皮，捣烂后加蛋黄1个，蜂蜜半勺，搅拌均匀敷于面部有斑点处。

【功效】每日使用可使肌肤水润光滑、淡斑美颜。

（八）预防和治疗黄褐斑的经络按摩法

按摩时，先在足心部位涌泉穴按摩3分钟左右，再沿着腿内侧中线螺旋式上升，四指来回按摩5次，在双膝内侧血海穴按揉20次，最后，用中指和食指指腹在面部来回按摩3分钟，按摩顺序为自下向上，途径地仓穴、迎香穴、太阳穴时进行点揉。长期坚持按摩可以淡化黄褐斑。（第七章视频）

此外，按摩足少阴肾经、足太阳膀胱经也可以起到淡化黄褐斑的作用。（第七章视频）

乳腺增生的食疗与保健

一、什么是乳腺增生

乳腺增生病是指乳腺上皮、纤维组织、乳腺导管和乳腺小叶的单项或多项良性增生。发病原因主要是内分泌失调。乳腺增生是女性最常见的乳房疾病，在中医学属"乳癖""乳核"范围，多因思虑过多伤脾，引起水湿不运、聚而成痰，或恼怒伤肝、肝失条达，气郁为患所致。

据流行病学调查发现，乳腺增生发病率在逐年上升，占育龄妇女的40%左右，其发病率占乳腺疾病的首位，发病年龄也越来越年轻化，25 ~ 45岁的女性为高发人群，有一定的癌变风险。

二、引起乳腺增生的原因

现代医学认为，乳腺增生的发生、发展和转归，与女性的激素周期性变化有关。当卵巢分泌的雌激素水平过高，黄体分泌的孕激素过少，或者这两种激素分泌不协调时，就能引起乳房的乳腺导管上皮细胞和纤维组织增生而发病。

正常状态下，在每一个月经周期里，乳房腺泡、腺管和纤维组织会发生周期性的增生和复原。但是，当身体在某些应激因素的作用下（如工作压力大、情绪过于激动、高龄未婚、产后不哺乳及某些慢性疾病等），就可能引起乳房本来应该复原的乳腺增生组织得不到及时复原或复原不全，久而久之，便形成乳腺增生。

三、乳腺增生的症状都有哪些

1.乳房疼痛

常为胀痛或刺痛，可累及一侧或两侧乳房，以一侧偏重多见，疼痛严重者不能触碰，甚至会影响日常生活和工作，疼痛部位局限于乳房肿块处，也可向患侧腋窝、胸胁或肩背部放射；有些女性朋友会出现乳头疼痛或痒，乳房疼痛常常在月经前数天出现或者加重，来月经后疼痛明显减轻或消失；疼痛亦可随情绪变化而波动，这种与月经周期及情绪变化有关的疼痛是乳腺增生临床表现的主要特点。

2.乳房肿块

肿块可发生于单侧或双侧乳房，单个或多个，肿块形状有片块状、结节状、条索状、颗粒状等，其中以片块状为多见，肿块边界不明显，质地中等或稍硬有韧性，活动度好，与周围组织无粘连，常伴有触痛，肿块小的如粟粒般大，大的有3～4厘米长，乳房肿块也会随月经周期变化而变化，月经前肿块增大变硬，月经来潮后肿块缩小变软。

3.乳头溢液

少数患者可出现乳头自发溢液，颜色呈草黄色或棕色。

4.月经失调

乳腺增生患者可出现月经前后不定期，量少或色淡，同时伴有痛经。

5.情志改变

患者常有情志不畅或心烦易怒，生气、精神紧张或劳累后症状加重。

四、乳腺增生的危害和自我检查

1.乳腺增生的危害

乳腺增生作为一种非肿瘤疾病，如果久治不愈可能发展成良性肿瘤甚至有恶变的可能。因此，女性朋友一定要在心理上重视起来，不可以忍着病痛而不去治疗，以免延误病情。乳腺增生的不良影响具体表现为：

① 在经期或情绪不佳时会出现乳房胀痛。

② 乳房不丰满，失去弹性，出现下垂。

③ 会影响到女性的自信心、情绪和婚姻生活。

④ 增生严重时可能会导致恶性变化。

⑤ 重度的和恶性变化的需要手术切除。给女性朋友身心造成严重的负面影响。

由此可见，乳腺增生的不良影响是很大的。广大的女性朋友们一定要提高警惕，提早预防，如果发现病症也要及时治疗，防止疾病进一步加重。

2.乳腺增生自检方法

乳腺增生可以通过触诊、红外线扫描以及B超等检查方法进行诊断，但是在就医前可以先行自我检查，掌握自我检查方法，也可以及早发现并早期治疗。自我检查对乳腺疾病的发现起着决定作用，所以了解一些乳房自我检查的知识尤为重要。

自我检查时间应在月经之后的一周进行，不要在经前检查。因为经前或者经期内乳房组织充血，整个乳房肿胀，自我检查容易判断错误。

（1）镜前检查

站在镜子面前，裸露上身，双臂自然垂于两侧，观察自己乳房的外形。了解自己正常乳房的外观很重要，乳房的外观一旦出现异常，就可以及时察觉出来。不过，一侧乳房比另一侧稍大，并不是不正常的。接着，将双臂举过头顶，转动身体，观察乳房的形态是否有变化。

然后，双手叉腰向左向右慢慢转动身体，观察乳头及乳房是否出现凹陷、红肿或皮肤损害。

最后，将双手掌压在乳房上部，使劲向下压，挺胸同时转动身体，这样做会使乳房的轮廓变得更加清晰。注意观察乳房的形态有无异常变化，如发现异常变化，需要与另一侧进行比较，观察双侧乳房是否对称。如果较前有不对称的现象出现，则要提高警惕。

（2）立位或坐位检查

首先，曲肘将左手放在头后，再用右手检查左侧乳房。乳房检查的正确范围：上到锁骨下，下到第6肋，外侧达腋前线，内侧近胸骨旁。正确的检查手法：三个手指并拢，从乳房上方12点（将乳房看作一个时钟）开始，用手指指腹顺时针方向紧贴皮肤循环按摩检查，每检查完一圈回到12点位置，向乳头方向移动2厘米做第二圈、第三圈按摩检查，要检查全部乳房直至乳头。检查时手指不能离开皮肤，要均匀用力，力度以手指能触压到肋骨为宜。这种方法被称为指压循环按摩法。检查完左侧乳房后，以相同的方法检查右侧乳房。在检查完整个乳房后，用食指、中指和拇指轻轻地提起乳头并挤压一下，仔细观察有无分泌物。如果发现有分泌物，则应去医院做进一步检查。

（3）卧位检查

身体平躺在床上，肩下垫只小枕头或折叠后的毛巾，使整个乳房前挺，便于检查。由于坐位或立位时乳房下垂，特别是体形较胖的女性，容易漏检位于乳房下半部的肿块，所以卧位检查同样是十分必要的。检查的范围和手法与坐位或立位检查相同。

（4）自我检查注意事项

① 做检查时，一定要将手清洗干净，指甲要剪平，以免刮伤皮肤，还可以在乳房上先抹上一些润滑油，易于滑动检查，动作要轻柔。

② 一般在每月月经来的第7～10天做检查比较好，而绝经或怀孕妇女每月应选取固定日子持续地做自我检查。

③ 如果检查到有乳房肿块，别惊慌，一定要及时就医，以确定肿块的存在和病变的可能性。即便真有肿块大多数都不是恶性的，而是常见的良性肿瘤。

④ 注意感触腋窝里是否有肿块或淋巴结肿大，这有时候也是乳房病变的一个象征。

另外，检查中尤其要注意那些同一位置已持续一两个月周期的所有肿块。如果女性出现经常性乳房疼痛，有肿块、有异常分泌物等症状，一定要及时到正规医院做专业检查。

五、如何预防乳腺增生

1.保持平和的心态

乳腺增生对人体的危害莫过于对心理的伤害，因缺乏对此病的正确认识，出现不良的心理状态如过度紧张、焦虑、悲伤，造成神经衰弱等，会加重内分泌失调，导致增生症的加重，所以应解除各种不良的心理刺激。心理承受能力差的人更应注意，不要生气，保持情绪稳定，开朗愉悦的心情才有利于康复。

2.改变饮食习惯

少吃油炸、高热量、高脂肪食物；少吃辛辣刺激食物；多吃含碘丰富的食物如紫菜、海带等海产品，以及蔬菜、水果、豆制品、菌类、木耳和粗粮等。

3.保持良好的生活习惯

生活要有规律，合理安排作息时间，做到劳逸结合，保持性生活和谐。大便通畅能减轻乳腺胀痛，可以对乳腺增生起到一定的预防作用。

4.适度锻炼，提高免疫力

女性朋友尤其是中年女性，工作繁忙，家务繁重，思想压力大，运动却越来越少，而适当的体育锻炼，可以使我们身体的免疫力得到提高，从而对乳腺增生的预防及治疗都有好处。

5.控制雌激素的摄入

乳腺增生的发生、发展都与卵巢的内分泌状态密切相关。内分泌失调，雌激素分泌过多，而黄体酮相对减少时，都容易发生乳腺增生，所以要控制雌激素的摄入，如：禁止滥用避孕药物及含雌激素的美容用品；少吃用含有激素的饲料养的家禽、水产品；慎用含有雌激素的保健品；慎用激素替代疗法缓解更年期症状。

6.自我检查和定期复查

乳腺增生的自我检查方法已介绍给大家，希望各位女性朋友定时进行自我检查，做到预防为主，如果发现乳房有结节或肿块要及时就医，定期复查。

六、乳房日常保健的禁忌

挺拔的乳房增添女性的迷人气息，乳房可以是女性的骄傲，也可能会成为其烦恼。中年妇女虽然少了年轻姑娘的活泼可爱，却多了一份成熟和自信，自有一种随年龄而增长的雍容华贵的气质和风度。

然而，人到中年，皮肤一天比一天松弛，各种压力和操劳让最能体现女性美的乳房也出现了各种问题：乳房下垂、乳腺增生、乳腺炎等，在乳房保健中要牢记六大禁忌。

（一）忌受强力挤压

这一点要特别注意。乳房受外力挤压，有两大弊端：一是乳房内部软组织易受到损伤，或使内部引起增生；二是受外力挤压后，容易改变外在形状，使峰挺的双乳下垂等。避免乳房受外力挤压，最重要的是要保持正确的睡姿，建议女性以仰卧为佳，尽量不要长期向一个方向侧卧，这样不仅容易挤压乳房，也容易引起双侧乳房生长不平衡。

（二）忌佩戴不合适的文胸

切忌佩戴不合适的文胸，或干脆不佩戴文胸。选择合适的文胸是保护双乳的必要措施，切不可掉以轻心。要选择型号适中的文胸，应做到以下三方面。

首先，佩戴文胸不可以有压抑感，文胸不可太小，应该选择能覆盖住乳房所有外沿的型号。文胸的肩带不宜过松或过紧，其材料应具备少许弹性，可以避免松紧不适。

其次，文胸凸出部分间距适中，不可距离过远或过近。另外文胸的制作材料最好是纯棉，不宜选用化纤织物。

另外，还有些女性朋友常常不佩戴文胸，若长期不佩戴文胸，不仅容易导致乳房下垂，也容易使乳房受到外部损伤。在这里提醒广大女性朋友，在睡觉时应摘去文胸，因为长期戴文胸可因乳房受压而造成局部组织血液循环不畅，新陈代谢障碍，甚至形成瘀血、包块、结节。甚至使呼吸受到影响，尤其是佩戴过紧、过小的文胸时更是如此。因此，建议白天戴，晚上取下，以避免戴文胸的弊端。

（三）忌用过冷或过热的浴水刺激乳房

乳房周围微血管密布，受过热或过冷的浴水刺激都是极为不利的，如果选择坐浴或盆浴，更不要在过热或过冷的浴水中长期浸泡。否则，会使乳房软组织松弛，也会引起皮肤干燥。

（四）忌乳头、乳晕部位不清洁

女性乳房的清洁十分重要，长时期不洁净会引起炎症或皮肤病。因此，必须经常清洁乳房。

（五）忌过度节食

有些女性朋友，一味地追求苗条，不顾一切地节食，甚至天天都以素食为主，结果使得营养不全，乳房干瘪无形，其他养护措施也于事无补了。

（六）忌盲目使用各种丰胸产品

丰乳膏雌激素含量较高，涂抹在乳房皮肤上可被慢慢地吸收，从而达到丰满乳房的作用。短期使用危害不大，但是长期使用或经常换用不同类的丰乳膏，就会带来不良后果，会引起月经不调、色素沉着，产生皮肤萎缩的现象，使肝脏酶系统紊乱，易形成胆固醇结石、乳腺增生。因此，一定要慎用丰乳膏。

七、防治乳腺增生的饮食疗法

乳腺疾病已成为当代女性的多发病，严重威胁女性健康。据研究发现，大约有1/3的乳腺疾病与饮食有关。所以，在生活中如果能合理搭配饮食，就能既预防乳腺疾病，又对已患的乳腺疾病有一定辅助治疗作用。

（一）防治乳腺增生的营养食物

① 水果、蔬菜、菌类。如黑木耳、香菇、芦笋、胡萝卜、番茄等可提高身体免疫力。如白菜里含有能帮助分解雌激素的物质。

② 豆制品、海产品、酸奶等。豆制品含有异黄酮，能有效抑制乳腺癌的发生；鱼类含有能够有效抑制癌细胞生长和增殖的不饱和脂肪酸，有预防乳腺癌的作用；海带含有大量的碘，可以使雌激素水平降低，恢复卵巢的正常功能，纠正内分泌失调，消除乳腺增生的隐患；酸奶能减少脂肪的吸收，每天喝一瓶酸奶，可降低患乳

腺癌的风险；红薯中含有抗癌物质，可以预防乳腺癌。

③ 增强免疫力、防止复发的食物。包括桑葚、猕猴桃、南瓜、大枣、洋葱、薏苡仁、山药等。

④ 粗粮杂粮。由于纤维可以影响胃的排空、小肠的吸收速度以及食物经过消化道的时间，促使脂肪吸收减少，抑制脂肪的合成，会导致激素水平下降，从而有利于乳腺增生疾病的恢复，所以要多摄入高膳食纤维，如粗米、玉米、全麦片等，少吃精米、精面；常吃富有营养的干果种子类食物如葵花子、芝麻、南瓜子、西瓜子、花生、核桃、杏仁等。

（二）乳腺增生的饮食禁忌

女性朋友除了多吃能够防治乳腺增生的营养食品外，在饮食及日常生活中还要注意，有些食物及保健、生活用品可能会既容易导致乳腺增生的发生又不利于乳腺增生的治疗。

① 忌食咖啡、巧克力等食品。这类食物中含有大量的黄嘌呤，会促使乳腺增生，因此，女士们应少吃这类食品。

② 忌饮酒。饮酒也被认为是乳腺疾病的大敌。有研究发现，女性每天饮白酒，患乳腺肿瘤的概率会大幅度增加。

③ 忌滥用雌激素。女性滥用含雌激素类的保健品或美容化妆品，以及更年期妇女长期过量使用雌激素，都被认为是诱发乳腺疾病的原因。

④ 忌辛辣刺激性调味品或食物。如姜、蒜、辣椒、韭菜、花椒、油炸食品、动物脂肪、甜食，同时要避免过多进补食品。

（三）防治乳腺增生食疗方

1.金针猪蹄汤

【配料】鲜金针菇25克，猪蹄1只，精盐、味精适量。

【制法】将猪蹄刮洗干净，下入沸水中氽一下，捞出沥水。金针菇洗干净切成小段。将猪蹄、金针菇放入锅内，倒入适量清水，煮至菇烂，猪蹄脱骨，加入精盐、味精调味而成。每日1次，连吃3～4次。宜秋冬季早晚空腹食用。

【功效】补气益血、通经下乳。适用于乳腺炎、乳汁不下。

2.蒲公英粥

【配料】蒲公英90克,粳米100克。

【制法】将蒲公英洗净切碎,加水煎煮,去渣取汁。与淘洗干净的粳米一同入锅,加入适量的水,先用武火烧开,再转用文火熬煮成稀粥。

【功效】清热解毒、消肿散结。适用于乳腺增生,伴有炎症。

3.海带鳖甲猪肉汤

【配料】海带65克,鳖甲65克,猪瘦肉65克,盐、麻油适量。

【制法】将海带用清水洗去杂质,泡开切块,鳖甲打碎,与猪瘦肉共煮汤,汤成后加入适量盐、麻油调味即可。每日分两次温服,并吃海带。

【功效】祛肿化瘀、化痰散结。对治疗女性乳腺增生、子宫肌瘤等症具有显著的疗效。

4.肉苁蓉归芍蜜饮

【配料】肉苁蓉15克,当归10克,赤芍10克,柴胡5克,金橘叶10克,半夏10克,蜂蜜30毫升。

【制法】将以上材料整理干净,去掉杂质,用水清洗干净,之后晒晾切碎。将材料下入砂锅中,加入适量清水,浸泡20分钟,开火煮30分钟,煮好后,用洁净的纱布包好材料,过滤残渣,把汤汁盛出,加入蜂蜜,趁热服用。每日两次,上、下午分服。

【功效】调理冲任、解郁散结。适于乳腺小叶增生患者。

5.橘饼饮

【配料】金橘饼50克。

【制法】将金橘饼洗净,沥水后切碎,放入砂锅,加适量水,用中火煎煮15分钟即成。早、晚分服,饮用煎汁的同时,嚼食金橘饼。

【功效】理气化痰散结。预防乳腺增生,有利于乳腺增生的治疗。

6.金橘叶茶

【配料】金橘叶(干品)30克。

【制法】将金橘叶洗净、切碎，放入砂锅，加水浸泡片刻，煎煮15分钟，用洁净纱布过滤，取汁放入容器中即成。可代茶饮。或当饮料，早、晚分服。

【功效】疏肝解郁、理气散结。适合乳房结节和乳腺炎患者。

7.刀豆木瓜肉片汤

【配料】猪肉50克，刀豆50克，木瓜100克，湿淀粉、精盐、黄酒、葱花、姜末适量。

【制法】先将猪肉洗净，切成薄片，放在碗中加入精盐，湿淀粉适量，均匀抓揉备用。将刀豆、木瓜洗净后放入砂锅，加适量水，煎煮30分钟，用洁净纱布过滤，取汁后同入砂锅，加适量清水，大火煮沸，加入肉片，加黄酒适量，再煮沸，加入葱花、姜末适量，加入少许精盐，拌匀即成。可随意食用。当日吃完。

【功效】疏肝理气、解郁散结。适于乳腺增生，伴有情志不舒畅、胸胁胀满不适者。

8.玫瑰蚕豆花茶

【配料】玫瑰花6克，蚕豆花10克。

【制法】将玫瑰花和蚕豆花洗净后，放入茶杯开水冲泡，盖上茶杯盖，闷10分钟即成。可代茶饮，或当饮料，早、晚分服。

【功效】疏肝理气、调理身体。适于乳腺小叶增生证属肝郁气滞患者。

9.萝卜拌海蜇皮

【配料】白萝卜200克，海蜇皮100克，白糖5克，植物油50毫升，麻油10毫升，精盐2克，葱花适量。

【制法】将白萝卜洗净、切成细丝，用盐拌透。将海蜇皮切成丝，先用凉水冲洗，再用冷水漂清、挤干，与萝卜丝一起放碗内拌匀。炒锅上火，下植物油烧热，放入葱花炸香，趁热倒入碗内，加白糖、麻油拌匀即成。佐餐食用。

【功效】祛湿化痰、消肿祛瘀。能预防乳腺增生，有利于疾病的康复。

10.青皮山楂粥

【配料】青皮15克，生山楂30克，大米100克。

【制法】将山楂去核切成块，与青皮一起煎煮30分钟，将大米煮成浓粥，然后将熬成的青皮山楂汤兑入其中，再煮至沸腾即可食用。早、晚分食。

【功效】疏肝理气、解郁散结，适于乳腺小叶增生，证属肝郁气滞者。

11.香附路路通蜜饮

【配料】香附20克，路路通30克，金橘叶15克，郁金10克。

【制法】将以上材料清洗干净后下入锅中，加入适量清水煮30分钟，煮好后用干净纱布过滤掉残渣。在汤汁温热的时候服用最佳，可加入30毫升蜂蜜服用，上午和下午分别服用一次。

【功效】疏肝理气、解郁散结。适于乳腺小叶增生，证属肝郁气滞者。

八、乳腺增生的传统保健方法

（一）穴位按摩

中医学认为乳房与足阳明胃经、足厥阴肝经、足少阴肾经及冲、任二脉有密切的关系。足阳明胃经上下贯通经过乳中；足厥阴肝经从足上行，布胸胁绕乳头而行；足少阴肾经有一个分支，到达胸中；冲、任两脉皆起于子宫，任脉沿人体前正中线上行至胸中，冲脉绕脐上行，至胸中皆与乳房密切相关。这些经脉的通调和滋养作用，共同维持着乳房的正常生理功能。若出现经络瘀阻不畅，冲任二脉失调，就可以引起多种乳腺疾病。乳腺增生主要是气血不畅通造成的，可以按摩有关穴位，促进气血运行顺畅，缓解乳腺增生的症状，保持乳房的健康。

（1）膻中

【定位取穴】胸骨正中线上，两乳头连线正中间。

【按摩方法】按住膻中穴，分别顺时针、逆时针各旋转100下，然后再点按，即按下之后停留3秒然后再缓缓放松，重复点按3～5分钟。

【功效】疏通经络，通畅乳腺。预防乳腺增生，还能改善胸闷胸郁，宽胸利膈。

（2）乳根

【定位取穴】乳头直下，乳房根部，第5肋间隙，距前正中线4寸。

【按摩方法】按住乳根穴位，分别顺时针、逆时针各旋转100下，然后再点按，即按下之后停留3秒然后再缓缓放松，重复点按3～5分钟。

【功效】通经活络。缓解乳房胀痛、腹胀胸痛、咳嗽气喘等症。

（3）大包

【定位取穴】在侧胸部，腋窝下，腋中线上，当第6肋间隙处。

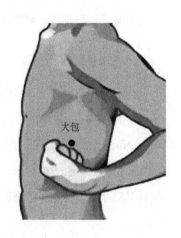

【按摩方法】按住大包穴位，分别顺时针、逆时针各旋转100下，然后再点按，即按下之后停留3秒然后再缓缓放松，重复点按3～5分钟。

【功效】宽胸理气。可缓解乳痛、肋间神经痛等症，还能化瘀通乳。

（4）期门

【定位取穴】左右乳头正下方第6肋间隙处。

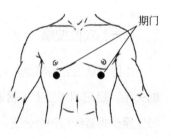

【按摩方法】按住期门穴位，分别顺时针、逆时针各旋转100下，然后再点按，即按下之后停留3秒然后再缓缓放松，重复点按3～5分钟。

【功效】疏肝解郁、通经活络。缓解乳房胀痛、肋间神经痛、乳少等症。

（5）少泽

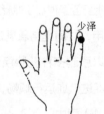

【定位取穴】手小指指甲根部外侧的地方。

【按摩方法】用拇指指甲指切压穴位，以有痛感为度，每次50～100下。

【功效】舒筋活络、活血止痛。改善产后乳汁过少、乳腺炎等病症。

（6）三阴交

【定位取穴】小腿内侧，内踝尖上3寸，胫骨后缘。

【按摩方法】按住三阴交穴位，分别顺时针、逆时针各旋转100下，然后再点按，即按下之后停留3秒然后再缓缓放松，重复点按3～5分钟。

【功效】三阴交穴被称为"妇科圣穴"，此穴能活血调经，且能调节肝、脾、肾三经，对各种妇科病都有很好的调养作用。

（7）太冲

【定位取穴】在足背，第1、第2跖骨间，跖骨结合部前方凹陷中，或触及动脉搏动处。

【按摩方法】用左手拇指指腹揉捻右太冲穴，以有酸胀感为宜，1分钟后再换右手拇指指腹揉捻左太冲穴1分钟。

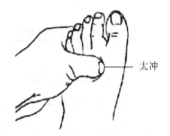

太冲

【功效】疏肝理气、调畅情志。对于乳腺增生伴有情志不畅，或抑郁或烦躁等症有调节的作用，同时疏肝、解郁、散结，防治乳腺增生。

（二）足部按摩

足部按摩法是通过对足部相关脏腑的反射区进行按摩，调理脏腑、活血通络、祛瘀散结，达到防治乳腺增生的目的，足部按摩可以与相关经穴的按摩配合使用。

1.足部相关脏腑组织的反射区

垂体、肺、肾上腺、脾、肝、肾、乳房、输尿管、膀胱、生殖腺、全身淋巴结等反射区。

2.基本按摩手法

① 用拇指按揉垂体、脾、肾上腺、胸部淋巴结、乳房、肝、肾、膀胱、生殖腺各100次，力度以胀痛为宜。

② 推按肺、输尿管各100次，速度以每分钟30～50次为宜。

③ 按揉腹部淋巴结、盆腔淋巴结各50次。

3.注意事项

① 足部按摩每天1次，经期不适可暂停，1个月为1个疗程，至少要坚持3个疗程。

② 患有妇科病者，要去医院积极治疗。

③ 注重饮食调摄。

④ 参加适当的户外活动和社会活动，应保持乐观情绪。

（三）艾灸保健方法

【艾灸穴位】乳房的阿是穴（乳房痛点）、肩井穴、天突穴、肝俞穴。

【定位取穴】肩井穴，位于大椎与肩峰端连线的中点；天突穴，位于颈部，当前正中线上，两锁骨中间，胸骨上窝中央；肝俞穴，位于背部，第9胸椎棘突下，旁开1.5寸处。

【操作】肩井穴、天突穴、阿是穴用隔姜灸，每次黄豆大小艾炷灸3～4壮；肝俞穴用艾条灸，每次10～15分钟。以上操作每日1次，10日为1个疗程。

【功效】灸肩井穴有祛风清热、活络消肿的作用；灸肝俞穴能疏肝理气、行气止痛；灸天突穴有很好的行气作用；灸阿是穴可直达病灶，消除瘀滞。

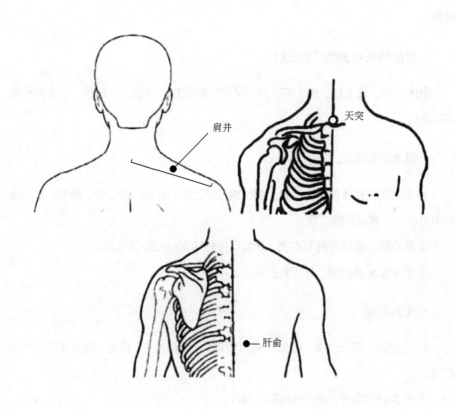

（四）刮痧疗法

刮痧治疗可以减轻乳房胀痛，减小或消散乳腺增生物。

用刮痧板刮拭背部乳房的对应区（即背部与前胸乳房对应的部位），先涂抹刮痧油，然后自上而下、由内向外依次刮拭。刮板下的结节、砂粒、条索状物要重点刮拭。这些部位相对应的胸前处就是乳腺增生的部位。除了局部刮痧，还可刮拭督脉（脊椎）、两侧的膀胱经以及夹脊穴，较严重者还可刮拭足部乳房反射区，刮拭过程中痧出得越彻底，疗效越显著。

九、乳腺保养需理性

需要强调的是，目前市面上有很多美容院进行乳房按摩，打着所谓"丰胸""不吃药、不手术，按摩能治疗乳房病变"的旗号推销丰胸产品，提供乳房按摩服务。对这些宣传，我们要有清醒认识。

我们要知道，乳房的组织结构主要是腺体和脂肪组织。一般来说，腺体的发育经历两个高峰，分别是青春期、哺乳期，尤其是青春期乳房发育基本定型，而乳房按摩并不能起到再次促进乳腺发育的作用。另外，乳腺增生是体内激素水平的改变，或不良习惯如情志不畅等因素引起内分泌失衡所致，属于一种良性病变，女性朋友需要养成良好的生活习惯；注重饮食禁忌，合理调整饮食；定期自我检查；发现乳腺有结节、肿物及时就医，才能防微杜渐，有利于乳腺增生的预防和治疗。

《 第九节 》

子宫肌瘤的食疗与保健

子宫肌瘤是女性生殖器官中最常见的一种良性肿瘤，又称为纤维肌瘤、子宫纤维瘤。据统计数据表明，子宫肌瘤在30～50岁的女性中较为常见，生育期妇女发病率可高达20%～30%。这种病症在临床上多因肌瘤数目不多、体积不大、无月经不调或其他症状而被忽略。子宫肌瘤如若不及时治疗很容易影响生殖系统功能，从而引发一系列妇科疾病，给广大女性患者造成困扰。

一、什么是子宫肌瘤

子宫肌瘤主要是由子宫平滑肌细胞增生而成，其中有少量纤维结缔组织作为一种支持组织而存在，故称为子宫平滑肌瘤较为确切，简称子宫肌瘤。子宫肌瘤临床常见于育龄妇女，多数患者因肌瘤小、无症状，不易被发现，所以临床上报告的肌瘤发生率远比实际的要低。

二、子宫肌瘤五大发病诱因

中医认为，子宫肌瘤因七情内伤、脏腑功能失调、气滞血瘀而成。现代医学研究认为，子宫肌瘤的发生与长期的雌激素含量过高导致内分泌失调有关。引起子宫肌瘤的常见诱因如下。

1.年龄

良性肿瘤多发生于育龄期的女性，恶性肿瘤多发生于老年女性，少部分特殊类型的肿瘤好发于青春期及幼年女性。

2.性生活

不洁的性生活引起生殖系统感染，引起阴道炎、宫颈炎、宫颈糜烂等，另外长期性生活失调而引起盆腔慢性充血也可能是诱发子宫肌瘤的原因之一。

3.内分泌因素

很多女性没有在医生的指导下而是私自服用含有雌激素的药物、补品及一些美容美肤产品，刻意或在不经意中提高了体内雌激素水平。

4.不良生活方式

尤其是大量长时间的吸烟，长期过量喝酒和摄入高脂肪食物。

5.生育

与过早分娩、密产、多产等生育因素有关。

三、子宫肌瘤都有哪些临床表现

许多女性的子宫肌瘤往往是在体检时意外发现的，其实只要我们在生活中加以留意，许多患者都可及早发现。该病的主要症状有以下几类。

1.月经改变

月经的改变为最常见的症状，主要表现为月经量多、经期延长、淋沥不尽，或周期缩短。少数患者可出现不规则阴道出血，出血多时伴有头晕、心慌、乏力等贫血症状。

2.腹部肿块

部分患者可摸到下腹部有一个明显肿块，早晨起床膀胱充盈时，肿块更明显。

3.白带增多

少数患者黏膜下肌瘤伴有感染时，白带增多伴臭味。甚者可见赤白带下。

4.腰酸腹痛

小腹疼痛的同时还可能伴有下腹坠胀、腰背酸痛，这种症状通常发生在中后期。

5.二便异常

肌瘤压迫膀胱可出现尿频、排尿困难、尿潴留等；压迫输尿管可导致肾盂积水；压迫直肠时可导致便秘。

6.贫血

若子宫肌瘤导致长期月经过多可继发贫血，患者往往全身乏力，脸色苍白或萎黄，心慌气短。

四、子宫肌瘤的危害有哪些

子宫肌瘤是众多女性的健康杀手，一旦患上子宫肌瘤，如若不及时进行治疗，就容易对身体产生极大的危害。

1.并发妇科炎症

子宫肌瘤患者会出现月经量增多、经期延长等症状，而不规则的出血会引起致病菌侵入，从而引发附件炎、盆腔炎等妇科炎症。

2.造成不孕或流产

当肌瘤并发子宫内膜增生时，可引起不孕。若能受孕，有时会因供血不足或宫腔变窄而影响胎儿发育，引起流产或者早产。当妊娠足月时，还可能因为宫腔变形而导致胎位不正，肌瘤还可影响宫缩，容易引起难产和产后出血。

3.引发癌变

子宫肌瘤生长迅速，如不及时治疗有时会引起癌变。

五、子宫肌瘤自检五法

子宫肌瘤的大小不等，小的直径几毫米，大的可达几厘米，单个或多个肌瘤同时存在，由于无明显症状很难引起患者注意。子宫肌瘤的生长过程是不知不觉的，因此病变前的检查和病变时的治疗都变得很重要。女性朋友要提高自我保健意识，注意自己身体的微妙变化。对子宫肌瘤来说，可从五个方面进行自检，以便做到早发现、早诊断、早治疗。

1.观血

月经增多、绝经后出血或接触性出血等，常常因为宫颈或宫体发生肿瘤所致，所以，除正常月经以外的出血，都要查找原因，做到对症诊治。

2.观白带

正常白带应该是少量略显黏稠的无色透明分泌物，随着月经周期会有轻微变化，如出现脓性、血性、水样白带等都是不正常的。

3.自摸肿块

早上醒来空腹平卧在床，双膝微屈，腹部放松，用双手在下腹部按触，由轻浅到重深，检查是否有肿物，较大的肿物是可以被发现的。

4.感觉疼痛

如出现下腹部、腰背部或骶尾部的疼痛，要引起重视。

5.压迫症状

肌瘤压迫膀胱可出现尿频、排尿障碍等症状。

六、子宫肌瘤易发人群的特点

四五十岁的中年女性是子宫肌瘤的好发人群，特别是未育、性生活不协调和情绪抑郁这三类女性。

1.未育女性提前进入更年期

女性一生排卵的年限约有30年，妊娠期和哺乳期由于激素水平的作用，卵巢暂停排卵，直到哺乳期的第4～6个月才恢复，因此卵巢推迟了一定数量的排卵，有生育史的女性会较晚进入更年期，而未育女性得不到孕激素及时有效的保护，容易发生激素依赖性疾病，子宫肌瘤就是其中之一。

2.性生活失调影响子宫健康

传统中医学讲，子宫肌瘤归属于"癥瘕"范畴，而"癥瘕"的形成多与正气虚弱、气血失调有关。妇人性情细腻，夫妻不和势必影响心情。情志不调、气机不畅、气血失调、气滞血瘀、瘀积日久，则可为"癥瘕"。夫妻间正常和谐的性生活刺激，可促进人体激素正常良好地分泌，而长期性生活失调，容易引起激素水平分泌紊乱，导致盆腔慢性充血，诱发子宫肌瘤。

3.情绪抑郁女性多发子宫肌瘤

中年女性面临着工作和家庭的双重精神压力，容易产生抑郁情绪，而处于围绝经期的女性自身的抑郁情绪，很容易导致雌激素分泌量增多、作用加强，有时可持续几个月甚至几年，这同样是发生子宫肌瘤的重要因素。中医认为子宫肌瘤是由气滞、七情内伤、肝失条达、血行不畅滞于胞宫而致，表现为下腹痞块，按之可移，痛无定处、时聚时散，精神抑郁、胸胁胀满。

七、如何预防子宫肌瘤

1.饮食

主要以清淡为主，宜多吃蛋类、鱼类、胡萝卜等富含蛋白质、维生素的食物，如果经常出现月经量过多，则需要多吃一些富含铁质的食物，防止出现缺铁性贫血。另外，肌瘤的发生与内分泌失调相关，而高脂肪食物进入人体后，会促进女性雌激素的分泌和潴留，因此患者应多吃五谷杂粮，新鲜的蔬菜、水果。

2.避免或减少人工流产次数

过度的人工流产对子宫的危害很大，所以预防子宫肌瘤要避免多次的人工流产，要积极采取有效的避孕措施，不建议服用避孕药，因为药物或多或少会对身体产生不利影响，建议将戴避孕套作为首选的避孕方法。

3.注意个人卫生

预防子宫肌瘤要保持外阴的清洁、干燥，应穿宽松一些的纯棉内裤。白带过多时应注意及时冲洗外阴，冲洗时以清水为宜，而不要随便使用清洗液，那样会破坏阴道的内环境，从而引发一些妇科病，使有害物质进入子宫，引发子宫肌瘤。

4.定期复查

确诊为子宫肌瘤后，应定期复查，根据病情的发展采取及时有效的治疗措施。如肌瘤生长缓慢或没有生长，可在医生指导下每半年复查一次；如肌瘤明显增大，应尽早采取积极的治疗措施，子宫肌瘤是否需要手术治疗，取决于患者年龄、是否有生育要求、肌瘤大小及生长部位、医疗技术条件等因素，要结合医生建议采取适当的治疗方法，以免延误病情。

八、子宫肌瘤的饮食疗法

1. 合理饮食

子宫肌瘤患者在饮食上需要注意，保持饮食正常、按时按量，暴饮暴食很容易造成新陈代谢的紊乱，从而导致整个身体的状况出现异常。子宫肌瘤患者不适宜吃油腻的食品，坚持多吃鱼肉、鸡蛋和蔬菜瓜果等，干果也很适合子宫肌瘤患者食用。子宫肌瘤患者要适时补碘，多吃些海藻类食品，海藻类食物包括发菜、紫菜、海带、海白菜、裙带菜等。

2. 子宫肌瘤的饮食禁忌

（1）慎吃豆类及其他富含雌激素食品

大豆异黄酮的结构与雌性激素的结构很相似，被称为"植物性雌激素"，能产生类似于雌激素的效应。长期食用或者过多食用豆类都会形成高雌激素的环境，不利于子宫肌瘤患者的康复，甚至会加快子宫肌瘤的生长速度。

除了黄豆和黄豆制品含有天然雌激素之外，还有一些食物也富含植物性雌激素，如人参、当归、扁豆、谷类、小麦、黑米、茴香、葵花子、洋葱、马铃薯、苹果、樱桃、大蒜、甘草和红丁香等食物，平时饮食中对这类食物要少食。

（2）不要吃寒凉食品

肠胃功能不佳者更忌食生冷寒凉食品，如冷饮、生拌凉菜、螃蟹、田螺、蚌肉、蛏子、梨、柿子、西瓜、香蕉、苦瓜、山竹、绿豆、黄瓜、荸荠、柚、橙子等，以免寒凝血瘀而导致病情加重。

（3）少吃酸食

酸性食品有固涩收敛作用，使血液涩滞，不利于气血的畅行，因此子宫肌瘤患者应尽量避免在经期食用此类食物。酸性食物包括米醋、酸辣菜、泡菜、石榴、青梅、杨梅、草莓、阳桃、樱桃、酸枣、芒果、杏子、李子、柠檬等。

（4）忌吃辛辣

月经量多的子宫肌瘤患者，吃辛辣、刺激性强的食品，会加重盆腔充血的情况和炎症，或引起子宫肌肉过度收缩，导致症状加重。所以应该尽量少吃或不吃辣椒、胡椒、大蒜、葱、姜、韭菜、鸡汤、榴莲及辛辣调味品等。

3.防治子宫肌瘤的食疗方

（1）香附猪肉汤

【配料】苏木12克，川芎10克，香附6克，黑木耳30克，猪肉100克，葱、姜、精盐、味精适量。

【制法】将猪肉洗净，切成块，备用。黑木耳，水发，洗净，加适量清水，大火煮沸，改用小火煮25分钟，苏木、川芎、香附用纱布包后扎紧。将药包、猪肉、黑木耳等一并放锅中，再加入葱、姜和适量清水，继续用小火煮至肉烂汤香，加入精盐、味精，略煮即成。饮汤食肉。

【功效】活血祛瘀、理气调冲。方中苏木、川芎活血化瘀；香附疏肝理气；黑木耳补肾；猪肉补充蛋白质和碳水化合物。该汤以活血化瘀为主，可以消瘀散结，可帮助减小或消除子宫肌瘤，同时该食疗方还能益气补肾，增强身体功能。所以此食疗方不单美味，且具攻补兼施的功效。

（2）益气牛肉汤

【配料】牛肉250克，黄芪10克，防风10克，白术10克，大枣10枚，盐、葱、姜、味精适量。

【制法】将牛肉洗净，切成小块放入水中煮沸，撇掉上面的血沫，3分钟后将牛肉捞起，过一下凉水。在锅里放适量的水，将洗净的黄芪、白术、防风、大枣放进锅里，搅拌均匀，大火煎煮半小时。把备好的牛肉块，放入已经煮了半个小时的药汤锅里，改用小火再炖两小时后，将黄芪、防风、白术拣出来，加入适量盐、葱、姜后，继续用大火再煮8分钟，最后放少许味精即可食用。

【功效】补气升阳、益肾理冲。本食疗方特别适合子宫肌瘤导致的月经量多、神疲乏力、面色暗淡无光泽者。

（3）山楂益母饮

【配料】山楂30克，益母草20克，红糖适量。

【制法】将山楂、益母草分别洗净，一同放入砂锅中，加入适量清水，常法熬煮，取其汁液，加入红糖，再继续熬煮至红糖完全溶化即可。

【功效】行气消积、活血化瘀。食方中山楂健脾运中、化瘀降浊；益母草活血化瘀、理血调冲；红糖含蔗糖、铁、锌等营养成分。能辅助治疗子宫肌瘤，缩小肌瘤。

（4）消积兔肉煲

【配料】三棱5克，莪术5克，枸杞子15克，黑木耳20克，兔肉200克，盐、胡椒、味精适量。

【制法】先把黑木耳泡发后洗净，去除杂质；将兔肉切块后，放入锅中煮开，去血沫；将三棱、莪术、枸杞子用纱布包成药包；砂锅中放入药包、兔肉块、黑木耳、盐、胡椒等，用中火煲1小时，捞去药包，加入味精再煲20分钟，即可食用。

【功效】补益肝肾、化瘀散积。食方中三棱、莪术活血化瘀，消散积聚；枸杞子补益肝肾、养血填精；黑木耳含蛋白质、氨基酸和多种微量元素，补虚益肾；兔肉是高蛋白、低脂肪食品，能补虚扶赢。此食疗方营养丰富，消补并重，故能消而不乏、补而不滞，适用于子宫肌瘤患者月经失调的康复。

（5）薏苡丹参粥

【配料】薏苡仁30克，丹参10克，糯米100克。

【制法】将薏苡仁、糯米淘净泡水，将丹参加水熬30分钟，取汁去渣。将泡过的薏苡仁、糯米一同入锅中，加水及药汁，熬成粥，即可食用。

【功效】活血祛瘀、化浊利湿。食方中薏苡仁渗湿清热、排毒消积，现代研究认为，薏苡仁有抗肿瘤的作用；丹参活血化瘀、通络调经，有扩张血管和改善血流动力的功效。

（6）桃红鳝鱼汤

【配料】桃仁12克，红花6克，鳝鱼丝250克，生姜、小葱、油、料酒、盐各适量。

【制法】将桃仁和红花一起倒入锅中，加适量清水，大火煮开后，转小火再煮10分钟滤取汤汁，生姜切片，小葱切段，鳝鱼切丝，在锅中倒入适量油，鳝鱼丝放入锅中爆炒，炒至表面稍微泛黄时，放入姜片一起翻炒，放入料酒和盐，搅拌翻炒，倒入汤汁，放入葱段，起锅装碗。

【功效】桃仁具有活血祛瘀、消炎、抗肿瘤的功效；红花具有活血通经、散瘀止痛的功效；鳝鱼具有益气血、补肝肾之功效。三者结合可活血消瘤、化瘀养血、调理子宫肌瘤，月经不畅者也可适当食用。

（7）桃银蚌肉汤

【配料】鲜河蚌肉50克，去壳银杏15克。

【制法】将鲜河蚌肉、银杏加水炖熟即可。喝汤吃蚌肉、银杏，可作菜肴常吃。

【功效】活血化瘀、软坚散结。方中河蚌肉蛋白质含量高，富含锌，具有凉血止带的作用；银杏养血活血、止带。此食疗方适用于有子宫肌瘤、月经量多、带下量多或赤白带下者。

（8）山楂木耳红糖煎

【配料】山楂100克，黑木耳50克，红糖30克。

【制法】在山楂中加入1000毫升清水煎煮30分钟，去渣留汁，加入泡发好的黑木耳，小火煮烂后入红糖即可服用。每天服用2～3次，可连服2～3周。

【功效】活血化瘀、健脾养血。适用于有子宫肌瘤、月经不畅或伴有妇科炎症者服用。

（9）银耳藕粉汤

【配料】银耳25克，藕粉10克，冰糖适量。

【制法】将银耳泡发后加入适量冰糖一起熬至软烂，加入藕粉一起冲服。

【功效】清热润燥、止血。此食疗方适用于子宫肌瘤兼有月经量多、血色鲜红者。

（10）消瘤蛋

【配料】鸡蛋2个，中药壁虎5只，莪术9克。

【制法】将以上配料加水400克共煮，待蛋熟后剥皮再煮，弃药食蛋，每晚服1次。

【功效】散结止痛、祛风定惊。此食疗方适用于子宫肌瘤伴有脘腹胀满、小腹疼痛、月经量不多者。

（11）二鲜汤

【配料】鲜藕100克，鲜茅根100克。

【制法】将鲜藕洗净后切成片状，将鲜茅根切碎，然后将二者放入锅中，再加入适量的水，在火上煮；等汁成之后，当茶饮即可。

【功效】滋阴凉血、祛瘀止血。此茶饮适用于子宫肌瘤伴月经量多者。

九、子宫肌瘤的传统保健方法

1.穴位按摩法

中医认为妇科疾病主要是肝气郁结所致，因此疏肝理气的经络调理，对妇科疾病很有帮助。子宫肌瘤的治疗除了手术治疗和药物治疗，还可以应用穴位治疗。给大家推荐一种防治子宫肌瘤的穴位按摩方法。（第七章视频）

（1）常用穴位

三阴交、关元、中极、横骨、曲骨、子宫、复溜。

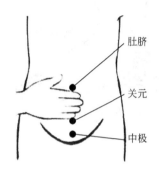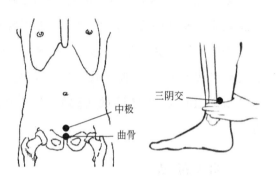

（2）取穴定位

三阴交：在小腿内侧，内踝尖上3寸（内踝尖向上四指），胫骨后。

关元：在下腹部前正中线上，脐下3寸处。

中极：在下腹部前正中线上，脐下4寸处。

横骨：在下腹部脐中下5寸，前正中线旁开0.5寸处。

曲骨：在中极下1寸，耻骨联合上缘上方凹陷处。

子宫：在脐下4寸，中极穴旁开3寸处。

复溜：在足内踝尖上2寸，跟腱的前缘。（内踝尖与跟腱之间的中点向上2寸即此穴）。

（3）按摩方法

以上每个穴位逐次点按1分钟，再将手掌搓热后，放置于小腹部，沿顺时针方向按摩腹部50圈后，逆时针方向再按摩腹部50圈，最后手掌向后撑置背腰部，由上而下平推腰背部10～15次，以酸胀为度，每日按摩1次，10次为1个疗程，月经期可停止按摩。

（4）功效

促进经脉畅通。女子以血为本，重在补肝肾调任脉。气血充足、气血畅通，既能保健养生又能防治疾病。通过按摩以上各穴能调理冲任、补益肾气，达到调经理气、补益肾气、行气活血、化瘀止痛的作用，以调整内分泌、改善微循环、清除体内瘀积，从而达到减轻子宫肌瘤的目的。

2.足底按摩法

选择足部的子宫反射区，涂抹少许凡士林，用大拇指使用适合的力度，按照一个方向按揉或者推按，速度不要太快，动作要缓和，按摩处有结节点结合点按手法，每天坚持10分钟。能调节内分泌、清除气血瘀滞，达到消散肌瘤的目的。（第七章视频）

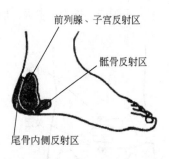

前列腺、子宫反射区

骶骨反射区

尾骨内侧反射区

3.耳穴贴压法

耳穴贴压刺激，亦可防治子宫肌瘤。

（1）常用耳穴

子宫、交感、内分泌、三焦。

（2）定位取穴

子宫：三角窝前三分之一的下部。

交感：对耳轮下脚的末端与耳轮交界处。

内分泌：位于屏间切迹内，耳甲腔的前下部。

三焦：耳甲腔底部内分泌穴上方。

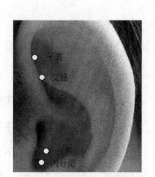

（3）贴压方法

选用质硬而光滑的小粒药物种子或药丸等贴压在以上耳穴，给予适度的揉、按、捏、压，使其产生酸、麻、胀、痛等刺激感应，每日揉按3次，每次5分钟。

（4）功效

子宫穴可调理子宫气血，行气活血消癥；交感穴能调节植物神经功能，有松弛内脏平滑肌的作用，对内脏器官有较强的镇痛和解痉作用，可缓解子宫肌瘤伴有的腹痛；内分泌穴可调理冲任、补益肝肾，从而达到调节人体内分泌的作用；三焦穴能健补脾胃、化痰散结。

4.艾灸法

（1）艾灸取穴

肾俞、次髎、天枢、关元、子宫、气海。

（2）定位取穴

肾俞：位于腰部，当第2腰椎棘突下，左右二指宽处。

次髎：位于髂后上棘与后正中线之间，适对第2骶后孔。

天枢：位于腹部，横平脐中，前正中线旁开2寸处。

关元：位于腹正中线，脐下3寸处。

子宫：在脐下4寸，中极穴旁开3寸处。

气海：位于腹正中线，脐下1.5寸处。

（3）艾灸方法

可用艾条或艾炷灸，先灸腰背部肾俞、次髎；再灸腹部关元、气海、天枢和子宫穴。首先充分暴露施灸部位，用碘伏消毒后，用艾炷灸，可将艾炷置于穴位上，用线香点燃，连续施灸三壮，或用艾条灸，将艾条点燃置于穴位上方，均以穴位局部皮肤红润及患者耐受为度。月经干净后第一天开始进行艾灸，隔天灸一次，经期停灸，一个月经周期为1疗程，灸3个疗程。

（4）艾灸功效

艾灸肾俞可以补益肾精、肾气，还能够调理气的运行，使经气畅通、气血调和。艾灸次髎穴可使药效直达胞宫，起补益肾气、行气活血、调经止痛之效。关元属任脉，任脉可管理子宫的功能，艾灸关元可调理冲任。天枢穴被古代医家认定为治疗妇科病变的要穴，常用于治疗女子癥瘕、腹中胀痛、月经紊乱等。通过艾灸以上各穴可行气活血、固肾培本、调理冲任，起到消除肌瘤的作用。

5.中药外熨法

将透骨草15克，独活15克，白芷15克，鳖甲20克，三棱15克，莪术15克，丹参20克，红花15克，赤芍15克轧为粗末，装入布袋后上笼隔水蒸热后温熨下腹，每日1～2次，每次20～30分钟，每包可连续使用5～7次，10天为1疗程，经期停用。热熨本身能温通经脉，行气活血，加之透骨草、独活、白芷等中药，又能舒筋活络、活血止痛，从而达到防治子宫肌瘤的目的。

6. 药物贴脐法

子宫肌瘤病位在胞宫，冲、任、督"一源而三歧"，三者与妇女经、孕、胎、产关系均密切，通过脐部的药物贴敷，可调冲任，治疗女性生殖系统疾病。以下介绍一个药物贴脐法，可以活血散结，达到调理气血、消散肌瘤的目的。

南星、白芥子各15克，厚朴、半夏、枳壳各12克，白芷、艾叶各10克，葱白6克，共研粗末，装入布袋后喷湿，隔水蒸半小时，趁热熨于脐下，每日1次，每次20分钟，每剂可连续使用5～7天，10次为1疗程。

《 第十节 》

防治失眠的食疗与保健

睡眠是人类最重要和最基本的生理活动，占人生近1/3的时间，良好的睡眠质量是保证身体健康的基础。然而随着社会的发展，生活节奏越来越快的人们，经常受到失眠的困扰。失眠是一种常见的生理心理疾患，长期失眠会给人带来不利影响，如易造成车祸、工作失误等，严重者会导致精神分裂或抑郁症、焦虑症等，危及健康乃至生命。世界卫生组织调查发现，全世界27%的人有睡眠问题，中国占30%以上。因此，维护中年女性的健康，必须要重视失眠的防治。

一、失眠不仅仅是睡不着觉

失眠，是指即使有良好的睡眠环境和合适的睡眠机会，仍对睡眠质量和（或）睡眠时长感觉不满意，并且明显影响到日间生活的一种主观感受，它是一种常见症状，正常人一般会偶尔发生，持续性出现失眠症状则多是疾病的表现。中医称失眠为不寐，该病是以经常不能获得正常睡眠为特征。失眠症状较轻的患者入睡较为困难，处于时寐时醒状态，或醒来后再不能入睡；失眠症状严重的，整宿不能入睡。

（一）什么原因会导致失眠

中医认为，思虑劳倦太过，伤及心脾；阴虚火旺、火热上扰；胃气不和等均是本病的致病关键。现代医学认为失眠是机体生物钟紊乱。近年随着生物—社会—心理医学模式研究的开展，发现在很多情况下，如抑郁症、焦虑等精神类疾病和冠心病、高血压等各种慢性疾病与失眠三者常互为因果。结合研究综合分析，以下因素都有可能成为失眠的原因。

1. 环境因素

环境因素可直接干扰睡眠，如酷暑、严寒、噪声、强光或高原反应，同时环境因素导致的精神紧张等也是致病原因。

2. 性别、年龄、职业因素

临床研究发现女性失眠患者多于男性患者；各个年龄段里均有失眠患者，但从30岁以后发病率上升，41～50岁占比最高，可能跟社会心理压力有关；从职业分布看脑力劳动者失眠较多。

3. 药物因素

如咖啡因（包括浓茶和咖啡）的中枢神经兴奋作用能够驱走睡意；甲状腺素能够提高神经系统尤其是交感神经系统的兴奋性，过量会导致失眠、激动、心动过速等；氨茶碱的副作用是会对睡眠造成干扰。另外如果白天服用了各种镇静药物，会引起睡眠－觉醒生物节律紊乱，导致睡眠节律障碍。

4. 精神心理因素

情绪（如兴奋、焦虑、不安、悲痛、恐惧等）使机体一时不能调整适应，从而导致情绪调整不良性失眠；过度工作、不良生活事件的刺激、离别、相思等均可造成睡眠障碍；担忧、紧张、焦虑、过度兴奋及抑郁心境，都会引起心理性失眠。

5. 疾病因素

抑郁症、躁狂症、神经症等可出现失眠症状；疾病引起的疼痛、剧烈咳嗽、尿频等症状也可导致失眠。

6. 遗传因素

部分特发性失眠存在遗传倾向。什么是特发性失眠呢？与心理、生理性失眠相比，特发性失眠主要指的是儿童期起病的失眠，患者终生不能获得充足的睡眠。

（二）失眠的症状有哪些

失眠的临床表现主要有以下几个方面。

1. 睡眠过程的障碍

（1）睡眠质量不好　虽然可入睡，但常感到睡眠起不到解乏的作用，醒后仍有疲劳感。

（2）睡眠感觉障碍　缺乏睡眠的真实感，或入睡时间比以前推后1～3个小时，虽感觉很困，也想睡，但躺在床上就是睡不着。

（3）睡眠维持障碍　入睡困难、辗转难眠，或入睡后难以维持睡眠状态，患者主观感觉睡不实，一闭眼就是梦，一有动静就醒，整夜都是似睡非睡的状态。

（4）睡眠节律障碍　患者睡眠作息节律自发地出现与正常节律相违背的现象，即患者易在日间入睡，而在夜间正常睡眠时间段内却难以入睡。例如常见的难以在夜间正常就寝时间入睡，而清晨起床时却难以醒来，或入睡困难、睡眠维持障碍、日间疲劳、难以维持清醒，或因跨时区持续存在时差表现出的困倦、睡眠紊乱、虚弱无力等，或长期倒班出现的睡眠紊乱等。

2. 日间认知功能障碍

记忆功能、注意功能、计划功能等认知功能下降导致白天困倦，工作能力不足，而在停止工作时易出现日间嗜睡现象。

3. 大脑边缘系统及其周围的植物神经功能紊乱

消化系统表现为便秘或腹泻、胃部闷胀；心血管系统表现为心悸、胸闷、血压不稳定，外周血管收缩扩展障碍；运动系统则表现为颈肩处感觉肌肉紧张，或有头痛和腰痛。情绪控制能力下降，易怒或易烦躁；女性可能会表现出性功能降低等症状。

4. 其他系统症状

容易引发短期内体重减低，免疫力下降和内分泌功能紊乱，进而引发神经衰弱等。

（三）失眠的危害有哪些

研究表明，失眠可能会引发冠心病、糖尿病、高血压、偏瘫、乳腺癌、脑出血等多种疾病。如果被失眠长期困扰，连续两晚不睡觉，就会导致调节神经和血管的植物神经功能紊乱，进而兴奋交感神经导致血压升高。如果每晚仅睡4小时，胰岛素的分泌量就会减少，这样延续一周，就会使健康人呈现出糖尿病前驱症状。睡眠不足还会引起血中胆固醇的含量增高，增加发生心脏病的概率。人体中的细胞分裂大多在睡眠中进行，睡眠不足或睡眠紊乱会直接影响细胞的正常分裂，进而导致癌细胞的产生以致诱发癌症。

尤其对女性朋友来说，失眠会夺走健康和美丽。女性会因失眠而加重疲劳乏力、头痛心烦、低热畏寒、咽喉不适等慢性疲劳综合征，缺乏自信，产生急躁易怒等异常情绪，这些症状又会进一步导致晚上失眠，形成恶性循环。另外值得注意的是长期睡眠障碍会使年轻女性出现面色灰黄、皱纹增多等早衰现象。长期失眠还会产生黑眼圈，使皮肤变得粗糙。

（四）测一测自己的睡眠情况

失眠能够引起疲劳、情绪低落或易激惹、躯体不适、认知障碍等。当前睡眠障碍研究的基本手段，如多导睡眠图，包括心电图、肌电图、脑电图、眼电图和呼吸描记器等可有助于失眠程度的评价及失眠症的鉴别诊断。另外，美国俄亥俄州立大学医学院制订的阿森斯失眠量表，因其自测结果准确，使用方便，在临床上使用广泛，是国际医学界公认的评价失眠的标准量表（见表7-1）。

表7-1　阿森斯失眠量表

题目	选择结果（0分）	选择结果（1分）	选择结果（2分）	选择结果（3分）
入睡时间（关灯后到睡着的时间）	没问题	轻微延迟	显著延迟	延迟严重或没有睡觉
夜间苏醒	没问题	轻微影响	显著影响	延迟影响或没有睡觉
比期望的时间早醒	没问题	轻微提早	显著提早	严重提早或没有睡觉
总睡眠时间	足够	轻微不足	显著不足	严重不足或没有睡觉
总睡眠质量（无论睡多长）	满意	轻微不满	显著不满	严重不满或没有睡觉
白天情绪	正常	轻微低落	显著低落	严重低落
白天身体功能（体力或精神；如记忆力、认知力和注意力等）	足够	轻微影响	显著影响	严重影响
白天思睡	无思睡	轻微思睡	显著思睡	严重思睡

　　本量表用于您对睡眠障碍的自我评估。对于以上列出的问题，如果您在过去一个月内每星期至少发生三次，就请您圈点相应的自我评估结果。总分＜4为无睡眠障碍；总分4~6为可疑失眠；总分＞6为失眠。

二、如何改善失眠症状

　　首先要寻找分析形成不良睡眠习惯的原因，建立良好的睡眠习惯，晚间多听舒缓的音乐，或做渐进性肌肉放松、指导性想象和腹式呼吸训练等，以缓解应激、紧张和焦虑等因素带来的不良效应，恢复卧床作为诱导睡眠信号的功能，重建睡眠-觉醒生物节律。

　　对于中年女性，在绝经前后会出现性激素波动或减少所致的一系列以自主神经系统功能紊乱为主，伴有神经心理症状的症候群，也称围绝经期综合征或更年期综合征，如潮热、出汗、睡眠差、脾气差、全身关节肌肉酸痛等症状。因此要改善失眠症状，不仅要关注情志因素，还要注重调节脏腑功能，滋补肝肾、宁心养神、疏肝健脾。要保持良好的心态，不要给自己太大压力，积极锻炼身体，避免精神异常紧张、情绪波动幅度过大，安排好作息时间，合理膳食，发挥中医食疗的优势，还可借助松弛训练、按摩、艾灸、外敷等多种传统保健方法。如果失眠非常严重，不可耽误病情，要及时采取药物的组合治疗。

三、失眠的饮食疗法

失眠的药物干预需承担药物不良反应、成瘾性等潜在风险，因此，要充分发挥食疗在改善和治疗失眠中的优势。

在家庭生活中，安神助眠的食物多以补益为主。

失眠患者临睡前不要喝酒，喝水也不要过于频繁，否则夜尿就会增多，从而影响睡眠；含咖啡因的物质都要尽量避免，比如不能喝咖啡，少喝茶、可口可乐，尽量少吃巧克力等食物；晚上不要吃过于油腻的食物，同时还不能吃得过饱。

（一）防治失眠常用的食材

1. 牛奶

牛奶中含有色氨酸，这是一种能够使人产生困倦感觉的生化物质，可起到安眠作用，且牛奶的营养使人产生温饱感，更可增加催眠效果。因其催眠作用是逐渐加强，能使人下半夜睡得更香、更甜，所以是治疗失眠症的理想食物。

2. 百合

百合有润肺止咳、清心安神之功效。临床可用于虚烦惊悸、神志恍惚。经临床观察，百合能够治疗心悸、失眠、多梦等，尤其对神经官能症、更年期综合征引起的以上症状有较好疗效。

3. 灵芝

灵芝具有补气安神、止咳平喘的作用，所含的灵芝多糖具有广泛的免疫调节活性，能提高机体免疫活性，具有很好的食疗价值，对长期失眠、心悸不安、精神疲倦、神经衰弱引起的面色萎黄、容颜憔悴等有明显疗效。

4. 蜂王浆

蜂王浆的营养非常丰富，对神经衰弱所引起的失眠有改善效果。

5. 猪心

猪心的脂肪含量为猪肉的十分之一，而蛋白质含量是猪肉的2倍。民间素有"以心补心"之说。猪心可用来加强心肌营养，增强心肌收缩力，用于治疗惊悸、失眠、怔忡、自汗等症。

6. 小麦

小麦益心气、养心神，尤其适宜神志不宁以及失眠妇女食用。

7. 糯米

糯米具有补益气血、温暖脾胃的作用，能滋润补虚、温养五脏、益气安神，适合体虚之人以及神经衰弱者食用。食用方法中又以煮稀饭，或与大枣同煮稀粥效果最佳。

8. 酸枣仁

酸枣仁具有安神、宁心、养肝、敛汗功效，可用于治疗虚烦不眠、惊悸怔忡、烦渴、虚汗。生用、炒用都有催眠效果。

9. 龙眼肉

龙眼肉滋补健脑，能补血安神、益脑力，对心神失养、思虑过度引起的健忘失眠、心慌心跳、头晕乏力等尤其适宜。

10. 小米

小米又称粟米，《本草纲目》记载，小米煮粥食，益丹田、补虚损、开肠胃。功效在于健脾、和胃、安眠。小米富含色氨酸，且富含易消化的淀粉，进食后能使人产生温饱感，促进胰岛素的分泌，从而使脑内色氨酸的含量进一步提高。

11. 葡萄

葡萄含有糖分、蛋白质、氨基酸、卵磷脂、果胶、维生素和矿物质等多种物质，有营养强壮作用，适宜失眠致神经衰弱者食用。

12. 人参

人参有大补元气、宁心安神的作用，对神经活动过程的灵活性具有改善作用，能同时加强大脑皮层的兴奋过程和抑制过程，提高人的脑力和体力。对神经衰弱疗效显著。

13. 鹌鹑肉及鹌鹑蛋

鹌鹑的肉与蛋，营养价值比鸡高，鹌鹑蛋、鹌鹑肉所含蛋白质比等量鸡蛋、鸡肉多，特别是鹌鹑蛋富含卵磷脂，这是高级神经活动必需的营养物质，故因长期失眠而神经衰弱者，宜常吃些鹌鹑蛋及鹌鹑肉。

（二）防治失眠常用食疗方

1. 心脾两虚

因思虑过度和长期疲劳伤及心脾，导致气血不足不能养心，出现心神不宁，从而失眠，也就是我们常见的贫血导致的失眠，通常多梦易醒，伴有心悸、健忘、头晕目眩、神疲乏力、面色无华等。

（1）莲子百合芡实排骨汤

【配料】排骨200克，莲子（含心）、芡实、百合、盐适量。

【制法】将排骨洗净，入沸水焯一下捞出，百合洗净泡发，放入其他食材，大火烧沸后小火煲2小时，加入盐调味即可。

【功效】莲子能强心安神；百合能滋阴润燥、清心调神；排骨能调和脾胃；芡实益肾固精、补脾止泻。故本汤能健脾养血、养心安神。

（2）枸杞莲子猪心汤

【配料】猪心1个，莲子（含心）60克，大枣15克，枸杞子15克，盐适量。

【制法】将猪心处理干净后汆去血水，煮半熟后捞出切片；全部材料放入锅中，加适量清水文火煲2小时，加盐调味即可。

【功效】猪心能营养血液，养心安神；大枣能健脾胃；莲子能强心安神；枸杞子能补虚益精。故本菜能补心血，从而养心神以助睡眠。

（3）党参当归茶

【配料】党参10克，白术15克，当归15克。

【制法】将三者一起放入杯中，沸水冲泡并闷10分钟即可饮用。

【功效】党参能补中益气、健脾益肺；白术能健脾益气、燥湿利水；当归能补血活血、调节免疫力。故本茶能益气健脾、养血，从而使心神得养、失眠得治。

（4）静心汤

【配料】龙眼肉10克，丹参10克。

【制法】将龙眼肉与丹参以水浸润后，加两碗水，大火煮沸，小火煎至半碗。

【功效】龙眼肉能补益心脾、养血安神，丹参能祛瘀止痛、养心除烦。此方睡前半小时服用，可达镇静效果，尤其对心血虚衰的失眠者功效较好。

2. 阴虚火旺

阴虚火旺型是失眠中最多见的，因久病、经常熬夜、房事过度，导致肾虚火旺上扰，形成失眠，通常伴有手足心热、心烦心悸、头晕耳鸣、健忘、发热，或时常易醒、晚上出汗等症状。

（1）百合小麦莲子茶

【配料】百合15克，浮小麦8克，莲子、首乌藤各15克，甘草3克，大枣10克。

【制法】将所有材料放入锅中，加适量清水，大火煮沸后小火继续煮10分钟，去渣取汁饮用。

【功效】百合养阴润肺、清心安神，对阴虚久咳、失眠多梦、精神恍惚有食疗作用；首乌藤养血安神，祛风通络；浮小麦有固表止汗的效果，对盗汗有疗效；莲子能强心安神；大枣能健脾胃；甘草能补脾益气。故本茶能够清心火、养阴而安神助眠。

（2）黑豆乌鸡汤

【配料】乌鸡肉250克，黑豆70克，姜片、葱段、料酒、盐少许。

【制法】将黑豆提前泡发，乌鸡肉洗净切块，入沸水焯一下，捞出；砂锅加适量水，倒入黑豆大火烧沸，加入乌鸡肉、姜片和料酒；转小火炖至乌鸡肉熟透，放盐洒葱即可。

【功效】乌鸡能滋阴补肾、养血调心；黑豆能调补肝肾。故本品可用于肾虚津亏所致的失眠。

（3）安神汤

【配料】生百合15克，蛋黄1个，冰糖少许。

【制法】取生百合蒸熟，加入蛋黄，再加200毫升水搅匀，放入少量冰糖，煮沸后再加50毫升水搅匀，睡前一小时饮用。

【功效】安神、清心、镇静、常饮效佳。

（4）地麦茶

【配料】生地黄5克，天冬、麦冬各6克。

【制法】将生地黄、天冬和麦冬洗干净后放入杯中，沸水冲泡，闷10分钟即可饮用。

【功效】清热凉血、润燥生津、抗疲劳而调失眠。

3. 心虚胆怯

因受惊，或耳闻巨响，目睹异物，或涉险临危，出现心气虚弱，导致心神不安，而胆气虚弱，导致善惊易恐，故而导致失眠，通常夜寐多梦易惊。

（1）桂圆山药大枣汤

【配料】桂圆100克，铁棍山药150克，大枣15克，冰糖适量。

【制法】锅内加3碗水煮开，放入削皮切块后的山药，煮沸后加入大枣；等山药熟透、大枣松软，将桂圆剥壳放入；等桂圆香味渗入汤中，加冰糖提味即可。

【功效】桂圆可以补心血，预防失眠、健忘；红枣能健脾胃，调心神。

（2）山楂麦芽茶

【配料】山楂15克，生麦芽30克，太子参15克，竹叶心10克。

【制法】将配料全部放入锅中加水，大火煮沸后用小火煮10分钟，去渣取汁即可饮用。

【功效】山楂能降脂强心；生麦芽能够行气消食、健脾开胃；太子参能益气健脾、生津润肺；竹叶心可清心除烦。故本茶具有益气清心、消食而安神的功效。

（3）人参猪蹄汤

【配料】人参须、黄芪、麦冬、枸杞子各10克，薏苡仁50克，猪蹄200克，胡萝卜100克，姜片3克，盐适量。

【制法】将人参须、黄芪、麦冬放入袋中包起，放入其他材料煮沸后，小火煮30分钟，捞出中药包，煮至猪蹄熟透，加盐调味即可。

【功效】猪蹄富含胶原蛋白，具有较高的营养价值，能够滋补身体，人参能够补益心气、生津养血、安神益智，配伍黄芪增强补益心气的作用，麦冬能够养心阴而除烦安神，枸杞子滋补肝肾、益精养血。故本汤能够滋补身体而增强正气、益气养心、安神定志。

4. 情志扰心

五志过极，恼怒伤肝，肝郁化火，上扰心神，致心神不安，从而失眠，通常心烦不能入睡，可见烦躁易怒、胸闷胁痛、头痛眩晕、面红目赤等。

（1）竹叶莲心茶

【配料】鲜竹叶20克，莲子心10克。

【制法】将鲜竹叶和莲子心放入清水中武火煮沸，然后文火续煮8分钟，去渣取汁即可饮用。

【功效】莲子心能清心安神，而竹叶可以清热泻火、除烦利尿。竹叶莲心茶能够清热泻火，使心火去而心神安。

（2）芹菜炒南瓜

【配料】南瓜200克，芹菜60克，百合少许，油、蒜末、姜丝、盐适量。

【制法】将芹菜洗净斜切成小块，用沸水煮熟并捞出；南瓜去瓤洗净，切片后入沸水中，煮至五成熟后捞出；锅内放油烧热，放入蒜末、姜丝爆香，倒入南瓜、芹菜和百合翻炒，加少许盐即可。

【功效】芹菜能降压健脑、镇静抗惊厥。本品可滋阴清热、养心安神。

（3）玫瑰花茶

【配料】玫瑰花10克。

【制法】将用清水稍微冲洗后的玫瑰花放入杯中，用开水冲泡，加盖闷10分钟左右，香气溢出即可饮用。

【功效】理气解郁、活血。

还可配少许薰衣草同饮，取薰衣草镇定安神之效。

（4）苦瓜炒蛋

【配料】苦瓜200克，鸡蛋3个，红椒、油、盐、香油适量。

【制法】鸡蛋搅拌均匀后趁热倒入油锅，炒熟后盛出；苦瓜切片，和红椒丁倒入油锅翻炒片刻，再倒入鸡蛋同炒，加盐炒匀，出锅前加点香油。

【功效】苦瓜利尿活血、消炎退热、清心明目。本品可清热泻火、滋阴补虚，使心火去而心神安。

（5）枸杞叶鸡肝汤

【配料】枸杞叶10克，鸡肝150克，鹌鹑蛋150克，生姜5克，盐适量。

【制法】将鹌鹑蛋放入锅中煮熟，去除蛋壳，和鸡肝片、枸杞叶、生姜一起加水煮5分钟，加盐调味即可。

【功效】鸡肝能补血调神，枸杞叶能清热降压、止咳化痰。本品可补血养血、清热祛火而安神。

5. 痰热扰心

因饮食不节，喜食肥甘厚腻、生冷之物，从而损伤后天脾土，使脾胃运化不力，导致水湿内停而成痰湿，痰湿郁久而热，又加重痰湿，导致痰热扰乱心神，从而失眠。通常睡眠不安，可见心烦且心下热如火灼不宁、胸闷脘痞、口苦痰多、头晕目眩等。

（1）莲藕菱角排骨汤

【配料】莲藕和菱角各300克，排骨600克，胡萝卜30克，白醋、盐适量。

【制法】将排骨和菱角在热水中分别焯一下，莲藕洗净后去皮切片，再将胡萝卜洗净切块；将所有食材放入炖锅，加水没过食材，加半勺白醋，用大火煮开，然后小火炖30分钟左右，加盐出锅。

【功效】莲藕能清热凉血；菱角能清热化痰，滋阴降火、宁心安神。故本菜能够清泄化痰而宁心安神。

（2）冬瓜竹笋素肉汤

【配料】冬瓜100克，竹笋100克，素肉块50克（可加少许瘦肉）。

【制法】将素肉块放入清水中泡软，取出挤干备用；将冬瓜和竹笋去皮切块，加入锅中，小火煮沸；放入其他材料煮沸2分钟，加入调料即可。

【功效】冬瓜能清热化痰、除烦安神，竹笋亦可清热化痰。故适量食用本方可去痰而除烦安神。

6.胃气失和

因饮食不节、食滞未化、胃气不和、升降失调，故脘腹胀痛、恶心、呕吐、嗳腐吞酸，从而导致失眠（胃不和则卧不安）。

（1）山楂莱菔子茶

【配料】山楂6克，莱菔子（萝卜子）5克，麦芽8克。

【制法】将山楂、莱菔子、麦芽洗净后用沸水冲泡，闷10分钟即可饮用，可加点白糖调味。

【功效】消食化积。食滞化而胃气和，助于保证良好的睡眠。

（2）山楂冰糖羹

【配料】山楂30克，大米100克，冰糖5克。

【制法】大米入锅，放入适量清水煮至七分熟，放入山楂煮至开花，放入冰糖，调匀即可。

【功效】消食化积、行气散瘀、调养脾胃、安神志。

除以上所列食疗方外，尚有甘麦大枣汤、桂圆莲子汤、百合绿豆乳、养心粥等亦对改善失眠具有很好的作用。

四、失眠的传统保健方法

除了食疗防治失眠，还有很多简便易行的传统保健方法也可以用于失眠的防治，如身心放松训练、灸法、按摩、贴敷法等，灸法和按摩等相关内容已在前面相关章节详述，在此只介绍身心放松训练和贴敷法。

（一）身心放松训练

深吸一口气，维持10秒，慢慢呼出，少顷，重复上述过程1次；将前臂伸直，紧握双拳，注意手上紧张感10秒，然后放松双手，体验放松后的感觉，停片刻，重复以上过程1次；将双臂弯曲，用力保持10秒，体验双臂紧张的感受，然后再彻底放松双臂，体验放松后的感受，停片刻，重复以上过程1次。参照上述训练方法分别进行脚趾、脚、小腿、大腿、臀部、腰部、胸部、双手、双臂、肩部、颈部、下颌、眼睛、额部肌肉的紧张、松弛训练。通过训练可充分感受紧张与放松的体验，体会与理解放松以及放松后的舒适感觉。本过程可于睡前重复做2次，也可随音乐进行。

（二）穴位贴敷法

取朱砂3～5克，研成细面，用干净白布一块，涂糨糊少许，将朱砂均匀附于上，然后外敷涌泉穴，胶布固定，用前先用热水泡脚，睡前贴敷，两脚均贴。此法可安神定惊、治疗失眠。

最后，由于环境因素也是引起失眠的诱因之一，所以我们必须重视卧室的布置。卧室的温度宜保持在18～20℃。温度太高使人感到烦躁不安，有时还会出汗；温度太低则使人蜷缩一团，都不利于入睡。卧室灯具光线不宜太强，以能看到报纸的字体为度，强光会造成人体生物钟紊乱，不利于入睡。为了避免室外强光的干扰，可选用遮光性能强的面料做窗帘。对于噪声，可以在装修卧室时用隔音的天花板、地板，在地板上铺设地毯也是吸收声音的良策，较厚重的窗帘也可以挡住外来的噪声。个人防护以戴耳塞较为方便，特别是泡沫塑料做的耳塞，几乎可以挡住一切杂音。

参考文献

［1］于清茜. "肾阴"与"肾阳"探析［J］. 1998(12)：37-38.

［2］赵卉寒. 中医抗衰老重在养肾［J］. 中国医疗美容，2013(01)：30-31.

［3］刘燕池，雷顺群. 中医基础理论［M］. 2版. 北京：学苑出版社，2005.

［4］赵阿勐，刘海燕. 瑜伽锻炼对改善更年期女性心身状态的研究［J］. 中国健康心理学杂志，2011，19(10)：1274-1276.

［5］郭艳花，张永红. 广场舞锻炼对更年期妇女抑郁焦虑情绪的影响［J］. 吕梁学院学报，2013，3(03)：91-92.

［6］黄红梅，陈锦红. 步行锻炼对更年期焦虑症患者生活质量的影响［J］. 体育科学研究，2010，14(04)：95-98.

［7］司丽云. 八段锦对更年期妇女血脂水平及健康状况的影响［D］. 广州：广州中医药大学，2009.

［8］张玉兰，王云霞，张爱萍. "三一二"经络锻炼法在更年期综合征自我保健中的应用［J］. 山东中医杂志，2004(03)：159-160.

［9］张海莹，王瑞荣. 妇女病诊断与治疗［M］. 北京：中国医药科技出版社，1996.

［10］宋心田. 女性心理学（每个人都要懂一点）［M］. 西安：陕西师范大学出版总社有限公司，2012.

［11］程玮，周蓝岚. 女性心理学概论［M］. 北京：科学出版社，2019.

［12］曾祥伍. 生命是一袭华美的袍［N］. 常德日报，2011-12-24(003).

［13］李少聪. 学会与爱人沟通［M］. 北京：北京工业大学出版社，2014.

［14］李黑妮. 倾听孩子的内心风暴［M］. 广州：花城出版社，1999.

［15］夏沫. 女人要懂一点交际心理学［M］. 北京：煤炭工业出版社，2014.

［16］高军梅. 电影《找到你》中的女性"双重角色紧张"困境［J］. 戏剧之家，2019(17)：75-76.

［17］李红阳. 中医食疗驻颜美容术［C］. 中华中医药学会(China Association of Chinese Medicine). 亮丽风彩 美丽人生——第五次国际传统医学美容学术大会论文集. 中华中医药学会(China Association of Chinese Medicine)：《中华中医药杂志》编辑部，2010：17-18.

［18］王琦. 中医体质学［M］. 北京：人民卫生出版社，2009.

［19］马汴梁. 中医补心脑养生法［M］. 3版. 郑州：河南科学技术出版社，2017.

［20］做个自测，及时了解精神亚健康［N］. 江苏卫生保健，2017(10)：51.

［21］张莉华，方步武. 脑肠轴及其在胃肠疾病发病机制中的作用［J］. 中国中西医结合外科杂志，2007(02)：199-201.

［22］刘钰，汪良芝. 功能性消化不良伴抑郁、焦虑状态患者脑功能检查的临床分析［J］. 临床荟萃，2017，32(09)：770-773.

［23］尚妍妍，徐峰. 功能性胃肠病伴焦虑、抑郁状态及其与胃肠道症状积分的相关性［J］. 世界

华人消化杂志，2016，24(19):3051-3055.

[24] 凌天和. 中医养肝思考 [J]. 光明中医，2011，26(12):2521-2523.

[25] 刘文平，夏梦幻，王庆其. 王庆其论肝为"调节之本" [J]. 上海中医药杂志，2019，53(09):2-6.

[26] 李斌. 针灸治疗颈性眩晕的文献系统评价与Meta分析 [D]. 广州: 广州中医药大学，2012.

[27] 方红慧. 理性情绪疗法在更年期综合征患者治疗中的应用效果 [J]. 中国当代医药，2019，26(19):75-77.

[28] 肖婷. 功能性胃肠病伴抑郁、焦虑状态与胃肠道症状严重程度的相关性研究 [J]. 中国农村卫生，2020，12(23):56-57.

[29] 向勇. 肺恶性肿瘤的高危因素、治疗及预后 [J]. 世界最新医学信息文摘，2019，19(65):243.

[30] 廖金花，钱和生，李晓琴，等. ≤40岁肺癌患者109例临床病理特点及预后分析 [J]. 中华肿瘤防治杂志，2019，26(15):1096-1100.

[31] 聂燕敏，张楠，齐丽娟，等. 基于3D表皮模型雾霾和烟花集中燃放天气细颗粒物对皮肤刺激性的影响及方法比较 [J]. 毒理学杂志，2018，32(05):382-386.

[32] 蔡磊，朱朋成，王月娥，等. 长期吸烟加速肺组织细胞端粒长度缩短诱导衰老发生的研究 [J]. 心肺血管病杂志，2017，38(07):58-62.

[33] 王中锐. 浅析咳嗽之脏腑论治 [J]. 中国民间疗法，2019，27(15):3-4.

[34] 谷学智，陈兴灿，刘淼，等.更年期慢性下腰痛女性椎体骨密度与Modic改变的相关性 [J]. 中国医学影像学杂志，2015，23(07):536-538+543.

[35] 王盼盼，尹伟豪，时晨，等. 基于数据挖掘分析穴位贴敷治疗咳嗽变异性哮喘选穴规律 [J]. 山东中医杂志，2019，38(07):657-661.

[36] 唐娉. 肺癌患者使用穴位贴敷配合子午流注法治疗咳嗽的疗效观察 [J]. 世界最新医学信息文摘，2019，19(71):174.

[37] 黎英，周晰溪，高靖. 温泉水游泳加腰背肌功能锻炼治疗下腰痛疗效观察 [J]. 中国疗养医学，2015，24(02):140-141.

[38] 江羿羲. 健身气功五禽戏功能锻炼对非特异性下腰痛效应的临床研究 [D]. 南京: 南京中医药大学，2016.

[39] 赵文楠. 太极拳运动对慢性下腰痛患者事件相关电位影响的实验研究 [D]. 上海: 上海体育学院，2013.

[40] 朱毅，李凝，金宏柱.2周易筋经锻炼和骨盆牵引治疗腰椎间盘突出源性急性下腰痛疗效观察 [J].中国运动医学杂志，2010，29(03):288-290.

[41] 姚怀国，陈博来，林定坤.飞燕式背伸肌锻炼防治腰椎间盘突出症术后慢性腰痛 [J].2008(07):1207-1208.

[42] 毛燕，戴晓娟. 缩泉丸治疗老年性肾阳虚型非感染性尿频30例临床观察 [J]. 2013，27(12):31+98.

[43] 张斯杰，欧江琴. 三伏贴的治未病理论基础及运用 [J]. 中国中医基础医学杂志，2019，25(04):519-521.

[44] 张太华，于月英，田耕. 甲亢膏外敷配合辨证方药治疗甲亢66例 [J]. 河南中医药学刊，2001，16(6):53.

[45] 马淑然，张雨微.女人养生贵在通——通出好身材 [J].生命世界，2017(07):44-47.

[46] 马淑然，小四. 夏季减肥正当时—— 中医教你夏季合理减肥瘦身 [J]. 生命世界，2014(08):54-61.

［47］王羽侬. 黄褐斑的中医体质辨证分型与皮损区生理特征关系的临床研究［D］.北京中医药大学，2018.

［48］张明. 黄褐斑与情志因素相关的中医文献和临床研究［D］.广州中医药大学，2009.

［49］失眠定义、诊断及药物治疗共识专家组.失眠定义、诊断及药物治疗专家共识(草案)［J］. 中华神经科杂志，2006(02)：141-143.

［50］武润梅，王芝平，梁晶晶，等. 失眠综述及临证举例［J］.光明中医，2017,32(7)：939-941.

［51］中华医学会神经病学分会，中华医学会神经病学分会睡眠障碍学组. 中国成人失眠诊断与治疗指南(2017版)［J］.中华神经科杂志，2018,51(5)：324-335.

［52］田德禄，蔡淦. 中医内科学［M］.上海：上海科学技术出版社，2009.

［53］韦艳丽，陆富泉，黄霞. 中西医诊治失眠研究进展［J］. 世界睡眠医学杂志，2019,6(4)：523-528.

［54］游国雄. 失眠的病因及其诊断与治疗［J］.中国实用内科杂志，2003(07)：388-391.

［55］许红. 失眠症1018例相关因素调查分析——附553例疗效观察［J］. 辽宁中医杂志，2005(02)：114-115.

［56］马惠姿，李鸿培.失眠症的病因与分类［J］.中国医刊，2003(05)：22-24.

［57］赵晓东，时晶，杨益昌，等. 失眠的诊断与中西医治疗［J］. 中华中医药杂志，2011,26(11)：2641-2643.

［58］阿森斯失眠量表［J］.医药世界，2008(05)：39.

［59］骆春柳. 青少年睡眠模式、失眠严重程度和白日过度嗜睡与焦虑和抑郁关系的流行病学研究［D］.广州：暨南大学，2011.

［60］啜阿丹. 失眠症患者相关因素、证候与汉密尔顿焦虑量表的相关研究［D］.北京：北京中医药大学，2011.

［61］MM O，T R. Place of chronic insomnia in the course of depressive and anxiety disorders［J］. Journal of Psychiatric Research,2003,37(1)：9-15.

［62］胡俊青，张萍. 调整失眠的饮食疗法［J］.中国社区医师(医学专业)，2012，14(12)：386.

［63］李永，黄秀. 松弛训练法配合艾灸涌泉穴治疗失眠102例［J］.江苏中医药，2004,28(5)：41.

［64］张文莲. 朱砂外敷治疗失眠的应用体会［J］.中医外治杂志，2000(5)：13.